U0233170

Eric Topol

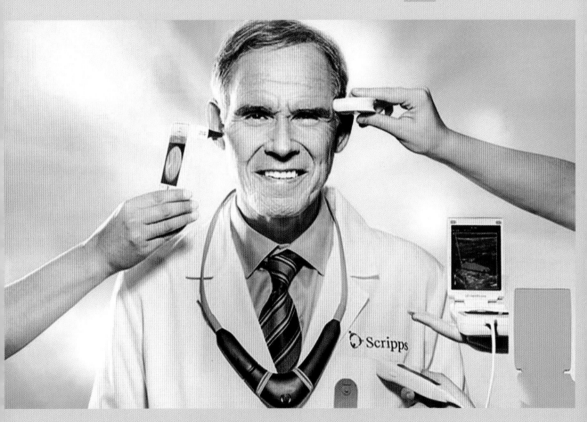

埃里克·托普

THE PATIENT WILL SEE YOU NOW
The Future of Medicine Is In Your Hands

全美最具影响力的医疗预言家

埃里克·托普是美国最受尊敬的心脏病学家之一，也是闻名全美的无线医疗技术倡导者。2012年被《现代医疗》（*Modern Healthcare*）评为"医疗界最有影响力的百位人物"之首。他是30多本心脏病学和心血管医学教科书的主编，在权威期刊发表论文1 000余篇，还是《纽约客》的医学专栏作家。

他对医疗事业的不懈追求源于他的个人经历。托普在纽约长岛长大，年幼时双亲便被疾病夺去了生命。他的母亲死于癌症，父亲则因糖尿病去世。托普说："对我而言，那是人生的转折点。我下定决心要去学医。"

他对新兴的遗传学领域很感兴趣，在本科毕业论文《人类基因治疗前景》中预言，遗传学总有一天会被运用到诊断和治疗遗传性疾病中。他还推动了心脏病学的发展。在约翰·霍普金斯大学实习期间，他首次将t-PA应用于临床，证明了这种药对溶解导致心脏病发作的血栓非常有效。从1991年开始他在克利夫兰医学中心做了14年的心血管科主任，直至"万络"（VIOXX）事件发生。

扫描二维码
直达作者TED大会
演讲视频

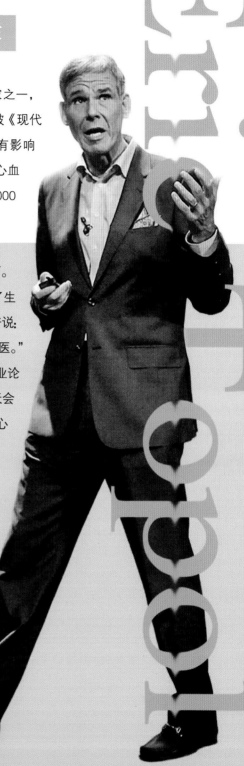

公众健康的守护神

2001 年，埃里克·托普与一起进行心脏病临床试验的研究人员发表了一篇关于止痛药物"万络"可能引起突发心脏病的论文，使得"公共健康"问题进入人们的视野。2004 年 9 月，万络才停止销售并从全球下架。作为美国默克公司的王牌药物，万络当时已在全球 80 多个国家和地区销售、被 2 000 多万人服用。

作为美国甚至世界历史上最大的一起药物安全事件，默克公司的反应竟是掩盖事实真相。埃里克·托普以三年多的跟踪调查数据为证，再次提起笔杆揭发该药物开发流程中进行的虚假营销、数据操纵、隐瞒其副作用等种种不负责任的行为。因此，他受到了多方面的攻击和指责，也接到过死亡威胁电话，勒令他停止对万络和默克公司的公开谴责。2005 年 12 月，在针对万络的集体诉讼中埃里克·托普的视频证词被公开。几天后，克利夫兰免除了他担任 5 年之久的首席学术官之职，也夺去了他一手创立的医学院。

"那是我生命中最艰难的时期。但那起事件在当今依然具有象征意义。"托普在忆及万络事件时这样说道。

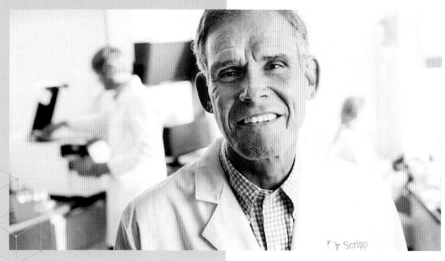

践行个体医疗的高科技明星

离开克利夫兰后，埃里克·托普将目光投向了"以患者为中心"的无线技术和移动医疗领域。他致力于为病人提供最先进的护理、使用最好的医疗设备。这让他一直走在医学领域的前沿，因此他也被称为"现代医学界最有远见、最为坚强、最有天赋的传播者"。

他热爱教育，主张开放和分享的医疗"慕课"运动（MOOM）。在 TED 大会医疗专场做演讲时鼓励年轻人在"移动医疗"领域创业。2010 年，埃里克·托普发起建立了一个测试新式医疗设备的研究中心和一所医学院，训练医生利用先进的医疗技术，以合理的价格为大众提供医疗服务。他在斯克里普斯转化科学研究所和韦斯特健康研究所的工作便是推进传统医疗技术的变革，他相信医患双方都能从这场变革中获益。

"医疗正在经历有史以来最彻底的变革，人工智能和机器学习的完美结合，是未来医疗发展的必然方向。我们将看到医疗领域全新的图景。"现年 62 岁，居住在加利福尼亚州拉霍亚市的托普又一次做出了预言。

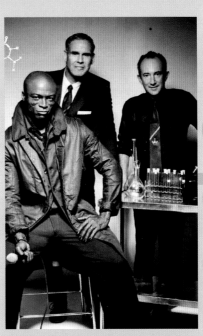

《GQ》杂志评选的"科学摇滚明星"
（中间为埃里克·托普）

作者演讲洽谈，请联系
speech@cheerspublishing.com

更多相关资讯，请关注

湛庐文化微信订阅号

特别制作

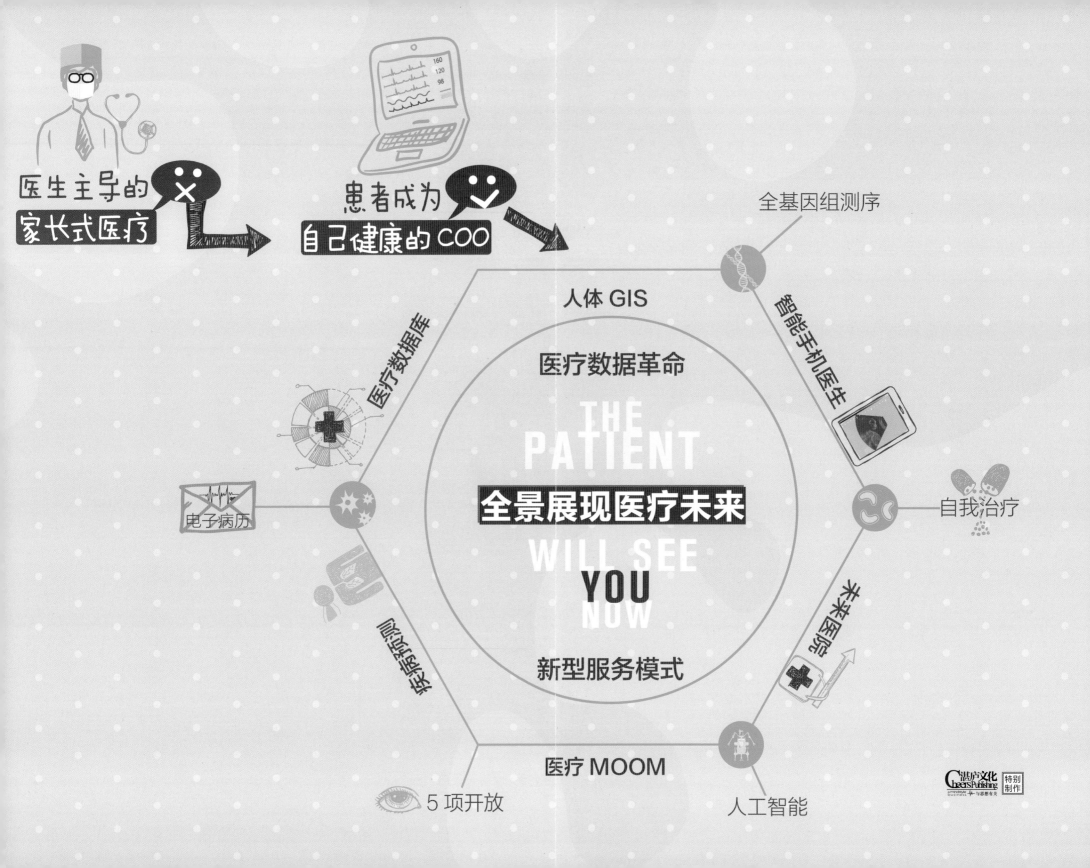

未来医疗

智能时代的个体医疗革命

[美] 埃里克·托普（Eric Topol）◎著　郑杰◎译

THE
PATIENT
WILL SEE
YOU
NOW

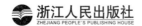

浙江人民出版社
ZHEJIANG PEOPLE'S PUBLISHING HOUSE

献给我的家人苏珊、萨拉、埃文，
以及安东尼奥、朱莉安，
没有你们，这本书将是空白。

埃里克·托普在他之前为医疗设置颠覆目标的基础上，继续探索了智能手机、大数据、数字化医疗数据监测设备、普适计算技术、不断广泛覆盖的网络等是如何结合起来颠覆医疗领域的，这些改变已远远超越了原先期望的降低医疗支出与提高医疗质量的承诺。托普医生不但拥有世界一流的医术，同时以独特的视角阐述了正在高速变化的医疗本质。这一剂"赋予患者权利"的处方一定不容错过。

——阿尔·戈尔
美国前副总统

　　埃里克·托普引导我们关注当今医疗领域中最重要的发展趋势：让患者成为中心。这是医疗实践、医疗产品、医疗政策进行全球化创新、发展与变革的必由之路。

——亚历克斯·戈尔斯基
强生公司 CEO

　　埃里克·托普医生看到了不远的未来：智能手机将在医疗领域起到主导作用。消费者将在未来医疗模式中扮演强大的角色。这本书向我们揭示了它们将如何成为现实。

——申宗均
三星电子公司联席 CEO

在《未来医疗》这本书中，埃里克·托普定义了新时代的医疗：患者的地位在逐渐演变，随着数字化医疗技术的迅速普及，患者的话语权得到了提升。在托普医生眼中，未来医疗的各个环节将无缝连接，消费者可以随时随地在关键时刻获得医疗服务。我们完全赞同托普医生的观点。

——格雷格·沃森
沃尔格林（Walgreens）连锁药店 CEO

托普医生清晰地捕捉到了当今医疗界所面临的挑战与发生的最大分裂现象。医疗的颠覆终于来临——这次变革不仅将提高医疗结果，还将提升每一个患者的体验。这是一本每个人都应当读的书，常规医疗实践已经在被颠覆，未来医疗时代即将到来。

——约翰·凯利
IBM 研究院院长

对于医疗健康领域来说，一个非凡的时代即将到来。托普医生给我们展示了对未来医疗领域创新的憧憬，以及在大数据时代下个体医疗民主化应如何前进。

——米特·罗姆尼
美国马萨诸塞州前州长

这是你的血液、你的 DNA 数据、你支付的费用；难道这些数据记录不该属于你个人吗？托普医生潜心研究，这些铿锵有力的主张都将在医学界掀起风波，他坚持认为在这个智能化手机、应用和微型传感器所引领的新时代中，患者将第一次可以成为自己数据的主人。他无疑是正确的。

——大卫·伯格
雅虎科技创建人，美国公共电视网（PBS）《新星》（NOVA）节目主持人

对于无助的患者来说，埃里克·托普的这本书无疑是一本必读物，书里充满了医学知识和引人入胜的故事，这本书向你展示了如何利用信息技术让你成为自己的医疗健康专家；或者至少，你将能更好地配合你的医生。我多么希望埃里克·托普能成为我的医生。

——伊丽莎白·罗森塔尔
医学博士，《纽约时报》记者

埃里克·托普医生以独特的方式勾勒出了一个民主医疗的新时代：所有人都可以快速访问个人医疗数据，并且个人也将有能力生成大量的医疗数据，同时这些数据也将在个人的健康管理中扮演重要的角色。

——桑贾伊·古普塔
医学博士，CNN 首席医药记者

我曾有幸见识过托普医生的妙手回春，他作为我的私人医生，在我的心脏血管堵塞了 99% 后，将我治愈。他作为《男士健康》杂志（*Men's Health*）1 200 万读者的心脏病学顾问和一名有远见的作者，曾写下《颠覆医疗》（*The Creative Destruction of Medicine*）一书。随着《未来医疗》的问世，他把他的视野不断拓宽，让广大患者获得最大的福音。现在就拿起此书，你将会为自己省下很多医疗费。

——彼得·摩尔
《男士健康》杂志编辑

埃里克·托普是未来医疗的先行者，而未来正在逼近！读一读这本书，然后将你自己的健康充分授权给自己。

——迪帕克·乔普拉
美国知名心灵导师

埃里克·托普比任何人都更能看清这场传统和创新之间不断激化的斗争，一边是技术和信息授予患者更多的权利，一边是墨守成规的医疗界。同时，他还清楚地知道哪一方会取胜。读完这本书，你就会因受到他斗志的感染而加入这场变革。

——安德鲁·麦卡菲
《第二次机器革命》（*The Second Machine Age*）作者

《未来医疗》总结了当前医疗实践中的挑战，展现了未来医疗的蓝图：哪些会发生改变，将如何改变。托普比任何一位医生或科学家都更切题，不管你是想了解医疗领域的今天还是明天，都不能错过这本书。

——悉达多·穆克吉
医学博士，《众病之王》（*The Emperor of All Maladies*）作者

我们见证了医学界正在经历的一场如海啸般的变革，原有的模式都将不再适宜。作为一名医生和科学家，埃里克·托普在这场变革中，既是贡献者，也是评论家，是少有的几位可以将不同领域看似毫不相关的知识串联在一起的大家。他用一种深入浅出的方式阐述了未来科技发展的复杂性，他的个人观点及对未来的憧憬造就了这本令人叹服的读物。我对这本书爱不释手并且觉得受益匪浅，它改变了我对未来医疗的看法。

——亚伯拉罕·维基斯
《斯通，与另一个斯通》（*Cutting for Stone*）作者

全新医疗时代

医疗正在经历有史以来最为彻底的一次变革。其中，最根本的原因就在于，每个人都可以通过自己的智能手机，产生一些个人的医疗数据。未来，随着这一趋势的不断加速，我们可以直接通过手机开展实验室检查、通过机器支持来跟踪多项传感器指标，甚至是自主进行医学成像检查。个人将越来越有能力驱动自己的健康，摆脱对医生的依赖，这将是一次医患关系的重塑。

建立起一个崭新的医疗时代，不仅仅靠的是移动设备技术，还有算法和机器学习。基于你的日常生活生成的，而不是就诊时或是在医院里这些特定的场景下获得的个人医疗数据才是全新医疗时代的关键元素。今天，硬件和软件的结合，比以往任何时候都能够让个人拥有更多有利和有意义的数据。

就拿智能手机的心电图（ECG）来说，只需要通过一张比信用卡还小的卡片，触摸上面的传感器，患者就能获得一张心电图影像，以及一份基于算法的快速准确的医学解释，从而可以大大减少去医院急诊室或拜访医生的次数。如果你的手机里存有心电图，那么即使你对心电图的结果有一些疑虑或担心，也可以直接把它分享给你的医生。同样，还有很多适用于其他疾病，如诊断皮疹、儿童耳部感染和睡眠呼吸暂停综合征等的应用软件。很多研究显示，软件算法的精准度是高于医生诊断的，同时还具备更快、更便宜、更方便的特点。

这仅仅是未来医疗发展的开端。50多年以来，我们可以看到单个芯片中晶体管的数量每1.5~2年就能翻一番，摩尔定律也终于开始在医疗上显现。未来，医疗成本显著降低将成为可能。几十年来，"昂贵"早已是医疗的代名词，然而，今后医疗就好比那些廉价的芯片。患者自主运用传感器、DIY实验室检查、影像检查以及即时的远程医疗咨询，最终这些都将成为常态。通过多个传感器，可能一部分是可穿戴的，另一部分是可以与手表、戒指、项链或衣服结合的，从而实时捕捉连续的数据，来监测慢性疾病的医疗指标。将采集到的结果通过智能手机反馈给个人，基于这个人们每天看超过100次的屏幕，医疗定会越来越丰富，越来越数据化。

人类是无法处理如此大量多维度的数据的，然而，对于计算机和机器学习来说，它们能够完美契合。虽然医疗界还难以接受这种全新的模式，但这是未来医疗发展的必然方向。全世界各地的医生资源正在变得越来越短缺，就诊时患者与医生交流的时间少之又少。在中国，这种新技术的使用会让个人具有更强的掌控力，从而提高医疗服务的质量，也将会特别有吸引力。有一些人认为，技术会让人失去自我，但我的观点恰好相反。当人们能够自我生成大量的个体医疗数据，并对数据进行解读，则代表着个人有了更高层次的参与。

在过去短短不到十年的时间里，我们已经体会到移动设备给我们的日常生活带来如此翻天覆地的改变。未来的十年里，我们将在医疗领域看到同样的图景。

埃里克·托普
于加利福尼亚州拉霍亚市

告别被动医疗，推动健康中国

胡大一

中国控制吸烟协会会长

中国心脏联盟主席

医学的进步是为了保障人的健康，未来医疗的发展除了技术上的变革外，更重要的是患者地位的演变。而着眼于当下的医疗实践中，发挥广大公众和患者的积极性、主观能动性，参与自己的健康与慢病的管理，推动群防群治，是实现"健康中国梦"的根本出路。

"让患者成为中心""赋予患者权利"是本书的要义。"未来医疗"恰如作者的定义，是医患关系的重塑，随着数字化医疗技术的迅速普及，患者的话语权和参与临床决策的话语权得以提升。

当下中国医疗服务模式中最需变革的是被动式、碎片化和断裂的医疗服务链。

没病的等得病，得病的等复发。医疗信息不对称，患者处于被动状态。解决这一问题的根本出路是做到两个主动和有效互动，一个扁担挑两头，做好三落实。

第一个主动是，有为公众和广大患者主动提供健康咨询与服务的医疗服务机构，即我所呼吁的健康和慢病管理的"4S 店"：在医生领导下，有护士、运动治疗师、营养师、心理治疗师、临床药师、志愿者和患者家属的全新团队。重视对患者的全面全程管理、服务和关爱。全面就是个体化的 5 个处方：药物、心理（包括睡眠管理）、运动、营养、戒烟限酒。全程就是建立对患者长期的随访体系。第二个主动是，通过上述主动的医疗服务，培育出学会自主管理自身健康与慢病的患者群体。最后是，加强医患以及患患之间的有效互动。

"一个扁担挑两头"，所挑扁担的一头是面对群体与公众的健康教育，传播健康知识；扁担的另一头是健康服务业，是针对个体的健康指导。

"做好三落实"，指广大公众与患者做到：

1. 落实自我管理健康与慢病的意识与责任；
2. 落实自我管理健康与慢病的知识与技能；
3. 落实自我管理健康与慢病的实践和实效。

这样便可增强患者自我管理的能力与信心。这是作者对未来医疗领域创新的憧憬，也是我正在努力奋斗的目标。穿戴设备、远程医疗、大数据、互联网 + 健康 / 医疗，都为实现这一憧憬与目标提供了创新的信息技术支持。

我坚信，只有这种未来创新的医疗模式才能从根本上将生物技术和研究证据转化为大众健康与患者利益的价值，即 Value-based Medicine。

20 多年前，我在美国的一些重大心血管医学学术大会上经常见到埃里克 · 托普的身影，他是学术界年轻而富有朝气的医学学术明星，他先后有《Topol 心血管病学》《介入心脏病学》两部学术巨著，我有幸是《Topol 心血管病学》中文第 3

版的主译，我又在他为之服务多年，担任学术带头人的克利夫兰医学中心拜访过他数次。我的几位学生也在他的研究机构中工作学习过，我也一直关注着他曲折、富有成就又带有传奇色彩的人生经历和动人故事。

湛庐文化选择并出版了《未来医疗》，可喜可贺。它必将引起中国医学界的巨大关注、争鸣和讨论，这对于我们了解未来医学的发展方向与大趋势从而获得更为清晰的认识，对于中国医药卫生改革事业的深入发展起到了积极有力的推动作用。

生而平等

李天天
丁香园创始人

10 月的一个傍晚，在圣迭戈拉霍亚海滩夕阳的余晖中，高高瘦瘦的埃里克·托普朝我走来。或许是因为酒精的催化，他明显兴奋了许多，说到兴起时，会像个孩子那样弯下腰放声大笑。他刚刚成为最新一期《圣迭戈杂志》（*San Diego Magazine*）的封面人物，封面上的埃里克·托普英姿勃发，全身上下武装了各种可穿戴医疗设备，封面标题也很抢眼——**医疗健康的高科技英雄**。

如果说他是"英雄"，那我更愿意称他为"传教士"，他的前一本书《颠覆医疗》讨论了数字革命为传统医疗带来的巨大冲击、自我量化，App 记录健康数据等，并分析得出结论：移动医疗将奠定未来创新医疗服务的基础。而他的新书，就是您正在看的这本《未来医疗》，通过它您将看到一个更为宏伟壮观的未来图景——

不对，不是"未来"，书中提到的很多技术、产品、服务，其实已经在我们身边悄然发生了。这是艾萨克·阿西莫夫的小说和《新英格兰医学杂志》的混合体，一本带有科幻色彩的循证医学实践录。

这种实践带来了什么具体改变吗？当然，而且这种改变是巨大的。在传统医学中，医生是上帝，是权威，并拥有无上的解释权和裁决权，而患者只能被动服从和接受。而移动医疗技术的进步恰恰赋予了患者积极参与甚至主导医疗的权利，患者可以翻身做主人，实现埃里克·托普所期待的民主医疗。所以在本书的第一部分，你会看到埃里克·托普从"传教士"化身为"战神"，他脚跨赤兔马，手持偃月刀，刀锋直指美国医学会、美国食品与药品管理局，以及一大票传统医疗机构的"权威老爷"，痛批其落后与落伍，家长式作风严重，阻碍了生产力发展。他借用"古登堡印刷机"的例子来阐述技术进步对民主意识启蒙的巨大帮助，而主动选择切除乳腺的影星安吉丽娜·朱莉也再一次成为埃里克·托普笔下的典范，"民主医疗女神"非她莫属。

要做到民主医疗，就必须有武器——数据。任何医疗行为都是依靠数据进行决策的，没有医疗级别的有意义数据，移动医疗也只是水中月、镜中花。在本书的第二部分，埃里克·托普又从"战神"变回"传教士"，用大量的实例来展示如何通过移动设备采集数据，以及这些数据对实现民主医疗的巨大作用。相信很多人听说过"基因组"，但基因组只是本书提到的十大"组学"之一而已，还有另外九个"组学"，"传教士"都会为你一一道来。除此之外，快速检验技术、手持式成像技术等会为我们提供一整套"从子宫到坟墓"的预防与检验解决方案，而且检验设备体积越来越小，所需样本量也越来越少，成本越来越低，价格也越来越便宜。这些设备，以及设备采集的有意义的数据可以让移动医疗具有"穿墙入户"的能力，即使不在医院，患者也可以在家自我采集数据，帮助医生进行医学决策和进行干预。

患者主动参与，医生协助指导，通过技术的突破来打破原来的家长式医疗管理方式，将医患双方变成协同合作的平等伙伴，将医疗服务延伸到医疗机构之外，这就是民主医疗的真谛。不过，技术突破有时候也未必像我们想象的那么美，就在本书付梓后不久，第6章提到的一家创新技术代表公司Theranos就爆出丑闻——检测过程不透明，获取数据的手段存在重重疑点，该公司目前正在被美国FDA调查。尽管如此，技术的不断进步依然值得追求，值得赞美，这是我们追求医疗解放的唯一出路。

最后一部分，"传教士"又化身"建设者"，埃里克·托普细致地逐一描写了民主医疗体系下的新型服务模式，勾画了他关于重塑医疗生态体系的设想：未来医院，医学MOOC、开放获取、大数据预测、精准医疗、个体化医疗……这些都是与现有医疗体系完全不同的创新模式，其核心思想便是"Nothing about me without me"，即："没有我的参与，就不会有决策"。无论医生决策，还是患者决策，都需要患者自己积极参与，充分了解和掌握自身数据，并与医生共同作出判断，完成医疗服务闭环。在民主医疗中，不再是"天赋人权"，而是"数赋人权"；不再是专家独大，而是医患平等；不再是封闭禁锢，而是开放透明；不再是隔离患者，而是解放患者。

未来医疗的发展之路，注定不会平坦。2016年1月，埃里克·托普本人亲自主持和领导的一项临床研究结果公开发表了，这项临床研究的目的是探讨让慢性病患者使用移动医疗设备到底能否改善他们的健康？能否降低社会的经济负担？最后的结论令人非常沮丧，160位慢性病患者在使用移动设备进行自我管理6个月后，患者体检健康指标、医疗花费、乃至患者对自己疾病的认知方面，与对照组相比竟然完全没有变化！看来，移动医疗不只是简单的干预，它比我们想象的要复杂得多。有效的移动医疗不但需要数据与设备，还需要易用的软件，更需要了解患者的心理，加强医生与患者的人性化交流。医学是一门饱含人文情怀的自然科学，终究还是需要人与人的交流，而不是人与机器的交流。

拉霍亚海滩上，埃里克·托普这位民主医疗的先驱迎风伫立，他那花白的头发随风飘扬。从"战神"到"传教士"再到"建设者"，他是英雄吗？这个问题已经不重要了，你我心中都有答案。

医疗民主化之路

郑杰

树兰医疗CEO

有时，真的很相信"缘分"两字。2009 年我看到埃里克·托普在 TED 上的演讲，深为钦佩，这段演讲对中国移动医疗起到了"启迪"的作用；2013 年，因为《失控》这本书，我与"东西文库"结下友谊，他们引入了埃里克·托普的《颠覆医疗》，请我写了序，从这本书的中文版上市起，中国的互联网医疗便掀起了"狂澜"；时隔两年，我成了他的新书《未来医疗》的译者，这让我从一个更高的视角，观察和思考整个医疗大产业的未来，这一过程可谓惊心动魄。

看这本书，需要有"跨界"的视野，正如作者本人，他既是一名专家级医生，也有深厚的医学科研经历，同时还能深深地理解、体验信息时代给医疗带来的一切！作为整本书的大背景，埃里克·托普希望读者能感受到"技术"给人类带来的影响，这里的技术，不仅仅指信息技术，他还用了印刷术对人类文明的影响来作类比，并给予了很高的评价："约翰尼斯·古登堡（Johannes Gutenberg）解放了印刷文字，是对思想和民众的解放，使得阅读不再只属于譬如大祭司之类的领袖。当普通民众可获取书籍和各种印刷材料时，整个世界呈现出了前所未有的民主化，知识得到了前所未有的广泛传播。"

所以，这里引出了"民主医疗"中"民主"两字的第一层含义，即技术发展给世界带来的几个本质影响：平等、开放、透明。体现在医疗服务、数据获取等方面，可以看到以下几个影响：

- 从"芯片实验室"（lab on a chip，LOC）到"体内实验室"（lab-in-the-body，LIB），使得去中心化的大众诊断工具开始出现，它们可以轻松实现连接云端，与诊断解读的应用程序软件进行对话，让每个人、不发达国家的民众，都能获得高性价比的医疗服务和产品；
- 开放的理念正在深入医疗。作者提出了"五项开放"（Open5），即：开放医疗、开放科学、开放获取、开放资源和开放数据；
- 获得知识的平等性，如同美国最高法院认为，来自大自然的基因信息，不应该被某些人或机构垄断；
- 众筹模式开始获得研究经费，基于超大规模的众包模式——MOOM（大规模在线开放医疗）研究的开展；
- 网络使得你可以从全世界范围内找到与你"同病相怜"的朋友，也让罕见病患者不再孤独；
- 每个人都有权拥有自己所有的医疗数据，与医生平等地参与自己医疗方案的拟定，甚至个人可以无缝地进入医生的知识库；
- 每个人都拥有对自己数据的知情同意授权，能精确地获知所在医院或诊所、进行的扫描项目、受到的辐射剂量等信息……

　　"民主医疗"的第二层含义，就是使普通的每一个人都可以主导自己的医疗。埃里克·托普创新性地提出，患者应该成为自己身体的"首席运营官"（COO），不应该被称为"患者"（patient），而是"个体、积极参与者"（individual，active participant，IAP）。要想实现这点，所要依赖的正是："医学正在演变为一门数据科学"。所有人都可以快速访问个人从在母亲的子宫开始到生命结束的 TB 级医疗数据，这些数据有个人产生的、有来自医院的、有医生打包分享给你的，这些数据包括："医疗物联网"（Internet of Medical Things，IoMT）、影像、实验室检验和基因序列等。

　　埃里克·托普在书中提出了一个很重要的概念，即：人体的数据 GIS。它由个体的人口统计学、生理学、解剖学、生物学和环境数据等多层信息构成，包含 10 种组学工具和一个人生命中的 10 个站点。他还创造了一个词"panoramic"（全组学），它泛指对一个个体进行全组学扫描便可提供与健康和医学相关所有组学的综合评估。GIS 的关键特征是：它的拥有者必须是个人（若为孩子，那么暂由父母保管）。就像安吉丽娜那样，我们每一个人都将可以根据自己的 GIS 信息作出重要的临床选择。

　　人体 GIS 所带来的 TB 级的大数据，必然会导致个人云的大量使用。这与我近期提出的"个人生命云"（Personal Life Cloud，PLC）不谋而合。同时，我也高度认同作者的一个观点：在个人生命云中，保存的不仅仅是你的最终报告或小结，而是原始数据！比如你的全基因组序列、从传感器中获得的结果、超声图像的连续视频等。这样完整的个人医疗数据将变得容易获取、容易携带、自由流动、充分透明，且似乎拥有无限的计算能力来处理这些数据，由此我们看到，自公元前400 年的希波克拉底时代以来从未被挑战过的家长式医疗，正在发生历史性的改变。

　　综上，《未来医疗》带给我们的，是从一个宏大的技术背景来看医疗的未来。这里使我饶有兴趣的是，作者提到的一些关于"未来医院"的趋势：

● 床位数已经不是作为一个医院的核心指标；

- 医院更多的是需要一个"支持和促进个人身体、情感和心理疗伤的患者环境"，需要的是对人文的回归；

- 需要高效率、具有成本效果、最小化医院获得性感染的发生率；

- 需要"亲生物"的设计，医院需要给人亲近大自然的感觉；

- 重塑门诊医疗，建立由多学科团队协作来提供医疗服务；

- 医院未来将成为一个数字化监控中心和数据信息资源中心；

- 有些医院可能会关闭，或进行不断的整合，选择新增更多的 ICU 病床、手术室和操作室；

- 目前通用的"按服务付费"将会发展为"按效果付费"。

对于本书，我希望读者们以一种"辩证"的心态来阅读，如同中国古代的易经哲学，阴与阳的两面是对立统一的。作者在书中也说过，希波克拉底一方面坚信不应该让病人知道医疗处方，只有医生群体才能掌握专业知识，另一方面他也清楚地看到了医生的能力有限，他甚至写道："上帝才是真正的医生。"所以我个人的理解是，数千年来，家长式医疗与民主医疗一直都并存，只是随着技术的发展，后者的影响力将持续上升。

纵览全书，本人还在探索以下一些问题的答案：

- 数据是 P2P 分散好，还是集中到一个大平台好？问题的核心是隐私保护、数据泄露。

- 作者更多的是从智能手机的角度来表达医疗大众化，是否应该泛指所有移动终端呢？

- 对于"家庭病床"的定位，需要思考，哪些适合在家里，需要布置怎样的远程监测才是合理的？

- 自古以来，其实自我诊断与医生诊断从来都是并存的，是否只是在新技术时代，两者的比例、模式发生了变化？

- 作者在书中提到了哈佛大学著名的生理学家和医学研究员坎农提出的"自

稳态"的概念：我们的身体会通过反馈回路来进行自动校正和均衡维持。这在下一步建立"人体信息模型"（Body Information Model，BIM）时，值得进一步深入讨论和借鉴。

埃里克·托普明显是一位博览群书的人，没有一个广阔的视野，是不可能成就此书的，这里我罗列了一部分作者提到过的比较重要的书籍：

- 《变革 2.0》（*Revolution 2.0*），瓦埃勒·古尼姆（Wael Ghonim）
- 《希波克拉底誓言》（*Hippocratic Oath*），希波克拉底（Hippocrates）
- 《细胞》（*Cell*），罗宾·库克（Robin Cook）
- 《患者，治愈你自己》（*Patient, Heal Thyself*），罗伯特·维奇（Robert Veatch）
- 《作为变革动因的印刷机》（*The Printing Press as an Agent of Change*），伊丽莎白·爱森斯坦（Elizabeth Eisenstein）
- 《古登堡星汉璀璨》（*The Gutenberg Galaxy*），马歇尔·麦克卢汉（Marshall McLuhan）
- 《浅薄》（*The Shallows*），尼古拉斯·卡尔（Nicholas Carr）
- 《群体性孤独》（*Alone Together*），雪莉·特克尔（Sherry Turkle）
- 《身体智慧》（*The Wisdom of the Body*），沃尔特·坎农（Walter Cannon）

大家若有兴趣可以扩展阅读以上所列的这些书目，来进一步了解埃里克·托普的思想来源。此外，我还强烈推荐凯文·凯利的《失控》和布莱恩·阿瑟所著《技术的本质》两本书，会让大家在技术的发展对生命的影响方面有更深刻的理解和预见。

最后，此次翻译《未来医疗》是一次团队协作的成果！在此，衷心地感谢以下几位参与联合翻译、校对的成员，他们是：朱烨琳、许美芳、傅超、谢意、王璐、虞劲祥、曾莉娟等。

扫码关注"庐客汇"，
回复"未来医疗"，详细了解
"万络"事件及作者的正义之举。

THE PATIENT
WILL SEE YOU
NOW
目录

第一部分
未来医疗的本质

以往在就医过程中最司空见惯的一句话"医生现在过来为你看病"将变成过去式。尽管未来你仍需要医生，但医患之间的关系将彻底颠覆。无论白天或黑夜，你可以通过智能手机App随时联系非常有名望的医生，你们在屏幕两头进行交流，他通过安全的在线视频为你诊疗，而不需要你排队苦苦等待。

第二部分
数据革命成就个体化医疗

我们将拥有自己的医疗数据信息系统（人体GIS），它将包括你的全基因组序列、传感器数据、医疗记录、扫描影像等。这样我们每个人都将可以根据自己的GIS信息作出重要的医疗选择，并根据情况和需求订制个体化的医疗方案。

第三部分
重塑医疗生态体系

未来的医院可以不直接接触患者，数据监控中心的工作人员经过医疗培训会成为"住院医生"，医护人员的照料会给患者一种亲切感。患者对医疗数据可随时调取，并且完全可以在家中享受医疗服务。对于今天的医学领域，我们每个人都是阿里巴巴，只是被藏起来的宝藏不是黄金，而是信息。

你不是一个人在读书！
扫码进入湛庐"医学人文"读者群，
与小伙伴"同读共进"！

THE PATIENT
WILL SEE YOU
NOW

第一部分
未来医疗的本质

THE FUTURE OF MEDICINE
IS IN YOUR HANDS

　　以往在就医过程中最司空见惯的一句话"医生现在过来为你看病"将变成过去式。尽管未来你仍需要医生，但医患之间的关系将彻底颠覆。无论白天或黑夜，你可以通过智能手机App随时联系非常有名望的医生，你们在屏幕两头进行交流，他通过安全的在线视频为你诊疗，而不需要你排队苦苦等待。

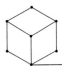

THE FUTURE OF MEDICINE IS
IN YOUR HANDS

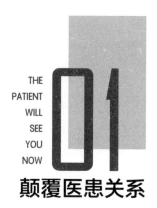

THE
PATIENT
WILL
SEE
YOU
NOW

01

颠覆医患关系

每个患者在自己选择的领域里都是专家，这个领域就是自己的
生命。

——埃玛·希尔
《柳叶刀》编辑[1]

当权力由卖方转移到买方、患者更有主导权的时候，医疗就会
变得不那么让人失望。

——大卫·卡特勒
哈佛大学应用经济学教授[2]

毫不夸张地说，不久的将来，人们可随时从手边拿出印刷机、
图书馆、学校和电脑等。

——埃里克·布莱恩约弗森、安德鲁·麦卡菲
《第二次机器革命》作者[3]

印刷技术塑造了西方机械文明的方方面面，但现代是电子媒体
的时代……电子媒体打破了碎片化的古登堡人和完整的现代人之间
的疆界。

——马歇尔·麦克卢汉[4]
20世纪原创媒介理论家

回到 1996 年，电视剧《宋飞正传》（*Seinfeld*）讲述了一个胡搅蛮缠的病人的故事。[5] 朱莉娅·路易斯－德瑞弗斯（Julia Louis-Dreyfus）所饰演的伊莱恩·本尼斯患了皮疹，但医生一直拒绝接诊。事情的起因源于四年前的一次预约，当时伊莱恩不愿意为检查一颗痣而更换衣服，从那以后，她的医生就给她贴上了"难搞"的标签。她希望从病历中删除这一不良记录，但医生并不配合，反而把她标记为"非常难搞"的类型。于是，她和克雷默计划着，让克雷默假扮成范诺斯特兰医生，设法把她的病历偷出来。但事与愿违，她不但没有拿到自己的病历，甚至连克雷默的病历都被记录上了假扮医生的经历。这个片段很滑稽，但同时又发人深省，因为这正是医疗的一部分现状。

20 年后的今天，医生们仍然在为患者贴标签、定等级。[6, 7] 尽管花了钱来看病，但病人通常看不见自己的病历，更别说保存这些就诊记录或一同参与来了解自己的身体状况了。病人们总是因为一个病症不得不多询问几名医生，而且要等上数周才能预约到。病人和医生的交流时间也相当有限，一般不到 10 分钟，甚至经常由于医生在不停地敲打键盘而没有眼神交流。[8]

然而，一种新型、民主、便捷的医疗模式正在兴起。今天，如果伊莱恩想做皮疹的评估检查，她需要做的仅仅是用智能手机拍张照，再下载一个医疗应用程序来处理这张照片。不出数分钟，一个被验证过的比大多数医生的诊断还要准确的计算机算法就可以对她的皮疹给出书面评估。评估报告会告诉她接下来具体该怎么做，是局部涂些软膏还是找皮肤科医生做进一步检查等等。伊莱恩甚至可以运用应用程序查看大众对附近皮肤科医生的点评来进行比较，比如一次就诊的花费，甚至可以知道这个医生是否难对付。就诊的时候，她可以索取一份病历复印件，可以要求查阅并修改病历内容（特别是被错误标记时）。[9] 当然，更有可能的是她根本不用去看医生，就能随时随地对健康状况进行诊断评估。这样她将大大避免就医的延误、不便和浪费财力，而且压根就不需要找人去偷病历。

这两种截然不同的情景对比显现了新时代医疗的本质：**以移动数字化为技术特征，以智能手机为中心平台**。这种模式已经广泛应用于零售业、餐饮业、娱乐业、银行业等几乎所有行业。[10] 一切可按需即刻发生，这些可不是简单地安装智能搜索引擎进行搜索，或嵌入内置的 GPS 导航就能实现的。经过人们多年的努力，除了医疗，迅速解决一件件事情都已经成为常态。而现在，医疗的变革也已势不可挡。

获取一流的医疗服务与在亚马逊网站下单购置东西是截然不同的，我们所讨论的不是买一本书，而是生命中最为珍贵的健康，但两者的共同之处是信息和个性化。我们身处的时代，每个人都可拥有自己完整的医疗健康数据，并在自身所处的特殊环境里处理和计算这些数据。完整的个人医疗信息将变得容易获取、可分析、可互通。个人逐渐被置于健康管理的中心地位，这将是一次颠覆性的主导权转移，医生不再是遥不可及的医学之神。以往在就医过程中最司空见惯的一句话"医生现在过来为你看病"[8] 将变成过去式。你还是会继续需要医生，但医患之间的关系将彻底颠覆。

无论白天或黑夜的任何时间，你的智能手机都可随时连接上另一端的医生，你们在屏幕两头进行交流，而不需要你苦等一个小时。[8] 为你提供医疗服务的医生可能不是你的初级保健医生，而是一位有名望的医生，他通过安全的在线视频来执医。当然，咨询问诊的过程也会包括一部分远程的标准体格检查。更重要的是，医生会把你完整的健康数据全盘打包分享给你，包括传感器收集的健康数据、扫描影像、实验室检查数据和基因序列等，而不仅仅是电子病历。我们所讨论的是关于你自身产生的 TB 级数据，从在母亲的子宫孕育开始到生命结束，不断将数据积累和储存在个人云，并随时对一些数据信号进行挖掘，甚至做到在疾病发生前及时进行预防。

话语权转移

当然，还有比你自身的"迷你"大数据更有趣的东西。"民主"的含义是"使所有人都可获取"。但到目前为止，医疗数据仍只有医生可知。如果病人够幸运，一些数据如实验室检查结果、影像扫描等可以通过邮件获得。但更现实的可能情况是，护士或医师助理会通过电话简单地转告大致结果（比如"一切正常"），即使是这种方式，现在也还是少数。真正幸运的病人（在美国少于1/10）可能会收到包含所有相关医疗数据的电子邮件。

但这个世界在不断变化着，患者慢慢开始通过个人设备来生成个人数据。每个人都可以不受限制地对自己的血压和血糖进行检测，甚至可以通过智能手机来进行心电监测。这些数据一旦获得，即可马上进行分析，以图表的形式呈现出来，并可以随时更新、存储并按个人意愿共享。我曾经收到一个病人发来的一封邮件，主题为"我患了心房颤动，现在该怎么办"，并附上了心电监测的结果，那时开始我就知道一切已经发生了变化。手机除了简单的记录数据，还能解读数据，智能算法正逐渐取代我作为心脏专家的一项技能。若把这种能力装进人们的口袋里，那么前往急诊室急救或进行紧急门诊预约将不再是问题。在这个移动互联网时代，诊断随时随地可以完成，不受物理的空间和时间限制，任何医生，甚至是一个机器，都可以帮助你进行。

智能手机医生

过去几年中，三次在飞机上对病危的乘客进行急救的经历让我愈发觉得医疗已经改变。第一次是有位乘客突然出现胸口不适、直冒汗的症状，我利用手机内置的心电图检测软件立刻确定该乘客是急性心肌梗死，于是飞机紧急迫降。那时只要拥有一部智能手机传感器和相关的检测软件，空中乘务员或任何一名乘客都可以完成这件事。如果有任何疑惑，心电图就会通过飞机上的无线网络传输给地面的医疗人员，实施呼救。在第二次经历中，一位年轻的女乘客在飞机上突然出现恐慌、呼吸困难、脉搏急促等症状。心电图显示为心房颤动，心率达 140 次 / 分钟，再经询问，很容易推测她可能患有甲状腺功能亢进症，事后验证确实如此。那时需要做的只是握住她的手进行言语安抚。而最近一次，我遇到的案例则是一位男士在飞机起飞后突然昏迷在座位上。我在空中用智能手机对他进行了体格检查，对心电图、血压测量、血氧传感器以及高分辨率的心脏超声影像设备的数据进行汇总后显示该乘客情况稳定，可能只是经受了暂时的缓慢性心律失常，因此飞机可继续航行。尽管空勤人员询问了飞机上是否有医生，但事实上，这三位乘客都不需要由专业的医生来做判断，当时所需的只是可收集体征数据的各类工具。

这些工具不仅仅可用于对心脏的检测方面，如今传感器的应用已经扩展到了生理检测（如脑电波、眼压、肺功能以及情绪检测等）的方方面面。每个人都可以对自身进行多项体格检查，包括生命体征、皮肤、眼睛、耳朵、喉咙、心脏和肺部等。未来，大多数的常规实验室检查都可以借助智能手机进行操作。

要真正做到医疗民主化，这些工具必须能为普通人所用，而不单单是精英人士和富人，而实现这些指日可待。事实证明，智能手机技术在人类历史上普及得最快：在美国，25% 的人花了 13 年来习惯普通手机的使用，但只用了 2

年时间就适应了智能手机（见图 1-1）。目前全世界已有 1/4 的人口正在使用智能手机，[11] 然而，现在地球上总共超过 72.5 亿的人中，大约只有 20 亿人拥有智能手机，这个比例也是不争的挑战。[11] 当然，有智能手机还不够，手机必须通过宽带互联网进行连接才能发挥作用，而这样的时代确实已经来临。一些互联网普及项目如 Internet.org 和其他类似的项目正致力于为全世界人民提供免费的互联网服务。[12]

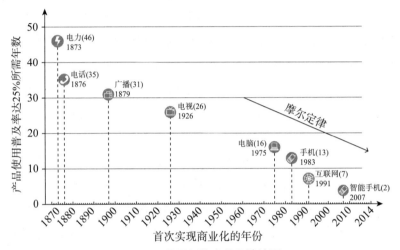

图 1-1　美国新技术普及统计图

资料来源：摘编自 "Happy Birthday World Wide Web," *The Economist*（2014）：http://www.economist.com/blogs/graphicdetail/2014/03/daily-chart-7.

　　幸运的是，人类已经能够玩转摩尔定律。我们可以做到将 20 多亿只晶体管塞入一部智能手机，指数级地降低了实现大众化的数字医疗所需的技术成本。令人惊讶的是，几乎所有以智能手机为枢纽的医疗创新成本都是相当低廉的，如制造心电传感器的成本大约为 50 美分。除了代码编写的开发及维护所需的成本，软件完全免费。智能手机的价格正变得低廉到令人难以置信，估计每部手机的成本少于 35 美元，即使没有那些花哨的附加功能，也已包含了智能手机全部关键的特征。[13-15] 因此，即使是在通布图（非洲撒哈拉沙漠中的一座城市）的偏远腹地，也都覆盖了移动网络信号，使得大量医疗行为能够开展：实时获取生物传感器传输数据、开展多项体格检查、进行大量实验室检查等。这将是一个向人类推广新型医疗模式的开端，也许降低全世界日益增长的医疗支出的最好方式就是向人们提供具有互联网服务的廉价智能手机。

让患者成为中心

患者正在从根本上变得越来越聪明：他们了解自己的身体以及生活情况，并且比任何人都关注自己的健康。然而这并不代表他们会坚持做有益健康的事情，只是一旦出现问题，他们则相当擅长发现。[6, 16-18] 但医生对此的态度显得并不那么积极，最近一项研究表明，医生认为"当病人对自己的病情十分熟悉和了解时，其专业性往往在医疗互动中会被视为不合时宜，反而容易带来种种问题"。[6]

然而，医生的这些看法阻挡不了新一代的患者变得越来越聪明，同时持支持态度的更睿智的医生也会涌现，而且事实上他们已经出现在了我们周围。珍妮特·埃德曼（Jeanette Erdmann）是我在研究院的一位同事，居住在德国，她曾发表过一篇题为"45年后的诊断"的个人病例报告。[19] 在4岁的时候，她就发现自己比其他小孩子爬楼梯的速度慢很多。而在她进行博士课题研究时，情况突然恶化，到了余生不得不每晚都用呼吸机的境地。直到45岁，她访问谷歌，输入病症描述（肌肉萎缩、髋关节脱位、瘢痕疙瘩）后，才知道自己患了极为罕见的疾病，这种被称为乌尔里希肌肉萎缩症（简称UMD）的疾病在世界范围内不到300例。一个基因组科学家对她进行了外显子组测序，证实她确实有特殊的基因突变，这也是导致UMD的根本原因。

另一个是关于埃琳娜·西蒙（Elena Simon）的案例，她在12岁时染上了一种罕见类型的肝癌，即纤维板层型肝细胞癌（FL-HCC），[20-24] 当时该癌症没有可对症治疗的药物，其生物学基础也不为人知。每年有200多名年轻人会不幸罹患FL-HCC，多数会被剥夺生命。而埃琳娜很幸运，其肿瘤切除手术非常成功。在确诊后的第 4 年，埃琳娜参加了高中的一项研究项目，她配合手术医生以及洛克菲勒大学的研究人员，将她自己和其他 14 名患者的肿瘤样本进行测序，发现每个患者都有相同的某种基因突变，而在与其他类型的癌症对照中不存在这种变异。就这样，他们找到了癌症的起因，这很可能会成为寻找有效治疗方案的第一步。2014 年，埃琳娜不仅在美国知名学术期刊《科学》上发表了他们的研究成果，还专门开发了一个网站，将全世界的 FL-HCC 患者聚集在一起。

最后再来看看格雷丝·威尔西（Grace Wilsey）的案例，当她还是婴儿时，就患上了另一种极其罕见的疾病，俗称为"不会哭泣的孩子"（kids who don't cry）[25, 26a]。这种疾病相当复杂，表现为肌张力减退、癫痫、发育迟缓和肝损害等。她的父亲与另一个患有相同病症

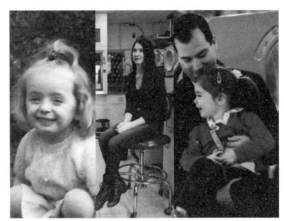

珍妮特·埃德曼　　埃琳娜·西蒙　　格雷丝和爸爸

罕见病患者和分子诊断

孩子的父亲一起，通过社交媒体找到了另外 8 个有类似遭遇的家庭，通过测序发现患病者均存在 NGLY1 基因突变，该突变正是导致疾病的原因。[26b] 医生们根据这个发现，提出了多种潜在的治疗方案，目前这些方案都还在试验过程中。她的父亲和另外一位孩子的父亲在一个生物医学杂志上发表了一篇社论，倡导多关注和重视家长、社交媒体和非专业人士等改变医学的能力，呼吁研究人员和医生切勿忽视这些群体的力量。[26a] NGLY1 研究社论的第一作者格雷戈里·恩斯写道："这代表着临床医学研究方式的一个彻底改变。"[27] 正如大卫·卡特勒在《麻省理工科技评论》（*MIT Technology Review*）上发文称："**医疗健康领域最没有被充分利用的个体就是**

患者本身。"[2] 这也是对"民主"医疗的呼吁。

我并不是因为这三个病例值得重视才加以举例,而是因为尽管他们都患上了罕见的或者难以确诊的疾病,但通过基因测序和分子诊断就能揭开谜底,三个案例都印证了一个共同的思路:**连接**。[24] 珍妮特利用互联网搜索引擎、埃琳娜将患有 FL-HCC 的患者们聚在一起、格雷丝的爸爸和其他父亲联手借助社交网络来确定孩子患病的根本原因,这一切都是"**连接**"。诚然,新型的民主医疗模式的另一个关键特征就是——我们和他人,甚至和机器都是紧密连接的。

患者是"首席运营官"

如果你还在怀疑人与人之间的网络连接是否已经发展起来,那就来看看 Facebook 吧。Facebook 在 2004 年才建立,如今已有 13 亿注册用户,几乎相当于世界人口最多的国家——中国的总人口数,而这个数字仍在不断增长。Facebook 已经覆盖了地球上超过 1/6 的人口。

在线医疗社区的重要性也不容小觑,"PatientsLikeMe"就是最好的例子。具有相似病情的患者连接起来相互学习,而不用受到与医生预约就诊的时间和空间限制,因此民主化医疗的另一个关键维度就是病症的"可识别性"。

物联网时代,连接更为频繁。通过互联网进行连接的人和设备都在无限制地增长,到 2020 年,预计连接设备的数量将达到 280 亿到 500 亿之间,[28] 其影响之深远可想而知。这个数字不仅包含我们熟知的 Nest 温控器和车载设备,预计这一增长的大部分都将来自于传感器应用的增多,尤其是那些用于获取医疗数据的可穿戴设备。如图 1-2 所示,预计到 2020 年,平均每人有 6~7 种连接设备。这意味着,10 年间连接设备的数量将增长 4 倍,而同期的人口增长率只有 10%。人与人及人与机器之间连接的飞快增长预示着一种强大的技术力量,使得医疗的民主化进程愈加快速而有力。

这些医疗连接设备，我称之为"医疗物联网"（Internet of Medical Things，IoMT），使得分享不仅仅局限在患者与医生或护士之间，也可以是每个家庭成员之间，如老人和他们的子女或朋友之间，或是一群为了更好的体征指标而聚在一起，互相比拼、互相督促的网友。当然，分享也可以是个人与设备和算法之间，后者将设备提供的数据处理后自动将结果反馈给用户。

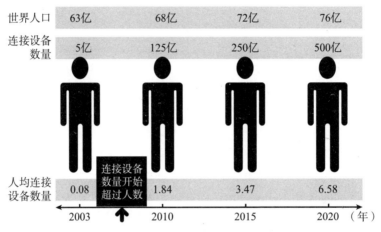

图 1-2　物联网时代连接设备增长量统计及预测图

资料来源：D. Evans, "The Internet of Things: How the Next Evolution of the Internet is Changing Everything," Cisco Internet Business Solutions Group, April 2011, http:// www .cisco .com /web /about /ac79 /docs /innov /IoT IBSG 0411FINAL.pdf. Courtesy of Cisco Systems, Inc. Unauthorized use not permitted. August 1, 2014.

所有这些医疗和健康数据都会智能地自动更新，这样的管理风潮给传统的家长式医疗带来了极大的挑战。传统的医疗管理结构是自上而下的，理查德·戈登（Richard Gordon）医生在其著作《家庭医生》（*Doctor in the House*）中写道："医生自认为是人类中进化程度最高的群体。"[18] 一直以来，医生都是指挥官，人人都认为"医生最懂"。的确，医生可能是掌握专业知识最多的人，但这并不意味着医生最了解患者的情况。在新模式下，信息流将变得不再是自上而下。当然，数据和信息并不是专业知识，医生仍是专业知识的提供者。此外，最佳医患关系的核心是"亲密度"，即患者可以吐露他们难以启齿的秘密和隐藏在内心深处的恐惧，并且医生的体触安抚可以让患者提升自信，促进患者康复，这一点是不可能被取代的，也永远不会消失。

医患关系正在改变，也必须改变。如果我们把这种新模式用商业的组织结构来比喻的话，**患者就是"首席运营官"**（以下简称 COO），从旧模式中的默默无名者变为高级管理者是一个显著的晋升。COO 监督整个治疗过程，负责统筹管理，包括信息技术（即 IT）团队，以便快速精准地分析相关数据并得到直接的反馈。公司的 IT 团队擅长将数据可视化，并为 COO 绘制了连街上的小孩都能明白的图示，这些图示工具彰显了他们的智慧。COO 会定期或不定期地向首席执行官（以下简称 CEO），也就是医生汇报。医生们喜欢 CEO 这个角色，但它也代表了他们所承担的责任。医生每天处在水深火热中，不愿意被 COO 打扰，除非是有特别重要的情况。一旦发生问题，CEO 可以插足其中提供建议，用他们的经验、知识和智慧去解决问题。除此之外，CEO 还是友好和蔼、具有同情心的经理人，非常善于沟通和多任务并行处理。CEO 也逐渐认同了医疗的互联网技术化，开始认识到当每个人都充分利用计算机资源时，自身和公司的业绩都会得到大幅提升。

我们如何走向变革

在《颠覆医疗》[29] 一书中，我深入研究了医疗如何实现数字化，以及我们是如何基于数字化生存的，但要实现"民主化医疗"还有漫长的路要走。当每个人可以拥有或是自发地生成自己的医疗数据和信息，包括来自于病历、记录、实验室检查、扫描影像、分子生物学检查、传感器等的数据；当个人信息的私密性和安全性得到保证，真实身份不会被泄露，个人数据不会被盗卖或误用；当患者得到医生的尊重，与医生处于平等的地位；当个人毫不掩饰地提出问题、推动治疗进程、参与选择；当个人可获得云平台、超级计算和远程医疗等资源，医院和医生们的产出、成本和评级等方面的数据完全透明；当这一切能够在全世界人民中普及……所有的这些成为现实时，我们已不是在探讨医疗的权利，而是在探讨医疗的解放。

在这本书中，我们会分为三部分深入剖析医疗民主化。首先，如果我们有能力像公众人物一样对自己的医疗健康管理负责的话，不妨先来研究与家长式领导的医疗相似的历史上著名的变革先驱古登堡在印刷文字上的变革，以探索医疗变革所需要的新模式。其次，我们会探讨处理所获取的新数据和信息时将面临的挑战和机遇，研究如果可以实现个人拥有自己的信息系统、实验室检查结果、扫描影像、用药记录、医疗费用，并且个人能和医生进行互动时，这些究竟意味着什么。第三，我们会探究这些巨大变革带来的所有影响，包括未来对医院的需求如何改变、如何在平衡隐私和安全性的同时进行大范围的医疗数据共享，以及社会在疾病预防、资讯共享、医疗对个体的放权等能力方面的变化。

在1450年时，仅不足8%的欧洲人能够阅读，阅读是精英人士的特权。约翰尼斯·古登堡解放了印刷文字，这也是对思想和民众的解放，使得阅读不再只属于譬如大祭司之类的领袖。当普通民众可获取书籍和各种印刷材料时，整个世界呈现出了前所未有的民主化，知识得到了前所未有的广泛传播。铅活字印刷推动了人类历史上前所未有的文化进步。

马歇尔·麦克卢汉是"媒体领域的形而上学者"，1969年间，他曾被问及对古登堡的看法，以及为什么他认为现代生活的方方面面都是印刷术发展的直接结果。[4]他解释道，首先，书籍印刷的机械化是后续所有商品生产机械化的蓝图，铅活字印刷机是第一个具有统一标准的、可重复用于生产的商品，这促成了亨利·福特的第一条组装流水线的建设和人类历史上第一次大规模生产的发生。另外，印刷机使读写能力得到普及，进而不仅促进了生产力和市场经济的发展，也塑造了从教育到城市规划再到工业化等生活的方方面面。现在与1969年的马歇尔看到的变迁可以这样极端地比较概括：

印刷技术塑造了西方工业文明的方方面面，但现代是电子媒体的时代，它所塑造的社会与印刷业衍生出来的工业消费社会的环境和文化是完全对立的。印刷业将人类从传统的文化桎梏中解放出来，向人类展示了如何将个体聚集成具有民族凝聚力的集合体，以及社会化生产的力量。印刷对文化传播的魔力持续至今，最后将由电子媒体来解除魔咒。[4]

如果今天马歇尔·麦克卢汉还在世的话，他看到如今的医学正发展到了与印刷机发明前相类似的边界点，不同的只是智能手机将古登堡印刷机取而代之了。拥有并理解自身医疗数据的人数百分比不足 10%，但是实现信息对等和公平却具有无限可能，新型的医疗模式逐渐赋予了个人更多的决策权。但不可否认的是，在医疗领域，家长式管理的作风仍相当根深蒂固。现在就让我们来看看医疗的家长式管理模式从何而来，我们又能做些什么吧。

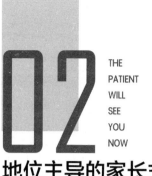

02

THE
PATIENT
WILL
SEE
YOU
NOW

地位主导的家长式医疗

在家长式医疗的时代里，患者通常为拥有权威的、了解自己身体的医生而感到庆幸，但这个时代已经结束。

——迈克尔·斯佩克特
《纽约客》[1a]

医生也是凡人，我们拒绝倒退、拒绝妥协，不可再盲目信从医生。

——霍利·布吕巴赫
《纽约时报》[1b]

金·古德塞尔（Kim Goodsell）是近年来我遇到过的最有趣的病人之一。她充满生气，身体健壮，喜欢户外活动，精力相当充沛，在她二三十岁时曾作为专业选手参加了世界级铁人三项比赛。[2-5a] 但与她的外表形成鲜明对比的是她的疾病史，16 年前，她因心律失常而突然神志不清，最终苏醒了过来。进行大量检查后，她被确诊患有一种极其罕见的心脏病：心律失常性右室发育不良（简称 ARVD）。该病的发病率为 1/10 000，而且多发于青年时期，像她这样四十多岁的患者很少见。这是古德塞尔第一次感受到死亡的威胁。

ARVD 是脂肪浸润后纤维以及脂肪组织侵入心肌所致，尤其是侵入右心室心肌。它是典型的常染色体显性遗传病，这意味着 ARVD 会代代相传。虽然古德塞尔没有任何猝死或严重心律失常的家族病史，但她的医生仍然按照常规的 ARVD 诊断来为她制订治疗方案：为她的心脏植入除颤器，当除颤器检测到她的室性心律失常发作较为严重时，将同步释放电脉冲进行体内除颤，将心律修复至正常。

不幸的是，古德塞尔的室性心动过速总是反复发作，在过去十年间她的心脏除颤器已经让她休克过好几次。这一切对她身体的伤害可能比你想象中更严重，因为每次在古德塞尔处于完全清醒状态释放电能时，她会感觉像有一块木片在她的胸口猛烈震动，这让她感到恐惧和疼痛使得她的情绪几乎崩溃。尽管如此，古德塞尔依然过着非常有活力的生活，常骑行数百里路。

　　然而 5 年前，她的健康情况急转直下，古德塞尔开始出现肌肉无力及多种神经系统疾病的症状。她无法拿起餐具吃饭、步态极度不稳、行走困难、腿部发麻、小腿肌肉萎缩。于是她去了梅奥医疗研究中心（Mayo Clinic），被诊断患上了罕见的轴索型腓骨肌萎缩症（charcot-marie-tooth，CMT）。

　　CMT（包括任何一种亚型）的发病率约为 1/2 500，与 ARVD 类似，多发于幼儿时期，同样具有遗传性。古德塞尔并没有任何亲属曾有过 ARVD 的症状，同样也没有 CMT 或其他神经功能障碍。古德塞尔感到很吃惊，为何她会同时患上这两种罕见病。我们可以简单计算下，同时患这两种疾病的概率是用 ARVD 的患病率 1/10 000 乘以 1/2 500 也就是 0.000 000 04。这个概率比发生小行星撞击地球的概率还要小得多。古德塞尔询问医生她为何会同时患上这两种疾病，医生只能回答说是运气不好。

创新时刻 Innovation Time

"不认命"的古德塞尔久病成医

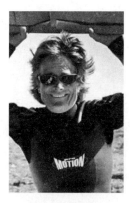

金·古德塞尔

　　古德塞尔并不相信只是因为她运气不好，于是她开始了寻找病因的历程。古德塞尔花了无数个日夜来阅读网络上能找到的相关文章，其中也包括相当一部分晦涩难懂的专业内容。除了大学的生物课以外她没有任何医学专业背景，但古德塞尔自学了很多遗传学知识。逐渐地，她越来越擅长查找出在她阅读的文献中出现过的某些特定基因组和分子途径。最终，她发现了一种罕见的基因突变，即 LMNA 基因突变可以将她心脏和神经系统的疾病联系在一起。于是她回到梅奥对这

个特殊的基因进行测序，结果发现此基因确实存在突变。了解基因突变以及
相关生物学通路后，她开始改变饮食习惯，从而缓解了部分神经系统症状。

这是一个了不起的案例，古德塞尔为自己极其罕见和复杂的遗传疾病组合
找出了根本原因，[5b] 而这在几年前是不可能实现的。直到最近，有了足够多人
类基因组序列和基因突变的知识，才可能破解这样的病例。找到病因需要获取
所有专业的科学文献和基因数据库，但实际上真正的推动者是古德塞尔本人。
没有人比她更了解自己的病情，又或者说，没有人比她更有资格去否定医生的
权威判断，认为诊断尚未形成定论。这从另一方面反映出现今越来越多的患者
对医生反馈的信息持怀疑态度并自主调整治疗方案的现象。事实上，医疗管理
从一开始盛行的就是极端的家长式作风，而且在很多方面，这种传统一直延续
至今。而如果患者继续处于弱势地位，被不平等对待，医学发展就不可能进步。
既然家长式的管理作风是阻碍医学发展的关键因素，那么了解事情的根源或许
可以帮助我们从本质上颠覆医疗。

医生是最有学问的人

回到公元前 2600 年，古埃及医学领域最重要的人物伊姆霍特普（Imho-
tep）被认为是最早的医生，他也是一位大祭司。[6]

古希腊医师希波克拉底，人称"医学之父"，在解释很多疾病以及诠释医
学的专业性需求等方面作出了不可磨灭的贡献。[7] 他领悟到疾病并不是超自然
力导致的，而是由于自然环境，因而受到世人赞赏。他创造了"癌症"这个词
（cancer，即"巨蟹座"源自希腊语"螃蟹"一词），并且描述了很多体表肿瘤
类型（由于当时没有体内检查），如胸部、皮肤、舌头和下巴的肿瘤。关于癌症，
他写道："最好是放任不给予任何治疗，因为这样可以使病人活得更久。"当时
众人皆知，希波克拉底一贯将指甲修得很整齐，他认为医生要穿戴得体、对病
人和善、坚守正直。即使称他为"医学之父"，那他也一定是"家长式的医学之父"。
[8-11] 谈到对医患关系的看法，他毫不掩饰地写道："医生应向病人隐瞒大多数事

情，包括病人未来或当前的病况。"[12] 希波克拉底坚信不应该让病人知道诊疗处方，只有医生群体才能掌握医疗知识。

医学界职业道德的圣典、著名的《希波克拉底誓言》中写道："我要和我的子弟们和受过他们指导的子弟们以及依照医学律法宣誓并签约的学生们分享观点、口授指令、交流学问，而不是和其他人分享。"[13] 正如加拿大卡尔加里大学沟通学教授苏珊·库尔茨在《知情同意律法》中总结的那样："在医患之间，与疾病治疗相关的沟通，《希波克拉底誓言》绝口不提。"[12] 罗伯特·维奇曾在《患者，治愈你自己》中严厉地批判道："家长式的希波克拉底主张的患者受益原则[8] 不鼓励对患者坦诚，因而侵犯了患者的权利。"《新共和》（New Republic）杂志中关于维奇专著的一篇报道则进一步批判了希波克拉底的誓言："时至今日仍受尊崇背诵的誓言，分明为家长式医疗提供了借口。这样的管理模式至今仍被一个极其单薄的事实支撑着，那就是医生拥有患者不具有的知识和技能。"[14] 如今的医学生们依然要背诵这个誓言。[15]

回顾历史中的医患关系，"沉默"一词频繁出现。杰伊·卡茨的著作《医生与患者之间的沉默世界》，书名向我们传达了不知情的患者无法参与到医疗决策中去的信息，从而反映了家长式医疗的本质。[9] 卡茨在《礼仪》一书中指出希波克拉底过于强调信息的保密，他认为："医患之间的沉默已司空见惯，这也证明了医生忽视患者对于医疗决策的参与权和参与需求"；另外，"患者没有能力去领会医学的奥秘，因而也没有能力和他们的医生一起承担决策的风险"便是对希波克拉底无视信息公开和患者知情权的解释。[16]

尽管希波克拉底教导医生要以家长式的管理模式对待患者，但他也清楚地看到了医生的能力有限，他甚至写道："上帝才是真正的医生。"[17] 尽管如此，他相信"如果医生不承诺去治愈任何可治愈的或一些不可治愈的疾病的话"，患者会将医生视为世界上最糟糕的医生。[16] 柏拉图同样认为医生对患者施以"善意的谎言"是可以接受的。[18] 维奇在《患者，治愈你自己》中强调了医生是否告知患者真相应负的责任。[8] 他写道："几个世纪以来的家长式医疗管理中，专业的希波克拉底学派医师伦理会都要求医生评估告知患者病情是有益还是可能会伤害到病人。如果披露病情并无益处，那么医生的责任是要保密，即可以采用委婉的说法，或使用专业术语，甚至是编个简单的谎言。"[19]

在接下来的几个世纪中，希波克拉底建立的模式得到了巩固。卡茨总结中世纪的医患关系为：患者必须尊敬医生，因为医生的权威来自于上帝；患者必须对他们的医生有信心；患者必须承诺服从医生。[9]为了论证这一观点，卡茨引用了许多来自医生著作中的奇特描述，比如8世纪晚期的一本书中写道："必须尊敬医生，因为是上帝创造了他们。必须接受医生为你配制的任何药剂。"[9]世纪的一位阿拉伯医生写道："责备医学艺术就是在责备神圣的造物主安拉。"[17] 9世纪的另一位犹太医生写道："尽管你可能并没有把握，但也要让患者消除疑虑，告诉他没什么可担心的，因为这样做可以让患者的心理更强大。"[20]另一位医生艾萨克·迪斯雷利（Isaac Israeli）同样支持他的医生同事们拒绝接待不听话的患者："倘若患者不服从于你，或者患者的仆人和家人不认真执行你的指令、不能给予你足够的尊重，那么不要继续医治他。"[20]

这些跟今天的情况是多么相像！关于11世纪的医疗状况，达朗伯格（Daremburg）写道："道别的时候，医生会向患者承诺他将很快康复；然而，对于那些卧床不起的患者，医生必须要断言患者病得很严重。如果患者康复，那医生的声望会提高，若患者不幸去世，那么医生可声明结局是意料之中的。"[16] 14世纪的一位法国外科医生也和前辈们持有一致的看法："如果患者可以忍受他的疾病并服从医生的指令，那么医生应该向患者承诺他会脱离危险，并很快康复。如果是目中无人的患者，那么结局往往不好。"[21]

直到16~17世纪，在希波克拉底之后的两千多年，才有了如塞缪尔·迪·索比尔（Samuel de Sorbière）、约翰·格雷戈里（John Gregory）以及之后的托马斯·珀西瓦尔（Thomas Percival）等医生开始承认患者应该拥有对疾病治疗的发言权，但并不代表这种态度在医生群体中是常见的。本杰明·拉什（Benjamin Rush）医生是美国的开国元勋，也是美国精神疾病治疗之父，他认为医生应该"避免牺牲过多去迎合患者……在不重要的事情上可以让步，但在关乎患者生命的关键事情上要坚定不移地固守权威"[12]，这是所谓"启蒙时代"[22]的言论。有趣的是，当时拉什以放血疗法闻名，而除了极少数情况，这一疗法对患者并不十分有效。

想象一下，当一个患者对用于治疗痢疾或癌症的放血疗法提出异议时，像拉什这样有着家长式作风的医生无视患者意见的情形吧。

算起来，家长式医疗模式已经持续了数千年。[23] 马克·西格勒（Mark Siegler）的《内科学档案》（*Archives of Internal Medicine*）抓住了这个漫长时期的核心特征："'医生最了解'的医疗模式是以对医生技能和道德高度的信任为前提，以医治者具有神奇力量的属性为支撑，以患者的依赖和医生的掌控为特征。"[23] 很多人相信至今我们仍在墨守成规。

由于现代医学很大部分源于古希腊，那么象征医疗专业性的标志起源于当时也就不足为奇。墨丘利的节杖作为医学的象征标志很好辨认，但它的含义却晦涩难懂，争议不断。[24] 事实上，初始的标志是一条蛇盘绕在希腊的医药之神和阿波罗之子埃斯科拉庇俄斯的权杖上。在希腊神话中，上帝选定埃斯科拉庇俄斯成为医生，使其神圣化，因此很多人将墨丘利的节杖视为医疗神圣属性的代表物。后来，那条蛇多了一个同伴，盘绕在权杖和翅膀周围，代表了奥林匹斯主神和商人庇护神赫尔墨斯。在 19 世纪中期，这个版本的墨丘利节杖标志开始出现在美国军队医院中，最终美国军事医疗集团 CUS 的标志设计中融入了这一元素。美国医学会（简称 AMA）则将希腊医神埃斯科拉庇俄斯的权杖作为其标志（见图 2-1）。考虑到该标志的本意是暗示医生如上帝般的属性以及美国医学会和很多医生继承下来的家长式医疗传统，美国医学会的这一举措也许可以理解。

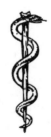 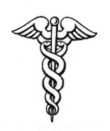 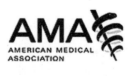

图 2-1　墨丘利的节杖标志在医疗领域的应用

资料来源：（左图、中图）"Caduceus," Wikipedia, accessed August 13, 2014, http://en.wiki pedia.org/wiki/Caduceus;（右图）"History of AMA Ethics," American Medical Association, accessed August 13, 2014, http://www.ama-assn.org/ama.

现代大家长：美国医学会

美国医学会成立于 1847 年，自成立以来的 160 多年里，其网站主页上的《医学专业规范法典》（*Code of Medical Ethics*）从来都是"执业医师的权威道德规范指导"[25]，该法典一直以来具有绝对的权威性。

美国医学会是美国最大的专业医师组织，至 2010 年协会成员超过了 215 000 人，然而其中 1/3 的成员是尚未执业的医学生和住院医生。因此，尽管美国医学会有超过 100 000 名的执业医师，但这只是代表了全美 15% 的执业医师。[26] 而在 20 世纪 50 年代，美国大约有 75% 的医生都在美国医学会注册了会员，这就说明美国医学会的影响在严重减弱。尽管协会只涵盖美国一小部分医师，但它对政府的影响力依然非常强大，它在历史上曾向医疗卫生政策施加推力，如《平价医疗法案》（*Affordable Care Act*）、医疗保险计划的发起和健康维护组织的影响力等。

为了充分说明这一点，回到 2012 年，在《华尔街日报》发表了一篇我对医学创新看法的专访后，我就与美国医学会产生了小小的冲突，该专访内容如下：

华尔街日报： 您认为医疗行业挺进这个新世界的路障是什么？

托普医生： 真正激发我思考的问题是患者能否获取自己的医疗健康数据。美国医学会正在游说政府，主张消费者不应当直接获取自己的 DNA 数据，而必须以医生为中介。美国医学会对 10 000 名医生进行了一项调研，其中有 90% 的人表示在临床实践中对基因组学的应用并不顺手。那样的话，他们怎么可能成为公众获取自身 DNA 数据的中间传递者呢？这就是真正的家长式医疗的作风。[27]

美国医学会正努力以家长式管理的方式来防止个人不经过医生直接获取 DNA 结果，而我则把这些大声说了出来，协会对此很是不满。采访稿才刚发表，我就接到了美国医学会的 CEO 和执行副主席詹姆斯·马德拉（James Madera）医生的电话，他希望与我讨论这个问题。他在电话里说道："埃里克，我们并不是你父亲年代的协会。"在研究了家长式作风的医疗历史后，我才意识到了美国医学会存在这个问题的根本原因。这不只是父亲年代的协会，而且还是祖祖辈辈年代的协会。

1847 年的最初的《医学专业规范法典》正是如此阐述的。[28] 下面是在前言和正文中依次出现的部分重点段落，其中关键词已用黑体字突出：

1. 由于医生的职责是提供建议，所以有权利让患者专心且尊敬地聆听医生。

2. 这是一项精致而**高尚的任务**……预防疾病、延长生命，从而提高工业生产力，而不必拘泥于道德和宗教教育的途径，来为全人类文明进步作出贡献。

3. 为医生天职的高尚性所感动，作为科学的受托人和仁爱善行的施予者，医生们应时刻警觉，避免受到那些未接受过相关基础道德熏陶和益智训练的人的影响。

4. 医生是最有学问的人以及人性最好的审判者。

5. 医生不应该只是时刻准备听从患者的请求，他应该时刻**感受到自己使命的伟大**。

6. 他们（医生）应该亲切并坚定，**谦虚并权威**，从而激发患者的感激、敬重和信任之情。

7. 医生不应该作出进一步令人沮丧的预测，因为他们是经验派，应放大医疗服务在疾病诊疗和痊愈过程中的重要性。

8. 不仅仅是医疗行为，医生的言语或态度也会缩短患者的生命。

9. 医学无疑是最难懂且复杂的科学，我们应当意识到医学知识是无法凭直觉获知的。

10. 患者不应该讲述那些与病情无关的细枝末节，这些会使医生感到厌烦。

11. 患者应该准时且**绝对地服从医师的处方**，任何有关健康的不成熟的想法都不应当影响到这点。

12. 在没有得到医疗护理人员的同意时，患者不能咨询会诊医生。

13. 可以的话，患者应当在早晨，在医生日常外出之前咨询他们，因为当医生意识到需要查房的时候，他会分配好时间，不被其他事情所干扰。患者应避免在医生吃饭或睡觉的时候对医生进行不必要的拜访。患者应做好充足的准备等待医生来查房，因为几分钟的耽搁常常会给医生带来极大的不便。

14. 患者身体恢复后应当对医生提供的医疗服务抱有恰当和恒久的感激之情，因为医疗服务具有单靠金钱无法补偿或抵消它们的特性。

15. 没有任何一种职业会要求从业者比医生具有**更纯洁的品质及更高的道德标准**；正因其职业和患者所需的缘故，达到这般崇高的**地位**是每一位医生的责任。

16. 没有任何一种职业的从业者能比医生提供更多的慈善服务。

17. 这个行业积极而孜孜不倦的善行给公众带来的间接福利如此之多、如此之重要，医生应有权得到社会最大的报偿和尊重。

这些语言多数带有自鸣得意的狂欢意味，无处不透露出医生的高尚、权威、掌控和显赫。美国医学会已经多次修订该文件，但是原始版本已然定下了难以改变的基调。

直到 50 多年后的 1903 年，修订版《医学专业规范原则》（*Principles of Medical Ethics*）才问世。该版本只是对医生召唤患者时的准备状态做了些小变动。[29] 将"感受到自己使命的伟大"（上面第 5 条）降级为"应认识到使命的崇高以及履行重大职责时必须承担的责任"。[30] 对于"令人沮丧的预测"（上面第 7 条），加入了一条有趣的补充条款："当医生告知患者时，若预测结果让人非常担忧，那么由其他具有良好判断力的人来告知患者可能会更好。"[29] 在这个版本中，医生的能力得到了强化，描述为患者的生命也许会因为医生的言语或态度而延长（而上面第 8 条只提及了缩短患者的生命）。关于医生与患者的交流，也新增了一条重要的表述："医生有一项比较严肃的职责是要规避所有会使患者感到气馁或沮丧的言语和行为。"

令人惊讶的是，直到在 1957 年修订的版本中，美国医学会才首次提及知情同意权[31]，描述如下："医生在为病人做手术时有义务告知所有与手术需求及手术结果相关的事实"，并且，"对新的药品和治疗方法进行研究的试验者有义务获得受试者的自愿同意"。[31] 从医学起源至 1957 年，很难想象需要历经这么长时间才将知情同意权以及患者的权利正式化。然而不管怎样，总算是实现了。

创新时刻 Innovation Time

"知情同意权"写入法典

在之后的 20 世纪 80 年代，美国医学会关于《医学专业规范原则》的修订文件都囊括了两项基于医生判断而赋予患者同意权的表述。就知情同意权而言，美国医学会主张"当出现患者同意则可能引发'医疗不当'的情况时，医生有资格未经患者同意就实施救治"，并坚持"当风险的披露会给患者带来严重的心理创伤，比如产生'医疗不当'时，医生不需要做出披露"。[32] 值得注意的是，美国医学会对法典和政策条款的连续缩减行为：1847 年，5 600 字；1903 年，4 000 字；1912 年，3 000 字；1957 年，500 字；到了 1980 年，减至250 字。[28, 29, 31, 32] 在整体大幅缩减字数的同时，再也没有新增过任何与提升患者话语权相关的内容。

我的外祖父母，米丽娅姆和赫尔曼·莱普和其他人一样，是体验过家长式医疗模式的极佳案例。他们在 60 岁出头时身体还都很健康，而在 1965—1966年期间的 6 个月中，他们都被诊断为肠梗阻。他们接受了手术治疗来进行胃肠减压，但术后疾病复发，并伴有严重的黄疸。外祖父母几乎在同一时间内出现了相同症状，治疗方案也相同，同样都遭遇了病情快速恶化，这一切让人觉得这是一种传染性疾病。然而，这并不是传染性疾病，他们永远都不会知道：在整个治疗过程中，医生们从未向他们中的任何一人透露他们已经患上了广泛转移性肠癌，也未告知他们这是肠癌晚期。难以相信的是，米丽娅姆以及赫尔曼甚至都不知道自己患的是癌症，因为在 20 世纪 60 年代，医生们很少使用癌症一词，如使用也只是用"C"这个符号来代替。

事实上，1961 年发表于《美国医学会杂志》的一篇研究报告指出，88%的医生有权不告知患者其已被诊断为癌症。[33] 这是一个由来已久的习惯，在《众病之王》一书中，悉达多·穆克吉（Siddhartha Mukherjee）描写了 1973 年在全美医学研究院的一间癌症病房里，医务人员极力避免向患者提及癌症一词的场景。[34] 而对"癌症"闭口不谈当然无法隐瞒可怕的现实状况。我多次在不同场合下探望我的外祖父母，从医院里到回家的一辆房车上这样短短的时间内，可以看到他们病情的发展状况非常明显，即便是一个小男孩也会知道他们已经病入膏肓。但是医生们只愿意告诉他们这是肠梗阻，肠道内有"团状体"，他们所经历的腹部手术很"成功"，梗阻得到缓解，团状体也被移除。时至今日，我仍不相信在当时这是医生的一种常规操作方式。

家长式医疗仍在延续

金·古德塞尔为自己进行了复杂的分子诊断，而我的外祖父母莱普夫妇甚至从未被告知他们的诊断结果，尽管癌症是一种普通且易于识别的疾病，然而差距竟如此之大。但就古德塞尔的案例而言，如果医生们有兴趣和时间去进行医学和基因学文献的广泛查阅，那么他们也一定可以作出 LMNA 基因突变的诊断。而在莱普夫妇所处的时代，癌症是一个禁忌语，并且患者很难获取医疗信息，他们甚至会因为让医生回答一个问题而倍感压力。的确，我们已取得了进步。如今，无论是癌症还是其他疾病，只要确诊，医生都不应该向患者隐瞒诊断结果。现在任何人都可以像金·古德塞尔一样充分利用搜索引擎来全面地查找除了症状以外的文献，通过大量数据库来获取公开可及的信息。当然，若无订阅，大部分生物医学期刊还是无法获得的，并且单篇文章的购买价也贵得离谱（通常在 30~50 美元）。我们后续会再深入讨论这个问题以及医疗信息可公开获取的必要性，至少现在每篇文章的摘要和总结通常还是可及的。

古德塞尔和莱普夫妇的案例共同的基本问题是信息不对称。医生拥有所有的数据、信息和知识，而处于被动地位的患者无法获知他们的医疗信息，或者说，如果患者主动要求的话，为获取如实验室检查或影像等数据信息，他们就不得不多次拜访或央求医生。

医嘱仍具权威性

在改变发生之前，我们必须先理清一些根深蒂固的临床术语和医疗实践，这些术语和实践是存在问题的佐证。首先是"医嘱"[35]，我依稀记得当我还是一名三年级的医学院学生，首次参与临床科室轮转时，曾接受过一项为患者书写医嘱的培训。医嘱一定要有执业医师的会签，通常就是团队中的实习生或住院医生。我为患者写下用药、实验室检查、影像扫描、输液等一系列操作的医嘱，这一切似乎有股如"芝麻开门"咒语般神奇的力量。护士或病房管理员会从我在表格上书写的一系列医嘱（得到会签确认后）中识别出相关的指令并执行。这对首次接诊患者并为其下达医嘱的医学生传递了怎样一种权威感啊！毫无疑问，医生一定会被这至高无上的感觉所俘虏，同时也就有了想尽办法保留自己权威的倾向性。医生只是用笔简单写几行字，就有一群医务人员随传随到，更别提恭候指令的患者了。

医学术语"医嘱"带来了很多问题，必须被摒弃，未来向前发展的趋势应该是医生不能对任何事下命令。任何药品处方、实验室检查、影像扫描、医疗程序和手术的必要性都应当充分被讨论，整个团队达成共识后再作出统一的决策。尽管在医疗过程中每个患者都有权利充分参与所有的诊断和治疗决策，但执行层面我们还无法做到医患共同决策。但只要他们是患者，就不能一直被动地受控于医嘱命令。[36]"Patient"最初指的是"承受痛苦的人"，来源于古希腊动词"Pashkein"，意为"去承受"。作为一个名词，它的定义是"接受或预约接受医疗的人"，暗示了患者处于被动的角色地位。有趣的是，作为一个形容词，"患者"的定义是"能够接受或忍受延迟、无法解答或承受痛苦的，同时不烦恼不焦虑"。鉴于美国人看病的平均等候时间超过 60 分钟，这些解释是多么恰当啊。对"患者"一词作出正确的描述和解释其实并不简单，如消费者、顾客或客户等这些词都无法诠释互动过程中任何的临床意义，反而预示了一种商业关系。虽然想出更好的术语不容易，但无论是什么，**"患者"应当指的是积极参与自身治疗、争取博得与医生同等的尊敬、对自身所有医疗数据和信息都知情的人**。我所想到的词语或首字母缩写是"个体、积极参与者"（individual，active participant，IAP）。

创新时刻 Innovation Time

每个人都该是"个体、积极参与者"

我们还意识到，与 IAP 形成对比的是，如今不仅是医生对患者缺乏尊重，还包括看护患者的其他医务人员。

卢西恩·利普（Lucian Leape）是一位儿科的外科医生，他积极投身于维护患者权益的事业中，在过去 10 年中致力于"减少医务人员对患者的不尊重"。[37, 38] 2013 年末，在一次重大医疗会议上，有 7 000 多名来自重症监护室的护士参会，他问听众："过去三个月内，有多少人在工作场合中见证或实施过辱骂行为？"绝大多数的参会者都举起了手。[37] 利普认为对患者的不尊重不但表现在让患者等候时，同时还包括每次看病时都需要他们填写千篇一律、冗长繁琐的表格，医生不与患者就病情进行充分的交流，或者当出现差错时隐瞒情况等。正如利普最近写道："现在该是医疗机构针对这些不公问题制订解决方案、培养尊重文化的时候了。"这就呼应了一句适用于未来医疗的谚语："**没有我的参与，就不会有决策**"，当所有人在医疗行为中承担起"IAP"的角色时，这句话就将适用于每个人。[38]

但是，目前这些并没能简简单单地发生。一个强有力的证据：医生为患者下达医学影像检查的医嘱时，很多项扫描都会让患者受到辐射，比如 CAT 扫描①、PET 扫描②、核医学检查（SPECT③，如用铊元素或甲氧基异丁基异腈成像来检查心脏病）、血管造影以及 X 射线成像等，[39] 患者将受到的辐射剂量从未被讨论过，尽管采用微西弗（mSv）作为计量单位对辐射剂量进行量化和估算非常容易。比如核医学成像的检查，美国每年都会有超过 900 万次，每次检查的辐射剂量大约为40mSv，这等同于进行2 000次胸部X射线成像的辐射量。[40]我没有见过任何一位患者在接受心脏放射性核素扫描时有被告知这一信息。然而，这条信息非常重要，它显示了在美国医学影像检查被过度使用的现状，众所周知，电离辐射暴露后的累积辐射剂量与罹患癌症的风险系数相关。[41]在 2011 年，全美进行了超过 8 500 万次电子计算机 X 射线断层扫描（CT）以及 1 900 万次核影像检查。[42] 在扫描进行之前，有多少患者对辐射剂量的问题进行测算或讨论过呢？ 2013 年，曙光终于来临了，美国盐湖城一家备受尊敬的医疗机构即山间医疗保健公司（Intermountain Healthcare）引入了一个项目：若患者选择进行医学扫描，程序可系统性地告知患者将要承受的电离辐射剂量。[43]

"医疗知情同意书"的霸王条款

这为我们带来了医疗知情同意书。软件公司在用户下载或更新智能手机应用程序时都会取得用户的同意，大多数医生也采用了相同的方式：向你展示一份相当长的法律文书，并让你选择"我同意"。当然一定会有人阅读了所下载新操作系统或应用程序的所有条款，但目前为止我还没有遇到过。你曾经点过"我拒绝"吗？医疗中的知情同意书也一样从未被拒绝过。当患者参与临床医学研究或经受重大医疗行为时，医生往往会提供给患者一份文书供阅读并签名。尽管医生们称之为"知情同意书"，但它最多是形式上的类似或假装知情

---

① CAT 扫描：即计算机轴向断层扫描。

② PET 扫描：即正电子发射计算机断层扫描。

③ SPECT：即单光子发射型计算机断层心肌显像。

书，因为多数患者并不会阅读这些材料，或者是当他们努力阅读时，发现自己根本无法理解。同时，这些知情同意书往往是带有强制性质的，比方说一名外科医生被安排为你进行手术，你对这名医生也进行了全面的调查，进入手术室前，你会拿到一份知情同意书并要求签名。文书中规定，不管遭遇任何不幸的手术结果，你都放弃一切起诉医生的权利。无论该文书在法律上是否有效，但你能忍住不签名取消手术吗？这不是知情同意，而应该称作"强制同意"，因为患者得到的是少之又少的选择方案。和软件升级下载类似，但这是个严重得多的问题。比起古希腊时代的患者，今天的患者所知晓的信息已经多很多，但是要使医生主动告知患者并让其参与整个医疗过程，并积极地推动这一目标的实现，还有很长的路要走。

患者出院时也会出现类似的问题，如果你住过院，可能会很熟悉那份臭名昭著的出院医嘱。《患者，治愈你自己》一书的作者维奇是一名药剂师和伦理学家，他形容该类文书的语调是："最适合军队或监狱的语言。"[44] 他所言属实，因为医院里的医嘱丝毫不顾患者对医疗的自主权。大多数医院的政策规定，只有医生签了出院医嘱后，患者方可离开。经过了无数不眠之夜后，离开医院的日子终于到来（医院常常如同监狱般），家属一早来到医院准备出院手续。在静脉中留置的导管已取出，患者的行李也已收拾好。由于患者无法走着出医院，所以轮椅也已带到房间。接着就是漫长的等待，每次都要等上数小时，医生才能开好出院医嘱，即一份出院小结，包括用药指导等。这种让人非常无奈的"医院最后逗留日"弥漫着对患者的不敬，也是另一个让人难以容忍的家长式管理模式的例证。

当然，患者并不是因犯。在等待出院时，或在住院过程中的任何时候，甚至是在急诊室里，当事情的发展不合乎心意时，医院会提供给患者另一个有趣的选择方案：患者可签署违背医嘱单后离开医院，也就是患者签字承认违抗了医生和医疗团队的意见，并愿意承担所有责任。这种行为被认为是绝对的不服从，所以患者和家属很少会选择自行签字离开。关于医院的出院医嘱或是患者签字离开医院，维奇指出："据我所知，没有其他任何行业会就放行顾客而提出要求，也没有人会要求顾客签署一份申明违背专业建议的授权协议书。"[44]

最近我和一位家属的经历可以将这个问题解释得更为透彻。经过检测发现，我 92 岁的岳母患有低血压，实验室检查结果表明她有严重的低血钠症，于是医生要求她住院。碰巧事情发生时，我不在市内，但我略有质疑实验室检查是否可能有误，因为她没有出现过任何相关症状，并且她有较长一段时间的血压波动史，表现为常常血压偏高难以控制，但偶尔才出现低血压。不管怎样，她还是登记入院了，并再次检查她的血钠水平。她的血压确实偏低，但还没有达到需要住院（若她还未入院）或者需要采取高渗钠静脉滴注的积极疗法的临界水平。然而，她还是被静脉置管，接受提升血钠水平的治疗，这是住院的第一天。第二天，由于担心年老患者在医院病床久卧会有血栓的风险，医生给她下达了注射皮下肝素（一种血液稀释剂）的医嘱。当时我的妻子一边在医院照看她的母亲，一边跟我通电话，她告诉我护士正准备注射。"不行，不要让她们给母亲注射肝素。"我说。我立刻想到我的岳母一直服用艾乐妥，这是一种强效血液稀释剂，她患有慢性房颤心律失常，故需服用这种药以降低中风风险，而再次注射血液稀释剂可能会要了她的命。所幸，错误的操作得到了及时阻止。为避免后续医疗差错的再次发生，我建议妻子签名离开医院（当然这是违背医嘱的）。我的妻子和她的父母虽然都庆幸他们刚刚逃过一劫，但已然被医生和医务人员吓坏而不再敢采取违抗的行动。

事后，住院医生为这一错误向我们道歉（为某一错误而道歉是一件在医学上极为不平常的事），表示确实没有意识到新药艾乐妥是一种血液稀释剂。第 3 天岳母准备出院，医院让我的妻子早上 8 点去接她的母亲。但是，医生要求为患者再测一次血钠水平，她们等到 10 点都没有人来抽血。直到下午 2 点，医生才在出院医嘱上签好字，交代出院事宜。这一个小插曲，以及很多类似的情节，让我想起喜剧演员罗德尼·丹杰菲尔德（Rodney Dangerfield）的经典台词："我得不到尊重。"时至今日，患者依然没有得到他们应得的尊重。

漏洞百出的"医学指南"

家长式医疗延续至今还有最后一个重要缘由，那就是医生用来指导临床医疗行为的医学指南。医学上，专业指南尤为重要，因为指南规定了治疗标准，也就是用来判断医生在病例中是否存在治疗不当行为，而设的最普遍疗法。医学指南由专业组织机构颁布，并常附带有许多限制条件，以说明它们并不是专制的，并叮嘱医生应该将患者的情况考虑周全。然而在法庭上，这些条件往往不被重视，因此为避免诉讼风险，医生常常会不折不扣地遵从指南。[45]自相矛盾的是，指南又提出"当医生太过遵照规则时，患者可能会面临重大风险"。[46]

2013 年 11 月，由美国心脏协会和美国心脏病学会（分别简称 AHA 和 ACC）颁发的他汀类药物使用指南就是医疗指南存在问题的绝佳例证。[47-50]为使血液中的 LDL（坏）胆固醇达到具体指标，约于 10 年前就对他汀类药物的使用进行了规范指导。对已患有心脏疾病的人（即有过急性心肌梗死、支架植入、心脏搭桥手术或心绞痛等经历的人），LDL（坏）胆固醇的目标是低于 70mg/dl。对于没有心脏疾病，但有高血压、糖尿病等高风险疾病的患者，目标是低于 100mg/dl。后一类对他汀类药物的使用被称为"一级预防"，因为药物使用的首要目的是预防心脏病和冠状动脉堵塞的发生。

从 2004 年至 2012 年，他汀类药物使用指南使得约 4 000 万美国人服用他汀类药物——超过 45 岁的人群中有 1/4 的人服用。部分原因可归咎于他汀类药物生产厂家进行了大规模的电视、报纸以及杂志广告宣传，这些广告不断问消费者："你了解你的 LDL 吗？"全美的医生都采用整套"质量度量标准"来评估患者是否达到了 LDL 的目标水平。但 2013 年新版的指南把这些目标数值都移除，专家委员会指出从一开始这些目标数值就没有任何科学依据，也未经过严格的随机临床试验验证。取而代之，专家委员会建议了另一种风险计算方式，对患者的年龄、性别、种族、总胆固醇、HDL（好）胆固醇、吸烟史、糖尿病以及血压等数据进行综合测定。根据既定的计算方式，如果一个人 10 年内患心脏病的风险为 7.5% 以上，那么才会建议服用他汀类药物。

但该风险计算方式存在很多问题。

第一，如果你是超过 62 岁的男性或是超过 72 岁的女性（并且是欧洲血统），且不具有任何心脏疾病的风险因素，那么最好服用他汀类药物。是的，只是年龄一项就能让你有资格在余生每日服用他汀类药物。

第二，数据显示他汀类药物在一级预防中的获益是微小的：在一项样本试验中，服用阿托伐他汀（商品名：立普妥）的受试患者罹患心脏病或其他严重心脏问题的概率只降低了 2%。换句话说，98% 的患者获得了较好的 LDL 实验室检验结果，说明该药物对降低心脏病发病率和死亡率并没有什么帮助。

第三，除了常见的肌肉炎症（停止服用药物时该症状就会逐渐消失），其他使用他汀类药物的风险非常清晰明确。他汀类药物，尤其是强效药物，会诱发至少 1/200 的服用者罹患糖尿病。这就立刻使得他汀类药物对患者的总体益处减少了 25%。

第四，风险计算方式忽略了患者的家族史，而家族史可以说是最重要的风险因素，因为其反映了心脏疾病的遗传易感性，并且对于家庭成员中有过早心脏疾病（男性一般为早于 45 岁）的人来说，这项尤其值得注意。而推断出 7.5% 为风险临界值的三项临床试验则是高估了人们罹患心脏病和中风的风险，并且未经过延长试验来跟踪较大样本量的人群，也没有用长期服用他汀类药物后的疗效来评估 7.5% 临界值的合理性，而只是对临床试验数据进行了总结性的研究。这并不等同于找到了一个科学的临界值，真正科学的临界值应是在该临界值之上或之下某类药物的益处是明确肯定的。

第五，预测遵循新指南服用他汀类药物的美国人很可能会翻倍，即增至8 000万人。值得注意的是，实验室检查出血脂异常但无心脏病史的患者在全美的总体治疗费用已从 2000 年的 99 亿美元上升到了 2010 年的 380 亿美元。[51]在前十项医疗条件中，医疗费用的增长最快（为 14.4%），而其驱动因素并不是疾病发病率或是明确的症状，而是一项简单的实验室检查结果。最终，与我们讨论话题最密切的是，AHA/ACC 指南在公布前没有向公众征询任何意见。美国预防服务工作组通常在指南定稿前都会发布草案以征询公众意见，但与其不同的是，AHA/ACC 的他汀类药物使用指南在正式公布前一直都处于秘密制订状态。当问及指南制订委员会主席尼尔·斯通（Neil Stone）医生，为何公众没有机会对此发表意见时，他回应道："我回答不了这个问题。但回想起来，这个主意似乎还不错，可能下次我们就会这样做。"[52]

这就是"专家暴政"，是"基于地位"，而非"基于证据"的医疗模式。他们认为，他汀类药物已经是目前在处方中使用最频繁的一类药物，使用指南的公布无非是把服用他汀类药物的人数从 1/4 增加到了 1/2，既然如此，那为何还要向公众征求意见呢？但是，正是由于公众对他汀类药物耳熟能详并广泛使用，所以公众才应当积极参与该话题的探讨。就指南的主题而言，维奇写道："如果医生们不了解什么是最好的，那么他们就不应该出台指南或方案宣告如何做于患者最佳。"[53] 不幸的是，新版胆固醇指标指南的出现就如同摩西宣布《摩西十诫》（Ten Commandments）一般，只是它的题目为"我们应该使用他汀类药物"。作为回应，《纽约时报》的周日漫画家布雷恩·麦克法登（Brain McFadden）创作了一幅作品，标题写着："测试你的脉搏。如果还有心跳，你就应该服用他汀类药物。"[54]

指南不仅仅是另一种基于人口维度、用大众医学取代个体传统医学的医疗趋势；然而，从目前来看 AHA/ACC 案例反映出了医疗权威机构的独裁集权和无视一切。表 2-1 罗列了过去几十年来，遭到严重质疑或被推翻的 8 个常规检查项目和诊断指南，[48-50, 55-63] 其中包括盆腔检查的运用、年度体检、乳房 X 线摄影术、胎儿染色体非整倍体产前筛查方案、前列腺特异性抗原检查和宫颈刮片检查的运用、精神障碍诊断与统计，以及人体坏胆固醇的目标值。医学指南的未来将何去何从似乎难以确知，除非有谁能够提出明确的、基于事实论证的、得到公众的全面认同并愿意积极参与进去的医疗建议。同时，指南并不是医学实践的标准，而应将其看作帮助实现具体医疗目标的一个指导意见，从而为个人的精准医疗提供帮助。

表 2-1 已废止常规检查项目及诊断指南举例

常规检查和诊断指南	推荐时间	终止时间
宫颈刮片检查	20世纪40年代	2014年
前列腺特异性抗原检查	1987年	2013年
乳房X线摄影	1967年	2014年
非整倍体产前筛查标准	20世纪70年代	2014年
精神障碍诊断与统计手册	1952年	2013年
LDL（坏）胆固醇指标指南	1988年制定2004年修订	2013年
年度体检	20世纪20年代	2013年
盆腔检查	20世纪40年代	2014年

患者与医生的知识沟壑

从希波克拉底时代到美国医学会的《医学专业规范原则》，再到现代医疗指南的发布，医生们很大程度上控制了医疗信息流。卡茨称之为"医学垄断"，即历史上有人认为医生应当控制医疗行为的方方面面，而非仅控制患者的现象。[64] 三十多年前卡茨在书中将医疗描绘成是沉默的，[9] 而我更认为这是信息的一个巨大沟壑。从个体层面来说，医疗健康数据来源于患者接受的实验室检查或影像扫描，但是如果没有医生，患者很难获得这些数据。这可能是医生在尽力保护患者，因而避免向他们透露负面的、容易让人焦虑的信息。从以往经验来看，不告知癌症患者的真实病情（如我的外祖父母的经历）就是其中一种形式。关于知情同意书，医生清楚地知道所有并发症都可能会发生，并且熟知实施操作甚至手术过程中的记录和参与临床试验可能带来的风险。患者不应该受到这样的信息"保护"影响。但无论患者从同意书中获取了多少信息，他都不会了解到医生所知道的全部信息，那些是来自于医生的思考和经验。另外，无论我们在网络上怎样搜索，那都是基于大众的普遍信息，而非个体化的；同时，搜索到的信息质量也参差不齐。

　　尽管我们正逐渐改善信息不对称的状况，但认知的不对称却是难以逾越的。毫无疑问，医生和医务人员经过大量的训练已经掌握了大量的知识。普通内科医生至少得经历 4 年医学院学习和 3 年住院医生实习，专科医生还需要额外 2~5 年的准备。对于没有医学背景的个人而言，尽管在网络上可以不断搜索医学知识，但也难以达到医生的知识水平。虽然存在着客观的障碍，但普通人的决心和力量却不可低估，正如金·古德赛尔的经历。不管怎样，相信最终所有人都可以平等地获取医疗数据和信息。但只有结束家长式医疗，患者才能无障碍地进入医生的知识库。当医疗从家长式管理转向合作模式，从专制转向更民主的方式，信息全面可及的时代才能到来。新时代的到来所要求的不仅仅是医疗生态内部的变革，还需要新的技术从外部驱动，正如几百年前的印刷革命一样。

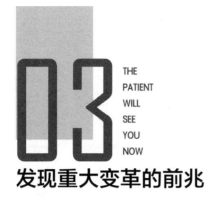

03

THE
PATIENT
WILL
SEE
YOU
NOW

发现重大变革的前兆

工业革命使整个世界的面貌和状态都改变了。

——弗朗西斯·培根
英国唯物主义哲学家

历史见证了信息传递、新媒介的发明为社会带来的翻天覆地的改变。

——N.圣·约翰[1]

当人类从食物采集者演变成信息采集者时，便发生了彻底的改变。

——马歇尔·麦克卢汉
20世纪原创媒介理论家[2]

2013 年年底，世界上最昂贵的书《海湾圣诗》以高达 1 420 万美元的价格卖出。[3,4] 这本书是英属北美最早印刷的 1 700 本中已知现存的 11 本书籍之一。购买者大卫·鲁宾斯坦（David Rubenstein）是一位美国的投资人、亿万富翁，他曾在 2007 年耗资 2 130 万美元购买写于 1215 年的《英国大宪章》手稿。列奥纳多·达·芬奇于 1508 年左右完成的共 72 页的《莱斯特手稿》，售价比那本最贵的印刷书更高，最终以 3 080 万美元的高价出售给了比尔·盖茨。[4]

这些手稿和印刷本为何如此昂贵呢？当然，独一无二的手稿的供给与需求严重不匹配，但是印刷书却是大批量生产的。这本印刷书之所以价值连城，是因为它的历史地位，即作为新发明的早期产物，它在历史上有着相当重大的影响。

在秘密酝酿长达 10 年后，约翰尼斯·古登堡于 1440 年来到了德国美因茨（Mainz），开启了活版印刷术的时代。他的发明有赖于三个要素：合金铸造的铅活字（只有像古登堡般的优秀工匠才知道如何铸造）；黏度合适的油基印墨能够粘在铅字上；改装过的螺旋压力机（在德国用于酿酒的一种工具）可以将金属版面压在纸张或羊皮上。这台印刷机印制的第一本书就是家喻户晓的《古登堡圣经》（*Gutenberg Bible*）。

在伊丽莎白·爱森斯坦花了 15 年完成的经典两卷本《作为变革动因的印刷机》中，对活版印刷术的影响力作了深度剖析。[5]她将这一革新简单概括为："一种复制手稿的新方法——渺小的人为之书，500 年前被创造出来并开始使用。在西方文明史上，这项发明为知识分子的生活状态带来了彻底改变……这些影响也将慢慢辐射到普通人生活的方方面面。"[6]这可以说是人类文明绝无仅有的一个转折点：我们可以把历史分为印刷术发明前的时代和印刷术发明后的时代。

印刷术前的时代是一种抄写文化，手抄稿相当昂贵：每 5 页价值 1 弗罗林，约为今天的 200 美元，平均一本书大约 20 000 美元。[7]而同样的书在印刷术后的时代的成本大约是 70 美元，约为印刷术前的时代的 1/300。3 个人花一生的时间可抄写 300 本手稿；但到了 1470 年，3 个人可以在 3 个月内印刷 700 本书。在印刷术后的时代，50 年内出现的书本数量超过了之前人类历史上所有书本之和。[8]到 1500 年为止，估计有 1 000 多台印刷机散布在欧洲各地，印制了数百万本书。

由于需要人工来抄写，印刷术前的时代抄本的差错率相当高，手抄本经常会被侵蚀、腐化而出现内容缺失的现象。相比之下，印刷术后的时代可印刷出持久、可靠、完美的复制稿，但如果原始稿中有任何一处错误，那么该错误也会被大批复制出来。最轰动的例子可能就是几个世纪后，1631 年版的基督教圣经印刷版中，[9]将第七诫"不可奸淫"错误地印刷为了"可奸淫"。

未来洞察 Future Insights ···

　　"听觉时代"与"视觉时代"的反差巨大。在听觉时代普通人只能靠聆听进行阅读，只有极其富有的贵族和祭司才可能接触到印刷术前的时代的手稿进行阅读，这类人群只占到欧洲人的 8%。到了视觉的印刷术后的时代，由于印刷本数量猛增，成本急剧下降，公众对书籍的可及性大大提高，很快许多人学会了读和写。

正如爱森斯坦断言，这是一场交流的革命、知识的爆炸，"改变了人类的教育和思想体系之间的关系"[1]。信息流向已经发生了彻底且不可逆转的改变。斯坦利·莫里森在《博学的出版机构》一书中描述道："美因茨的发明为人类思想和活动的方方面面带来了持续性的改革，改革的累积效果如此显著，简直难以形容。这些革新对推动宗教、政治和工业的发展带来了相当深远的影响，甚至连目前的历史学家、文献学家和学者们都难以评估和预测它的影响。"[10]

回顾整个印刷时代，我们可以看到社会结构的一系列演变（如图 3-1 所示），机印书推动了宗教改革、第一次工业革命、超过 10 次的宗教战争、文艺复兴等等，或许通过这些变革，我们可以看到活字印刷机的巨大影响力。也就是说，没有古登堡的发明，就不可能进入图示六次文明的历史新纪元。尽管爱森斯坦未提及第一次工业革命是印刷术的副产物，但很多人都这样认为。马歇尔·麦克卢汉在《古登堡星汉璀璨》一书中写道："铅活字印刷术的发明为知识应用带来了全新的审美方式，它提供了第一批统一复制的商品、第一条生产线以及第一次大规模生产。"[11] 最近，纳特·西尔弗在《信号与噪声》一书中断言，1775 年开始的工业革命是由印刷技术带动的，因其将原来以每年 0.1% 的增速缓慢发展的经济提高到了比人口增速还要快的水平。[12]

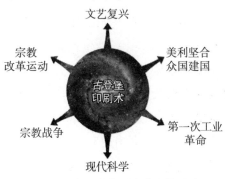

图 3-1　古登堡印刷术产生的影响

但我个人更倾向于以古登堡变革衍生出来的标志性特征来评估他的贡献，而不是简单地视其为历史上的一个重要先驱。我这么认为的原因是，始于

1440 年的通信革命在 575 年后再度上演。表 3-1 总结了古登堡印刷机与智能手机所产生的影响之比较，乍一看你很可能会为两者同时勾上表中的每一条特征。我们来看看为何两者会如此惊人地相似。

表 3-1　　　　　　　　印刷机与智能手机关键属性的比较

属性	古登堡印刷机	智能手机
知识爆炸	√	√
激励创新	√	√
提升个人自主意识	√	√
促使爆发革命和战争	√	√
社交网络的基础	√	√
减少人际交往	√	√
传播思想和创造力	√	√
鼓励自己动手	√	√
覆盖全球	√	√
成本大幅下降	√	√
存档	√	√
排遣无聊	√	√

毫无疑问，印刷术后的时代是知识和信息爆炸的时代，我们现在所处的时代也是如此。回到 15 世纪，正如纳特·西尔弗所总结的："信息量的增长速度远比我们理解信息的用处和辨别其可用性的能力提升快得多。"[13] 如今的 21 世纪，我们称之为"大数据"时代，在过去两年内所产生的数据量比人类历史上产生的总和还要多，同时从移动设备中产生并传输的数据比例也在日益增长。在《浅薄》一书中，尼古拉斯·卡尔引用了 1612 年一部戏剧的台词："这么多的书，如此的困惑！我们身处印刷的海洋，周围充满了泡沫。"[14] 当今，我们人类一天产生的数据量为 3 万亿个字节；预测在 2010~2020 年的 10 年间，我们的数据库预计会扩充 50 倍，从不到 1 000 个字节增长至超过 40 000 个字节。就好像书籍曾经是稀缺商品，但突然有一天，人们对书籍的易得性成了 15 世

纪末的一项伟大发明。智能手机的发明者，史蒂夫·乔布斯甚至可等同于耶稣、《约伯记》和上帝。[15]

发明创新加速了印刷术发明后时代的发展，所有的学习方式都发生了彻底的改革。人们的思想开始摆脱束缚被重新塑造。人们分享各自不同的想法并相互吸收，爱森斯坦称之为"组合化的智力活动"[16]，书籍的出现对于创新的推动力是呈几何级数增长的。尽管印刷术前的时代也有创新，但没有一种特定且便捷的方式来记录这些创新。在1469年至1474年这段印刷术后的时代，威尼斯的一部印刷机开始工作，诞生了有关专利权的第一部法律。古登堡印刷术使得"可以通过对发明、发现和创造的清晰界定，让每一次创新都得到明确的认可"[17]。当今，全世界范围内的移动设备应用程序开发员都在为我们服务。数以万计的年轻人都已经成为"码农"，在为几百万智能手机和平板电脑开发应用程序，而2007年以前这些都不存在！最初，书籍让思想在全球400万的人群中传播，而今天地球上70亿人中的绝大多数都在用手机不停地互相交流。

在印刷术后的时代，创新和思想交流的本质是对个体的教化，而如今的个体则忙于个人活动，而非成为聆听者。正如麦克卢汉所言："如同画架上的画，书籍的可携带性为个人主义的狂热增色不少。"[18]爱森斯坦认为个体在阅读过程中，有一种"对全新独立精神追求的觉醒，以及全新个人生活塑造的诉求"。[1]印刷品的永久性和广泛分布性激发出了个人的野心、荣誉感和成就感。在印刷术前的时代，没有个人历史的记录品，实现个人身份流传的空间很小，个人很少有机会能够向公众展示自己。

创新时刻 Innovation Time

个人身份不断强化

古登堡印刷术唤醒了个人，智能手机也是如此。"自拍"是2013年流行的一个新词，指用手机给自己拍照并上传到诸如 Facebook 或 Twitter 等社交网络的一种做法。除了用来作为储存信息、邮件、图片、视频等个人数据的资源库，智能手机也是进行自我表达的主要渠道和社交信息发布的主要途径。雪莉·特克尔在《群体性孤独》^①一书中，为这种基于技术而进行的个人身份认证作出解释："通过电话呼叫、邮件回复、信息回复、建立联系等，一个可实现快速回应的世界被成功建立起来，因而个人得到了塑造，同时个体受技术发展的影响而变得标准化了。"[19] 我们每个人都拥有属于自己的在线虚拟身份，身份信息通过智能手机在快速传播着，而这个身份可能与我们的真实生活有关，也可能无关。

建立社交网络

随着书籍的日益流行，社交于 15 世纪开始盛行。阅览室、咖啡馆和书店慢慢成了公共聚集场所。[20] 咖啡馆不仅仅被人们用来喝咖啡，也成了人们讨论新书、杂志、报纸的场所。到了 17 世纪，很多咖啡馆开始向主题式发展，比如专门用来探讨科学、文学或政治等话题。曾经在一家咖啡馆里发生的争论对艾萨克·牛顿的权威著作《自然哲学的数学原理》的完成有着重大贡献，该书为经典力学、运动定律和万有引力等理论奠定了坚实的基础。[21] 到了 18 世纪，杰出的经济学家亚当·斯密就是与一家咖啡馆里的常客们反复交流草案内容、收集意见，最终完成了《国富论》。印刷作品促使人们开展了有形的聚集和互动活动，除此之外，爱森斯坦还指出："同一张图片、地图和图表可以同时被不同的读者阅读，这本身就形成了一次信息革命。"[22]

类似的，过去几年我们已见证了一场完全出乎意料的社交媒体革命。13 亿 Facebook 注册者、500 万 Twitter 使用者，他们已经习惯了通过移动设备来发推文。在美国，有超过 80% 的人使用智能手机或平板电脑登录这些社交媒

---

① 想了解"在互联网时代，为什么我们对科技期待更多，对彼此却不能亲密？"的有关知识，推荐阅读雪莉·特克尔（Sherry Turkle）的《群体性孤独》（*Alone Together*），此书已由湛庐文化策划，浙江人民出版社出版。——编者注

体。[23] 在互联网上，每分钟就有超过 200 万个 Facebook 网友"点赞"、累计时长超过 70 个小时的 YouTube 视频上传、30 万篇推文 20 万张 Instagram 应用程序上的图片及 10 万张"阅后即焚"（Snapchat）照片在分享，还有时时刻刻在领英（LinkedIn）、Pinterest、汤博乐（tumblr）、flickr 等无数社交网络上的互动。[3] 尽管目前并非所有的连接都在通过智能手机或平板电脑来实现，但相信很快就会完全如此。

然而，实现人与人的连接也会引发战争和革命。印刷术给西方带来了超过 10 次宗教战争。书籍和印刷材料的出现推动了人类历史上最血腥的时代：人们开始相信他们能够预测自己的命运，并为自己的命运作出抉择，数百万人死于欧洲战场。[24]

智能手机的这种能够激发动乱、加速革命的影响力与印刷术产生的影响力极度相似，因为智能手机使得与一大群人分享想法、情感、演讲、照片和视频变得更加方便和即时。在书籍的推动下，个体变得更易于影响民众。具有丰富图形化能力的多媒体在迅速发展壮大，2013 年《经济学人》的其中一期就刊登了一张将智能手机描绘成抗议图标的图片。[25] 当然，如果没有作为传播载体的移动设备和社交网络，这种不断扩张的抗议和反叛的力量也就不复存在。[26] 除了中东以外，智能手机在连续不断地在向全世界传播着革命信息，如乌克兰、保加利亚等地的。

书籍和智能手机将人与人连接起来，让他们共同表达反对意见、进行网络社交，于是线下的人际交往明显减少了。古登堡的印刷术让人们开始独自阅读印刷作品，致使"无声的浏览取代了说话，虚拟的远程互动越来越多地取代了面对面交流"[27]。身处移动设备的世界，特克尔指出"我们对技术期待太多，对他人期待太少"，并且"技术为我们提供可以替代面对面交流的方案时，我们'被改变'了……当我们用即时信息、邮件、短信和推文交流时，技术重新定义了亲密和独处之间的界限……被技术捆绑的人们在这个'不插电'的世界里，感到无法表达和满足自我时，便开始摇摆不定"。[19] 如今，大多数美国人相比打电话更喜欢发短信，青少年更是对其青睐有加，其中的原因就是短信让人们"保持一定的感情距离"。书籍和智能手机给人际交往带来的改变具有非凡的社会影响力，然而并非所有的影响都是正面的。

鼓励创新

现代科学的诞生可能是证明印刷术后的时代人们鼓励传播思想、激励创新的最佳论据。一项科学实验的结论和实验过程只有被发表、评论和认可后，人们才会真正接受进步的事物。建立和验证科学事实的漫长过程只能通过印刷材料的方式来呈现。书籍不仅仅印有文字和数字，它的图表内容也在不断丰富，在18世纪，书籍中已有了饼图、柱状图和线状图。图像与文字不同，对于"设法用纯文字进行描述的作家来说，他们必须对于感官体验有着高度的认知和细致的观察，才能用文字表达出对味觉、触觉、嗅觉和听觉的感受，将其一一传达给读者"，而全新的图像表达根本不需要这一过程。[5]

制图学在解剖学领域的快速发展堪称典范。在《科学复兴》一书中，玛丽·博厄斯·霍尔写道："16世纪以前，解剖学的发展速度之慢就好比1500年后其惊人的进展一样让人难以理解。"[28] 爱森斯坦对此作了进一步说明："解剖学作为一门科学学科（这也适用于所有其他具有观察性和描述性的学科），若不能用图形记录来保存实验观察结果，就无法确保图形在三维空间里的完整性和精确性，如此一来解剖学是不可能得到发展的。"[29]

印刷术的发明，使得一些最伟大的科学家们能够发表作品，并在有生之年凭借其见解和观点获得社会的认可。伽利略就是处于榜首位置的科学家，他于1610年3月发表了《星际信使》，这是一本只有60页的小册子。[30] 在书中，他反驳了托勒密的"地心说"理论，并用望远镜观察月亮，根据看到的环形山和山脉绘制出了月球的草图，从而指出了亚里士多德的错误。一篇由尼古拉斯·施米德尔撰写发表于《纽约客》上的文章称其为"一本相当罕见的书"，并引述了一位历史学家的评论："该书包含的改变世界的发现之多乃前无古人后无来者。"[30] 一位美国书商里克·沃森将伽利略的铜版印刷月球画，描述为"科学发展史上的独立宣言"。[30] 欧文·金格里奇是一位退休的哈佛大学解剖学教授，他将伽利略描绘木星的卫星的手稿称为"科学史上最激动人心的一张手稿"。[30] 伽利略的成就甚至可与《古登堡圣经》相提并论，这是多么伟大啊！[30] 尽管这个具有重要历史意义的例子来自科学，但是创造力的产生和思想的交融并不局限于科学事业，而是渗透在我们生活的各行各业中。

创新时刻 Innovation Time

手机 App 引领医疗创新

不难理解，移动设备也成了创造力的引擎。如今已有数百万专门为智能手机和平板电脑设计的应用程序，大大增强了移动设备的功能性。譬如，与天文学相关的就有诸如"星图"之类将现实放大的应用程序，目前市场上已有超过 1 000 万人下载了该应用程序。只要你简单地把移动设备对准天空，应用程序就能明确告知你正在观察的星座，应用程序里已收入了约 120 000 颗星星的信息。之后，我们会全面地探讨医学传感器、体液分析用的芯片实验室、高性能显微镜和体格检查设备等的实用性转化。所有的这些创新都是由一台强大的可携带微处理机作为基站，并通过无线信号连接硬件和互联网来实现的。苹果的 iOS 系统和谷歌的安卓系统作为两大移动运营平台，为了将"共享理念"推向空前的高度，向应用程序设计者开放了系统，当然其范围并不仅仅局限于科学和医学领域。事实上，智能手机应用程序的开发给各个产业领域都带来了深远的影响，包括金融、能源、零售和运输产业等。

关于共享理念，图 3-2 的数值显示，在统计时间范围内，欧洲出版的书籍数量大约增长了 6 倍，另一图表中全球智能手机的销售量也在增加。自古登堡发明印刷术以来，用了 400 年的时间才实现这个增长倍数，但智能手机只用了

8年，并且智能手机的增长单位已经上升了二阶数。这相当于书籍数量大约50倍的增速，1 000多倍的增长量，而相比之下，全球人口仅有20倍的增长量。所以，从算术角度来看共享理念的概率会大大增加，甚至可以增加到100万倍。另外，书籍也不会消失，它们正躺在我们的移动设备中！

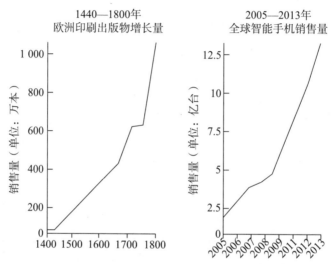

图 3-2　印刷出版物和智能手机的可统计市场摄取量对比图

注：X 轴表示的时间间隔不同。

培养自主

当我们开始通过印刷品和电子设备共享理念时，便拥有了大量可以独立做事的机会。以牛顿为例，他是历史上最有影响力的科学家之一，然而让人惊讶的是，他学习数学完全是通过买书或借书自学完成的。牛顿完全是自学成才，正如伯纳德·科恩在《艾萨克·牛顿数学文集》中所写："他从一个曾经以为数学只是简单的算术，因缺乏几何学知识无法阅读星象学论文的人，最终成了高等数学的创始者。"[31] 正如爱森斯坦认定的那样，书籍对改变传统师徒关系的影响力显而易见，人们逐渐能够"较少依赖外界帮助，主要利用书籍而自我学习"，同时"切断了学徒必须接受指定师傅指导的从属关系"。[32] 自己 DIY 的形式有多种，从自学成为音乐家、医学中的自我诊疗，到像马克·吐温、本杰明·富兰克林这样自学成才的印刷工人数不胜数。

智能手机已经可以支持一大批有意思的 DIY 应用程序。如今约有 80% 的网络搜索发生在移动设备端。无论人们身在何处都可通过网络搜索的方式来获得带有视频、照片和音频等的指导教程，为实现自学成才奠定了基石。无论你是在翻修房屋、学习乐器、创作油画、酿酒，还是修理管道，都有相应的应用程序能帮助你。

再来看看它们是如何风靡全球的。毫无疑问，古登堡的印刷机已经完成了这一使命，宗教在最初阶段发挥了很大的作用。"福音派信徒为了广泛传播福音文学，在全世界范围内设立了出版社"[33]。随着"读写教育是个良性循环的过程"的观念不断被巩固，社会对书籍的需求会越来越大，于是这项始于欧洲的发明迅速扩散到了世界各地。[34]

智能手机只要有移动信号就可以运作，而且目前移动信号已经可以很好地覆盖全世界 95% 的人口。全球有超过 70 亿台手机在运作，这个数字比全世界所有的厕所或牙刷的数量还要多很多，手机已成为人类历史上被最普遍使用的设备。[35] 从"笨的"手机到"智能"手机的演变如此迅猛，人们通过 Skype 和 Facetime 等网络电话软件进行的视频连接量也同样在飞速增长。多媒体技术可以不受空间的限制，让随时随地进行交流成为可能。未料到的是，智能手机和平板电脑还正帮助一群偏远地区的孩子们进行识字学习。[36]

覆盖面巨大的社交网络将来自全球 196 个国家的参与者们连接起来。任何移动设备的应用程序若在保加利亚可以很好地使用，那么同样也可以在班加罗尔、隆康科马、里约热内卢等任何地方运行。移动通信对全球医疗领域具有深远的借鉴意义，有待我们深入挖掘。但确定的是，让全世界的人们平等地进行通信交流和掌握信息技术是无线移动设备非同凡响的副产物。

信息传播才是根本目的

古登堡印刷术的重要副产物是降低成本、提升存储资料的能力。正如爱森斯坦所言："在所有印刷术因复制能力而具备的全新属性中，保存是最重要的特征。"[37] 这里我们不单单强调的是最直接的印刷材料，更是通过口口相传来强化的信息传播。随着接受过教育的人数迅速增长，数据变得越来越公开而不像以前那样都是秘密，这对科学的进步尤其重要。印刷术对人类最为深远的影响就在于扩大了文化的影响力，而在印刷术前的时代，这些信息是相当稀少的。法国学者纪尧姆·菲谢（Guillaume Fichet）（他创建了法国第一家出版社）给文艺复兴时期法国的哲学家罗伯特·高更的一本赠书里附带的便笺，反映出了在 15 世纪晚期上述情况的真实证明："酒神巴克斯和农业女神克瑞斯因教授人类酿酒和烤面包而具有神性，但是古登堡的发明体现了更深层更神性的旨意，借助于印刷机，人们的思想和言论都能被记录、翻译并传承给全人类的子孙后代。"[38]

今天智能手机正把远远出乎我们意料的更多数据和信息进行存档：短信、邮件、网页、照片、视频、博文，以及活动的地点和时间备忘等。这些汇总的信息不仅包括储存在手机里的，还包括储存于云端的、可随时在移动设备端调取的内容。所以当人类利用印刷机开始对文化和一些杰出人物的资料进行归档保存时，移动设备就在个人层面上把归档的作用发挥到了极致，与印刷出版物一样具有根基性的意义。

当然，这两种交流工具也都可以用来打发时间。尽管在 1852 年英语中才出现"无聊"一词，但是并不难想象在文明萌发阶段，人们会普遍存在这种情绪状态。据说约在公元前 300 年，古希腊将军皮洛士（Pyrrhus）退休时感到无聊至极，也无法获取书籍来排遣。而在智能手机时代，如果你想知道如何用智能手机消磨时间，你只需要看看正在购物的夫妇，坐在椅子上的丈夫不是在打字就是在玩弄手机；或者飞行途中在机舱走道上来回看看正在智能手机或平板电脑上玩游戏的人们就知道了。

我们把关于"无聊"的话题放到最后讨论，是希望这些多少有点冗长的类比不会让人感觉太无聊。对很多人来说，把智能手机和印刷机进行大量比较会有点牵强。我们再回过头来看看表 3-1，你可能会认为，比起古登堡的发明，智能手机对历史的影响微不足道。宗教改革或文艺复兴不会重新再来一次，未来它们也无法被复制。但如果说智能手机已成为人们用来反抗某些不公正的关键因素，并推动了第三次工业革命，也并不为过。杰里米·里夫金（Jeremy Rifkin）是智能手机研究的权威，他创作了一本书，其中写道："通信技术是对经济有机体进行监督、协调和管理的神经系统；能源是在政治体内循环的血液，提供养分来将自然的馈赠转化为货物及劳务，以保持经济活力和不断增长。基础设施好比生命系统，在越来越复杂的经济和社会关系中将更多的人连接在一起。"[39]

我们必须将"incunabula"（意为古籍或摇篮期）的概念铭记于心，它有两层含义：一是指 1501 年以前的书籍，另一个则指事物发展的初期阶段。就像我们看到的，印刷术带来的很多影响是经历了相当长的滞后期才开始显现出来的。爱森斯坦提醒我们："在古登堡之后，我们必须等候整整一个世纪，才能看到新世纪的轮廓浮现出来。"[40] 智能手机的最早形态诞生于 2005 年；真正的范例是第一部 iPhone，发布于 2007 年。现在我们进入到这个崭新和自由的世界甚至还不到 10 年时间，我们对于智能手机的影响力评估，尚处于胚胎阶段。

里夫金对数字化基础设施的观点不应被忽略。智能手机的优异功能显而易见，由终端设备及用户的参与构成，但如果没有宽带互联网和无处不在的无线连接，智能手机的神奇效果就无从释放，它的价值就不过相当于一部经过包装美化的音乐播放器。因此，对于这些小型移动设备，一种更实用的理解方式是：他们其实是基础设施进一步发展的标志。

论述了古登堡印刷机和智能手机之间的主要相似性后，现在我要缩小范围来表述中心论点。尽管人们对智能手机是否会成为"变革前兆"的主体争论不休，但我相信，它们一定会为未来医疗带来难以估量的变革推动力。本书在之后还会用更多的篇幅来支持这一观点。当某一天我们回顾过去，智能手机的发明者很可能会被视为医疗健康领域的古登堡。

没有我的参与，就不会有决策

这是一个大胆的设想，我将把第 2 章家长式医疗作风的相关内容与本节的内容更具体地联系起来。我有意按照时间顺序来梳理，"医生最了解"的时代大约开始于公元前 400 年，是印刷术面世以前的 2000 多年。在印刷术前的时代，大祭司是唯一能够接触到书籍和阅读的人。只有这些祭司、贵族和极为富有的人才接受过教育，他们是知识和权力的独享者。马丁·路德（Martin Luther）于 1517 年写下《九十五条论纲》（ *95 Theses* ），严重挑战了当时教会的权威。[41] 很明显，他所描述的并非医学，而是一些与当时讨论话题相关的内容：（1）没有神权可以如此布道：钱币一落在金库底部叮当作响，灵魂就飞出炼狱。（2）为何存在赎罪的教会法规？事实上，若不加以实践，这些法规本身就已经过时和死亡很久了。（3）认为教皇的赎罪能力足够强大而可以赦免那些众人不能容忍的事，甚至是侵犯圣母，这是非常愚蠢的想法。

我们已经看到医生和上帝之间的联系——最初墨丘利的节杖标志中体现了医疗的神圣本质："患者必须尊敬医生，因为上帝赋予医生权威。"而古希腊时期，神灵选定埃斯科拉庇俄斯成为医生的说法，早在 1847 年美国医学会的《医学专业规范原则》中已有强烈的暗示。[43]

因此，医生的权力可以与宗教领袖和贵族的权力相提并论。这种优势源于医生对专业知识、医疗信息以及对患者的权威控制。《九十五条论纲》发行量多达 30 万本，许多人对教会的最高权威表示抗议。[44] 在智能手机之前我们从未看到类似的对医疗专业的挑战，也没有任何平台可以实现这一目标。直到现在，我们具备条件了。

"自下而上"的医疗变革

就像古登堡印刷术对文化传播的影响作用一样，相似的，我们也将看到一场由移动设备带来的医学革命，医疗信息流向将要发生本质性的改变。曾经一贯的医生先掌握数据再慢慢让患者看到的模式会被取代，这种根深蒂固的传统做法将被完全颠覆。作为信息传输的渠道，智能手机将把所有对应于个体的数据直接传递给个人（或是孩子的父母），这些数据要从个人的健康档案、生物传感器、实验室检查、影像扫描、基因组学和外界环境中获取。智能手机已经可以连接到云端，并且会越来越多地连接到超级计算机的资源库中。在很多情况下，智能手机已远不止是被动的传输管道。比如，手机已经能够进行实验室检查、医学扫描，以及过去都是由医生进行的一部分体格检查；它还可以处理健康数据并以图表的形式显示，还可用来作健康状况的预测性分析。

在这场电子通信革命中，智能手机已不再仅仅与个人挂钩。我们已经看到人们利用智能手机自带的传感器收集数据，如量化的睡眠指标、血糖值和血压值等，开启了一场个体之间的健康管理竞争。随着未来社交网络的连接更加频繁、生理指标的测量更加全面，这场竞争将愈演愈烈。

从更高层次来讲，移动设备实现了数据的全面分享，将单个个体的信息集合起来形成了大范围的信息资源库，为大规模开放在线医疗软件提供了全新的机会。从概念上讲，我们探讨的是"自下而上"的医疗，只有拥有移动设备和得到数字传输设施支持，才可能实现这种医疗模式。

智能手机传播的信息不仅仅局限于医疗数据。它是一种有效的手段，可以把那些对当前的医疗服务现状丧失信心的人们快速聚集起来，并激发他们的需求。例如这样的一些情况：患者平均需要等候 62 分钟，才换来 7 分钟的复诊时间，并且与医生没有任何目光交流；在医院里经历了严重医疗差错，诸如患者发生了危险的医院获得性感染、接受了具有严重副作用的错误用药等；医院出具了一张荒唐的收费单；患者需要自费买单的项目越来越多，包括处方药、诊疗费、医疗保险和与医疗资源相关的其他消费。因此，就像我们已见到的，人们通过智能手机来表达情绪、观点，传输图片和视频来进行抗议。当今的医疗服务日益让人感到失望和厌烦，一场由下至上的医疗改革迫在眉睫。智能手机和社交网络将推动未来医疗向更好的方向发展。

再回头看看表3-1，请特别注意智能手机在医疗领域的作用，可以发现在全世界范围内，程序开发员已经开发了成千上万的医疗应用程序。令我们惊讶的并不是数量，而是人类巨大的创造力。若干年以前有谁能够预料到今天我们可以利用智能手机，将呼吸频率数字化来检测癌症、对着麦克风呼气就能测量关键的肺功能参数、仅需一滴液体就可以借助微流体技术来进行很多常规的实验室检查、可以将手机当作高性能的显微镜或多种体格检查的设备，如检眼镜或耳镜？这样的智能设备让患者和医生都可随意使用。

正如我们所见，在医疗领域正在创造无数个前所未有的 DIY 智能手机应用程序。既然只需要移动信号，这些设备就可以随时随地运作，那么未来的便携式医疗技术，比如利用照相机和文本信息来筛查皮肤癌，将会使在全世界范围内实现人们平等的可能性加大，这多么令人激动。

未来洞察 Future Insights ···

意想不到的是，智能手机在医疗领域取得的很多进步都发生在发展中国家，这些进步不仅起步于较低层次的技术水平，同时也没有扭曲的医疗报销激励机制的阻碍。移动医疗可以降低医疗费用支出的结论已经得到验证，此书的后续章节会进行深入论述。然而，当远程监测和在线就诊对医院和诊所发起挑战时，医疗支出的成本结构必然会出现较大的改变，当然其实现的阻力也不小。

··

因此，新型医疗革命的基础条件已经完备，我相信这场革命势不可挡，但具体实现的时间节点尚不确定。医疗的改革就如同改变宗教仪式一样极其困难。回到八九世纪的欧洲，神父需要面向教堂东端，面向传教台后面的墙壁，背对信友，用拉丁语祷告，而很少人理解为何要这样做。[45] 这个特定的方向被称为"面朝东方"，[46] 这可能暗指忏悔者马克西穆斯（maximus）迷失的方向。尽管现在欧洲的一些教堂里仍保留着这样的仪式，但 20 世纪 60 年代后，大部分教堂都已经抛弃这种仪式。用了一千年的时间变革了宗教仪式，神父开始面向信众，使用本地语来诵读经文。而医生们一直不擅长使用非医疗术语，所以有的至今还在使用拉丁文书写处方，医生使用电子病历的压力越来越大。他们也不善于与患者交流，一条革新之路正呼之欲出。

创新时刻 Innovation Time

传感器指导小说创作

一项非常有趣的实验能让我们对这条新路径稍加认识，该实验也将本节的主题，即将书籍和数字设备联系在一起。知名的小说家阿尔农·格伦伯格（Arnon Grunberg）曾尝试理解他的读者在阅读他的新书时会经历怎样的情绪变化，这些情绪与他写作时的情绪对比又是怎样的。[47] 于是，他在创作时穿戴了一系列各种各样的传感

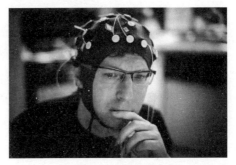

阿尔农·格伦伯格

资料来源：E.Roscow, "The Quantified Writer: Monitoring the Physiology of the Creative Process. Neurogadget, December 10, 2013, http://neurogadget.com/tag/arnon-grunberg.

器，包括含有 28 个电极的帽子以及追踪脑电波，测量心率和皮肤电反应的传感器（情绪激发和情感压力的度量标准）等，并利用前置摄像头来监测

自己的面部表情。当他的书出版时，有 55 位读者在用电子阅读器阅读时穿戴了同一套传感器，并使用同一种摄像头进行了监测，以便对作者创作时的情绪和读者阅读作品时的情绪数据进行比较——以数字化的方式启动整个创作过程。今天，很容易就可以判断一书中的哪些语句被读者在电子阅读器中做了标注（比如浏览该书的亚马逊 kindle 网站）。通过这样的方式作者可以了解到哪些内容获得了读者的共鸣，该实验从较广的视角探索了这个问题。

实验的一位设计者，荷兰神经学家伊斯布兰特·伍尔芙（Ysbrand Van der Werf）提出疑问："阅读格伦伯格作品的读者能够理解或者感受到格伦伯格在创作时的情感吗？还是阅读本身就是一种和写作完全不同的过程？"[47] 格伦柏格是这次科学神经美学的审查负责人，以反虔诚作品而闻名，他说："我认为这次实验需要证明文学不总是对你有好处的。有时候，如果你把文学作为一件非常严肃的事，是很危险的。"[47] 再进一步，麻省理工学院的研究人员已开发出了一种"可穿戴书"，该书装有传感器，可以让读者在阅读小说时获得虚拟的体验和情感。[48]

在这里，我们所讨论的完全超出了这两次变革的本身——从文学阅读的真正起源到无线移动设备的数字化技术。我们已经回顾了前者巨大的影响力，现在要开始探索后者的潜力。格伦伯格对这项阅读实验的看法提醒我们，旧技术和新技术可能都是危险的。然而，我相信我们能以一种全新的积极健康的方式来塑造未来医疗。

未来洞察 Future Insights ···

如同古登堡让阅读大众化，智能手机也可以让医疗大众化。当每个人都可以无拘无束地直接获取自己所有的健康数据和信息时，**当每个人都秉持着"没有我的参与就不会有决策"这一准则时**，医疗的大众化定将实现。

···

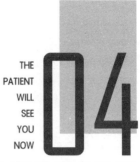

THE
PATIENT
WILL
SEE
YOU
NOW

04

安吉丽娜·朱莉的医疗选择

今天已经可以通过血液检测就知道你是否属于乳腺癌或卵巢癌的易感人群，然后便可采取行动……生活充满无数的挑战，唯有那些我们能够承受和掌控的挑战，才不会让我们心生恐惧。

——安吉丽娜·朱莉[1]
美国知名演员，社会活动家

如果人们让政府来决定他们吃什么食物、用什么药物，他们的身体状况很快就会和活在暴政下的人们的精神状态一样糟糕。

——托马斯·杰斐逊
美国第三任总统

过去，患者只能从医生的口中了解到自己的健康状况。现在，各种移动健康设备、应用程序、医疗服务（如23andMe）等，改变了这种状态。

——《经济学人》[2]

安吉丽娜·朱莉一直以来都是大屏幕前的主角，从智慧勇敢的考古学家劳拉到在狱中受尽折磨的特工邵特，再到《史密斯夫妇》中的杀手，她被称为"完美体格的化身，一位有着文身的勇猛战士和真正充满野性的诱惑者"[3]。在她左前臂上的一个文身图案源于田纳西·威廉斯（Tennessee Williams）作品中的一句话："一位内心向往自由的祈祷者，却被关在笼子里。"她的另一个文身是日本死神的标志。回想起童年，她说："当别的小女孩想要成为芭蕾舞演员时，我有点想成为吸血鬼。"[4]虽然她的艺名"朱莉"在法语中是"漂亮"的意思，但她已远远超越"漂亮"这个词语，成为无与伦比的美丽与性感偶像的代名词。有数不胜数的杂志和网络投票称她是世界上最美丽和最性感的女人。这些背景很好地解释了安吉丽娜为何是世界上最有名的人之一。

尽管很多人知道她表演了很多电影绝技、爱好收藏刀具、对死亡科学有浓厚兴趣（她儿时曾梦想成为殡葬礼仪师）、收养爬行动物和蛇作为宠物，但很少人会记得她曾因在房子里"蹦极跳"导致火灾烧伤过自己。而她满不在乎地说道："我觉得伤疤很性感，因为它代表着你犯的错误让你一团糟。"当然，我们也可以认为她很坚韧。

同时，她的内在和外在都保持着一种美艳照人的姿态。作为全球慈善家，以及难民们的十字军战士，十年来她所付出的努力得到了社会广泛的认可。在

2003 年，她以联合国亲善大使的身份，荣获了第一枚世界公民奖章。

2013 年 5 月，当她在《纽约时报》上发表专栏文章《我的医疗选择》(*My Medical Choice*) 时，全世界一片哗然。除非你住在山洞里，否则你不可能没听说过她的决定：首先是对她的乳腺癌易感基因（BRCA 1/2）进行测序，接着进行了双侧乳腺切除术，随后将自身经历向公众曝光。这个具有全球影响的过程被称为"安吉丽娜效应"。[5-16] 在我看来，真正的"效应"，并不在于媒体传播了这个关于明星进行基因检测的故事，而在于它是个轰动世人、具有里程碑意义的自主医疗决策故事。

创新时刻 Innovation Time

安吉丽娜的第一个选择：基因测序

安吉丽娜为何要对她的乳腺癌易感基因进行测序呢？因为她的混合血统结合了来自父亲（演员乔恩·沃伊特）(John Voigt) 的斯洛伐克和德国血统，以及母亲的法裔加拿大、丹麦、德国、捷克和遥远的休伦血统。她与她的母亲玛奇琳·伯特兰德相当亲密，并在文章中亲切地称之为"妈妈的妈妈"。她的母亲在 48 岁时被诊断出患有卵巢癌，于 2007 年逝世，这时离确诊只过了 7 年半。从她的姓氏中可以猜测到她的母亲应该是法裔加拿大血统，和德系犹太血统一样，这个人群的 BRCA1 基因突变概率比普通人群要高很多。根据安吉丽娜的主治医生克里斯蒂·芬克介绍，玛奇琳也曾患乳腺癌，并且玛奇琳的母亲曾经是卵巢癌患者。[17,18] 连续三代的家族病史无疑符合进行乳腺癌易感基因（BRCA）测序的条件。

普通人群病原性 BRCA 基因突变的风险为 0.25%，德系犹太人的风险为 2.5%，罹患卵巢癌的德系犹太女性的风险是 10%~15%，她们是年轻女性中风险最高的人群。值得注意的是，法裔加拿大人群的 BRCA1 和 BRCA2 基因突变率也比普通人群要高，其原因则是所谓的"建立者效应"，同样爱尔兰人和丹麦人也是如此。德系犹太人、法裔加拿大人、冰岛人、丹麦人等这些人群具有共同的生命特征：由于居住在岛上，或是相近血统人的联姻，这些群体在历史上都属于封闭的、受限制的群体，因此建立者的突变基因也就代代相传而延续下来。

考虑到有两代人都患乳腺癌和卵巢癌的家族史，以及由于她母亲的家族身份所带来的增量风险，朱莉想要了解她的身体情况，于是就通过抽取血液样本来对她的 BRCA 基因进行分析。[①]

分析结果显示，安吉丽娜带有 BRCA1 基因突变，患乳腺癌的概率为87%，患卵巢癌的概率为 50%。另外，还有一个家族遗传的插曲值得留意，在安吉丽娜的专栏文章发表后的几周里，她母亲的妹妹，戴比·马丁也由于罹患乳腺癌去世了，年仅 61 岁。[19] 戴比在 2004 年即她 52 岁时被诊断出患有乳腺癌，但她也是才知道自己和安吉丽娜一样都携带有突变的 BRCA1 基因。[②]

从基因突变到切除术

《我的医疗选择》的第二部分是关于安吉丽娜作出双侧乳腺切除术和乳房分期再造手术决定的内容。在美国大约只有 35% 带有致癌性 BRCA 基因突变的女性会选择切除乳房；大多数人选择了通过定期的乳房 X 线摄影术、超声检查和磁共振成像来对这一身体部位进行密切监测；还有一部分人会采用药物预防，服用他莫昔芬可将致癌风险降低 40%~50%；或者就是保持观望状态，直到确诊后再进行微创手术，如单边乳房切除术或结合放疗进行乳房肿瘤切除术。安吉丽娜选择了最为激进的预防策略，她选择克里斯蒂·芬克作为她的主治医生，在比弗利山庄的"粉红莲"乳房治疗中心进行手术。[17, 18, 20] 在一次采访中，她的医生不禁感叹道："朱莉能激发人们对她无限的倾慕之情，她注

---

① 她成为每年进行该检测的约 250 000 名女性中的一员。在那时，美国只有麦利亚德基因公司一家可以对 BRCA 基因进行测序，价格约为 3 000 至 4 500 美元之间。若满足保险产品的覆盖标准，该费用可由医疗保险公司支付。2014 年，随着美国《平价医疗法案》的推行，保险公司目前被强制要求为满足风险评估条件的女性报销全部 BRCA 基因测序的费用。

② 从家族史的角度考虑，朱莉的三个亲生孩子进行 BRCA 基因筛查相当重要。待她的孩子未来想要孩子时，可以筛查受精卵或胚胎后进行体外受精，使 BRCA 基因变异不再遗传。

重自我形象，具有惊世骇俗的美丽，可以说是世界上最美丽的女人。而她选择摘除作为女性性感象征的一部分，不得不让你对她为何作出这个选择产生疑虑。"[17, 18, 20]

当然，她已被告知[21, 22]乳房再造手术是一项需要多次动刀、时长超过 9 个月的大手术，好在最后安吉丽娜完成该手术只用了 9 周的时间。手术可能会伴随出血、留疤、背部和肩部长期疼痛以及感染等风险。据报道，35% 的乳房再造手术都发生过感染。一些女性在手术过程中已历经千辛万苦，但最终可能还是要面临再次手术，移除乳房植入物。总体来说，这个手术可能发生的并发症有头颈和上肢失能，特征是胸部、肩部和上肢活动受限、力量减少、感觉迟钝，并超过半数进行乳房再造术的乳腺癌患者都会发生这些状况。

从安吉丽娜的专栏文章中，我们了解到她还进行了乳头保留手术，25% 的此类疾病患者都会遇到乳晕或周围皮肤，甚至是乳头坏死的情况。即便没有这些并发症，也可能出现乳头丧失敏感甚至麻木的典型症状。手术可选择的方案还有置放植入物，但可能会发生渗漏破裂，而最终不得不将其移出；再或者就是植入来自于身体其他部分的自体组织。2012 年，美国有 91 655 名女性进行了乳房再造术，多数选择置放植入物，只有约 19 000 名女性选择自体组织移植，安吉丽娜选择了置放植入物。[21]

对于单侧乳房切除手术，医学普遍建议在 40 岁以后进行，这样可以推迟到哺乳期后。[23] 安吉丽娜 38 岁，已有 6 个小孩，其中 3 个是领养的（分别来自柬埔寨、埃塞俄比亚和越南），3 个是亲生的，包括一对双胞胎。

创新时刻 Innovation Time

安吉丽娜的第二个选择：手术

安吉丽娜描述了手术操作的三个步骤。正如她在文章中所承诺的那样，实施细节已经通过芬克医生的博客发帖公布。[18] 第一阶段是"乳头保留"手术，这带给她一些疼痛和瘀青。两周后，她进行了乳腺组织切除术，采用临时性的填充物进行置换。手术历时 8 个小时。她描述，手术时就像是科幻电影中的场景，她对此有些了解。术后第三天，芬克医生巡诊，注意到安吉丽娜的胸部插着 6 条引流管（在手术过程中插入的），一边各三条，固定在腰部的松紧带上。9 周后，即 2013 年 4 月 27 日，安吉丽娜接受了植入物填充的乳房再造手术。仅仅数周后，她写道，对她的孩子们来说，一切都没变，只会看见一些疤痕，"还是原来的妈妈"，并且"结果相当完美"。[1]

　　尽管这三个手术非常顺利，但是她患乳腺癌的概率还有 5%，患卵巢癌的概率还有 50%。[24] 往下看，她最终还需要进行卵巢摘除术，这样可以大大降低她罹患卵巢癌的概率。[25-27] 乳腺癌可以通过影像检查作出诊断，与之不同的是，目前还没有任何经验证的无创诊断检查可以提前发现卵巢癌（见图 4-1）。因此，安吉丽娜还将经历更多手术，包括卵巢摘除术，以及未来某个时间可能需要进行的植入物置换手术。

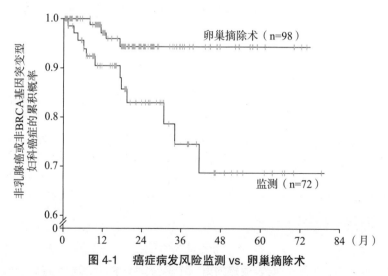

图 4-1　癌症病发风险监测 vs. 卵巢摘除术

注：n 为病例样本数。

资料来源：摘编自 N.D.Kauff et al., "Risk-reducing salpingo-oophorectomy in women with a BRCA1 or BRCA2 mutation," *New England Journal of Medicine* 346, no. 21（2002）: 1609-1615.

了解了所有这些情况后，她为何还要选择这种激进的方案呢？2/3的美国女性不会进行手术，她们会选择更为保守的临床路径。朱莉拥有着超出常人的坚韧，她是一名战士，这也许就是原因之一。也可能与年纪轻轻就丧母有关，她比很多人都能感觉到死亡的威胁，她曾说过："如果我比其他一些人对死亡有更多的思考，那可能是因为我比他们更热爱生活。"[1]

安吉丽娜效应

对于安吉丽娜的选择，莫林·道（Maureen Dow）写道："尽管处于一个连体重增加 10 磅都会被视为职业灾难的行业中，安吉丽娜却将身体的部位切除和再造的图文细节公开曝光，能有这样的勇气，不愧是现实生活中的女英雄。"[3]

创新时刻 Innovation Time

安吉丽娜的第三个选择：公开

她本可以轻易地把所有的严酷考验保密，但是，仅仅在再造手术后的两周内，她就发表了文章："我将这些写下来，是因为我希望其他女性可以从我的经历中有所获益。'癌症'仍然是让人心生害怕的词语，会给人带来深深的无力感。我选择将我的故事公开，是因为有很多女性并不知道她们未来可能会生活在癌症的阴影下。我希望她们也能够进行基因检测，如果发现自己罹患癌症的风险很高，那么便可以作出有利的选择。"[1]

她的医生曾被问道："从一开始你就知道你的患者安吉丽娜希望把她的经历公开吗？"克里斯蒂·芬克医生回应："是的，她一直在等待那个对她的个人生活和事业最佳的时机，但我认为最重要的是她的内心应做好准备。其实她相当注重个人隐私，但她每天都在掐指计算公开这些隐私的时刻。她知道这应当作为慈善事业的一部分，不能够将这件事隐瞒而只让自己知情，她一直都知道这一点。"芬克将这件事形容为"响彻世界",并说道:"向公众公开的做法完全来自于她的决定。她和布拉德·皮特希望他们的情况可以让其他女性产生共鸣。"[17, 20] 而接下来产生的效应绝不仅仅是共鸣而已。

曾经有过很多"明星医疗综合征"的先例。[28, 29] 比如 2000 年,凯蒂·库里克(Katie Couric)在 NBC 的节目《今日秀》(Today)现场经历了一次结肠镜检查,所谓的"库里克效应"带来了结肠镜检查的明显增长。克里斯蒂娜·阿普尔盖特(Christina Applegate)在 36 岁被确诊患有乳腺癌,使得磁共振成像的应用迅速普及。但是,她们带来的影响力远远不及朱莉的这次曝光。

通过朱莉的故事,公众对基因和癌症之间关联性的认知得到了大幅提升,并知道某些情况下可采取适当的措施预防癌症。正如《时代周刊》描述道:"世界上最了不起的女性重新定义了美丽的含义,这启示我们应更加睿智。"[12] 预想这件事的影响会成为各方面研究的焦点。在哈里斯互动调查公司的一项全民在线调查中,共有 2 572 位美国成年人代表参与,调查结果显示只有 3% 的被调查者读过朱莉发表在《纽约时报》上的这篇专栏文章,而 73% 的人通过电视媒体或娱乐新闻知晓了此事。[8] 共有 74% 的被调查者知道朱莉为预防乳腺癌做了乳腺切除术的故事,半数人知道她患乳腺癌的风险概率为 87%。但是,只有 10% 的被调查者充分理解"即使女性不携带 BRCA 突变基因仍有罹患乳腺癌的风险",即致病性 BRCA 基因突变很罕见,只占总人口的 0.24%,而这部分人群占所有乳腺癌患者的大约 10%。还有一项研究是对朱莉发表专栏文章后的第一个月内报道这件事情的 103 篇新闻进行分析,结果表明,这些报道均很少提及朱莉基因突变的罕见性这一信息。该分析报告总结道:"媒体炒作究竟能否影响 BRCA1/2 基因检测和预防性乳腺切除术的需求和应用,未来还需要进行更多的研究调查。"[30]

结果是接受 BRCA 基因检测的女性人数飙升迅猛,她们遍及全球,包括美国、加拿大、澳大利亚、欧洲和以色列等在内。2013 年 6 月,尽管高等法院没有批准麦利亚德基因公司(Myriad Genetics)申请对 BRCA 基因测序的专利权(随后本书会深入分析），但该公司宣称，安吉丽娜效应已为公司增加了 52% 的收入。[31] 英国一些诊所的预防性乳腺切除术增加了 4 倍。

《纽约时报》曾发表了一篇专题文章，聚焦于乳腺癌在以色列女性中的影响和现状，文章写道："多年来，以色列女性一直携带着所谓的犹太人乳腺癌基因，但直到演员安吉丽娜·朱莉公开自己因为基因检测结果显示存在基因突变，而进行了双侧乳腺切除术，这儿才出现爆炸性的新闻。无线广播、电视访谈上都是关于以色列女性在作出类似决定时的挣扎故事。"[32] 特拉维夫市一位 28 岁女性的一张照片引发了热议，照片里展示了她患有癌症的左乳，并公开了她有着 BRCA 突变的家属史的事实。[32] 很多读者对通过照片展示她的手术切口和乳房表示反对。但文章中的一张图表让人印象深刻。由于受德系犹太人祖先的基因突变影响，乳腺癌在以色列的发病率相当高，每年为 97/10 万。而美国为 79/10 万，波兰为 49/10 万。但相比之下，美国人接受预防性乳腺切除术的比例达 36%，而在以色列该比例只有 4%，处于全世界最低水平。

很显然，一部分原因是有性别歧视的男性医生不愿意对健康的女性进行乳腺切除术。为此，文章引用了特拉维夫市医疗中心一位反对预防性乳腺切除术的肿瘤科主任的话，他声称（尽管缺乏证据）女性的乳房一旦被切除，就无法再拥有性高潮。

除了女性日益加强的认知、更常见的 BRCA 基因检测和癌症预防性手术，我相信安吉丽娜效应将成为医学界的一个转折点。"我的医疗选择"象征着新时代的医疗，你可以获取个人健康的关键信息，赋予自己能力，作出决定个人命运的重要选择，就像朱莉获取她的个人基因信息一样。10 年以前，个人获取和理解 DNA 序列数据的能力相当有限，因此很难作出这样的决定。几乎不会有其他的数据会比 DNA 更具有个体化的独一无二性。一位极负盛名的公众人物携带广为人知的 DNA 致病突变，同时此突变是人为可以采取一定措施来应对的、最终作出无比艰难的抉择，才构成了安吉丽娜的故事。

未来洞察 Future Insights ·······························

    很明显，故事涉及一个非常个人化的选择，这个选择对很多人来说都是不容易的，但最关键的是安吉丽娜为自己负责。她与她的医生克里斯蒂·芬克密切沟通，在医生的帮助下作出选择、确定时机。她选择将一切公开，分享自己的经历来开导他人，这或许就是我们希望看到的未来医学的缩影。如果她选择不公之于众，良机将丧失。这不仅可增加公众对罕见的乳腺癌基因突变的认识，更重要的是它还关系到个人获取相关医学信息，并用来引导自己作出最终决定的过程。

·······························

    古登堡印刷时代是"摇篮期"：事物发展的初期阶段即如果我回到那个时代，那么获取新信息的途径就是印刷品。虽然某天我们回顾朱莉的故事时，也许不会将其视为如马丁·路德引领的欧洲宗教改革般轰动的运动，但至少它是一个进步的观点：这是我的数据和我的选择。朱莉已经从动作电影的主角永远地转变为自我认知、信息开放和医学信息生态的主角。另外，公众对基因组学认识的提升代表了迈向 DNA 民主化的关键一步，而 DNA 只是我们数字化身份中重要的组成部分之一。除此之外，一同向前推进 DNA 民主化的还有其他的后备力量，那就是用户基因组学和美国最高法院的里程碑式判决。接下来我们将对此逐一进行阐述。

基因信息民主化之争

    就在朱莉的专栏文章发表的同一天早晨，一家用户基因公司的 CEO 及创始人之一安妮·沃西基（Anne Wojcicki）在办公室收到了大量电子邮件、信息和电话。她说："安吉丽娜·朱莉在谈论技术本身时说'我能做，你也能做'，这对我们来说，是一件好事。她为预防疾病而主动采取措施，这就是我们希望人们思考的事。"[33]

下面我们就来深度探讨一下 23andMe，一家以推动基因信息民主化为宗旨的公司。在所有的基因公司中，它是第一家直接面向用户的公司。23andMe 成立于 2006 年，在 2007 年 11 月正式推出定价为 999 美元的唾液检测项目，该项目提供了与 14 种疾病风险相关的基因变异信息。2012 年 11 月，该检测项目的费用降到了 99 美元，并为超过 250 种不同病情的人们提供了基因变异报告，包括为准备生孩子的人们检测其遗传基因携带情况（如囊性纤维化和泰 - 萨克斯病）、血统信息、个人 DNA 及与 30 种药物的相互作用，并为他们提供了大量的疾病易感性报告。公司称该系列服务为"个人基因组服务"（Personal Genome Service，PGS）。23andMe 公司共有 125 名员工，并且已从谷歌、强生、俄国亿万富翁尤里·米尔纳和几个风险投资公司融资超过 1.25 亿美元。

2013 年 11 月，美国国家食品与药品管理局（简称 FDA）向 23andMe 发出一封警告信，部分内容如下：

> 经过双方对谈，包括超过 14 次的面对面交谈及远程会议、数百封电子邮件、几十封书面交流，我们将就以下几点提供详细的反馈意见，包括研究方案、临床分析验证要求、检测项目的可能分类标准和监督管理途径（包括合理的递交时间表）、统计学建议，以及未来的风险规避策略等。FDA 担心如果 PGS 设备生成的结果不准确会对公众的健康产生影响；遵循 FDA 法规要求的主要目的就是确保这些设备检测结果的准确性。
>
> 我们留意到，你们已经发起新的营销活动，包括电视商业广告，以及越来越多的迹象表明你们在未获取 FDA 的营销许可批准的情况下计划扩张 PGS 的应用范围和用户群。因此，23andMe 必须立即停止 PGS 的营销行为，直到获得 FDA 的批准。若不采取充分的纠正措施，FDA 可能会在不加以通知的情况下开展执法行动。这些行动包括但不限于没收、禁令以及民事罚款。[34]

人们对这份 FDA 通告的反应颇为激烈，虽然不像朱莉事件公开那样引起

全球广泛的关注，却也是十分紧张，民众的看法两极分化。[2, 35-77] ①

一些人觉得 23andMe 鲁莽自大，已经越过法规红线，而另外一些人觉得这件事阻碍了医疗信息的民主化。正如 23andMe 的一位共同创始人在推文中所言："为患者赋权，竟还有如此多的障碍。"[69]

该争论的核心就是家长式医疗的问题，我们在第 2 章中已经探讨过。用户个人是否有权力直接获取自己的医疗信息？美国医学会曾游说 FDA 和政府禁止将基因信息直接提供给用户。

家长式医疗与高科技民主化之争

杜克大学基因组学研究中心的一位科学家米沙·安格里斯特（Misha Angrist），做了一个有趣的类比："它读起来像来自被抛弃的恋人的一封信。'我们有过 14 次约会！我们沟通了所有这些邮件！我们在公园手拉手！现在你对我说"去你的"，就这么把我甩在路边。'"[78] 他还告诉《纽约时报》："我要获取自己细胞里的信息，唯一的方式就是通过那些穿着白大褂的家伙吗？很明显 FDA 认为答案就是这样。真是让人失望透顶，他们不仅目光短浅还天真无知。"[35]

一位遗传学家记者拉奇·卡恩（Razib Khan）写道："该事件凸显出传统的家长式医疗与现代'高科技民主化'理念之间的紧张感。美国民众希望借助新的信息技术进行自我健康评估和医疗决策，然而，秉承家长式管理模式的医疗机构就好像应对 19 世纪的假药灾难一样对其围攻。"[40] 但是一位约翰·霍普金斯大学的基因学教授大卫·瓦利（David Vallee），参与了这场辩论称："消费者不应该独自来理解如此复杂和难以辨别的数据，专业的医务人员应当参与其中。"[63] 然而，23andMe 的网站上写着："无论是现在还是未来的基因研究进一步发展时，你都不应该假设我们提供给你的任何信息都是你期望看到的乐观

---

① 虽已研究了大量案例来说明民众观点的极端分化，但这仍只代表了一部分民众对此事的观点。

结果。"

加里·马钱特（Gary Marchant）是美国亚利桑那州立大学的一位生命科学方面的法律学教授，他写道："把用户掌握自己基因信息的权力抹杀掉，这是FDA所能做的最后挣扎。因为这些信息对我们的健康和幸福来说是最为重要、私密、有用且有趣的。"[79]另外一位专栏作家对此的描述是，FDA正在向个体的思想宣战，其文章的原话是："你不能够应对真相。只有我们FDA才能决定什么是对的、什么是合理的。你也许认为你正在理性地行动，但那还不够。我们将制定原则，告诉你什么是合理的或者不合理的。"[69]

FDA和Avalere Health咨询公司的公共政策监管主任拉克什曼·拉马穆尔蒂（Lakshman Ramamurthy）觉得该争论挺可笑的，那么来看看他的有趣回应。"如果让我遵循那样的逻辑，我会认为在高速公路上画黄线就是家长式作风的表现，限制速度就是家长式管理的模式。"他讽刺道，"我发现关于家长式管理的争论真的很虚伪，除非我们生活在一个完全自由的世界里。"[38]你也可以认为这个类比不准确：限速和路标是为了保障人身安全，高速公路上的人行线是要提供交通信息，而这些（限速、路标、人行线等）都不在驾驶汽车。FDA是在限制驾驶汽车的权利。

除了家长式管理模式，FDA和23andMe的冲突还引发了另一个尚未得到解决的关键问题——基因组检测结果的可信性，可以分为技术上的和临床上的两类。对于技术上的可信性，23andMe的基因分型是通过美国实验室集团（Lab Corp）的一间临床实验室，即赫赫有名的美国国家遗传学研究所的一台尖端设备来完成的。2010年，23andMe进行了一项验证性实验，在60万个基因型中只出现了85个错误，差错比例是0.01%，[54]这个评估结果就跟任何一间学术基因研究实验室一样出色。所以，我们完全可以打消对23andMe基因型分析准确性的疑问。

用基因检测法筛查癌症

2013 年 2 月，23andMe 的科学家们在一本知名的同行评审、开放存取期刊上发表了关于 BRCA 基因检测呈阳性的受试者的检测结果，检测范围仅限于德系犹太人常见的三种基因突变类型。[80] BRCA1/2 基因与癌症相关的突变种类达数百种，而 23andMe 只是通过基因型数组分型来检测一些常见的突变，而非测序。这种检测方法是通过数组法评估基因组中特定的碱基，而不是系统地检测特定基因或某段基因中的所有碱基。从数量上看，它只检测了对罹患乳腺癌或卵巢癌风险具有遗传影响的已知相关碱基量的 0.02%。但对于 23andMe 分析的三种 BRCA 突变（185delAG，BRCA1 的 6 382insC 以及 BRCA2 的 6 174delT）来说，其精确度已相当高。（这些和所知的法裔加拿大人 BRCA1 的 C446T 或 BRCA2 的 8 765delAG 基因突变类型不同。）

检测采用了 Illumina 公司的 OmniExpress Plus 型号生物芯片，这与全世界学术研究人员采用的方法都一样。[68] 当时 23andMe 数据库的 114 627 名用户中，有 204 名（130 名男性和 74 名女性）在这三种 BRCA 基因突变检测中至少有一种为阳性。志愿参与研究的德系犹太人中，有 32 名受试者的唾液基因分型检测结果超出了预期。他们对此结果应对得很好，没有产生过度焦虑，并把结果与家属分享以识别其他基因突变的携带者。另外，其他参与对照实验（来自 23andMe 数据库）的 31 名德系犹太人尽管不是 BRCA 基因突变的携带者，但她们意识到 23andMe 提供的检测在疾病筛查方面的作用颇为有限，并表示未来会继续进行癌症筛查。在 63 名受试者中只有 1 人报告身体产生了不良反应，并表示以后不会再做。[44]

然而，23andMe 报告的临床可信性完全是另一码事。每一个用户都有无数的 DNA 序列突变，可用于评估 250 多种身体健康状况或特质。有一些是无关紧要的，比如耳垢的类型，比如直视太阳时是否容易打喷嚏（该变异基因是由

23andMe 数据库进行回顾分析并报告的）。但大多数是针对如心脏病、糖尿病以及各种癌症等常见疾病的风险评估，或是关于药物与 DNA 之间的相互作用。DNA 突变（一个碱基或序列的变化，或者一个基因型发生的突变）带来的影响大多都是有限的。没有任何一个基因变异是确定性的，大都是概率性的。朱莉的 BRCA1 基因发生突变也只是意味着，她患上乳腺癌的概率为 87%，而不是 100%，而且没人知道会是什么时间发生。用户往往难以理解概率的含义。

正如纽约大学著名法学教授理查德·爱泼斯坦（Richard Epstein）指出："FDA 必须对 23andMe 的用户进行调查，找到明确的令人信服的证据，以表明 23andMe 的检测结果确实不存在 FDA 所声称的危险因素。"[68, 81] 迄今，对于那 70 多万用户，还没有任何记录显示他们有受到过伤害。[82] 美国斯克里普斯研究所的团队在美国《新英格兰医学杂志》上发表了一篇文章，文章对三千多位接受与 23andMe 相似的基因组评估用户进行了分析，没有发现任何证明他们受到心理伤害或有长期焦虑的证据。[83] 其中，仅 1/4 的参与者决定与他们的医生分享自己的基因信息。最近，埃里克·格林及他在哈佛的同事对接受过 23andMe 和另一个公司基因检测的 1 057 名用户进行了研究。研究证实这两个公司的检测没有给用户带来任何不良反应，同时也再次验证了愿意与医生分享数据的用户所占比例不大。[84]

然而，无伤害和受益之间还相距甚远。因此有人称此为"娱乐性基因检测"。我常把 23andMe 当作基因数据库的敲门砖，因为它是我们理解人类 DNA 序列数据的开端。当数以千计身处各种各样不同医疗条件和有着不同血统的人们进行全基因组测序时，我们会变得更聪明。我们将会更好地理解 DNA 编码中某个序列发生变化的风险大小，明白不同变化之间的联系、罕见基因突变的重要意义等。今天我们仅仅了解了一般的基因突变，总体来说，其对医疗能够产生的影响很小，并且我们对这些一般基因突变之间的联系也认识有限。但只需 99 美元，23andMe 公司便亏本提供唾液检测盒，并对其进行检测分析，这对用户来说是非常划算的一笔交易。尤其是检测报告还关注了约 30 种药物对人体的影响作用，可以传递出相当有价值的信息。而在临床实验室检测中，其中任何一项的花费都可能超出 250 美元。随着时间的推移，基因检测的知识基础会不断得到加强，现在不过是用户基因组学发展的开端。

在 2007 年商业化运营正式启动时，23andMe 最初的定位是向用户提供基因教育和研究。但在 2013 年 8 月，两位经验丰富的零售业高管上任后，就开始采取激进的市场营销措施，他们在电视和网络上投入了一项价值 500 万美元的主题为"健康肖像"的广告活动。[62] 其中一些商业广告展现了这样的场景：人们站在他们的基因图谱旁说："我患心脏病的风险可能会增加。"[62, 85] 23andMe"走进医疗"的迹象在广告活动"了解更多你的健康数据！"中体现得非常明显，包括其网站上人们由于意外进行的基因检测而"彻底改变生活"的趣闻也传递了这样的信息。不久，23andMe 便通过亚马逊开始售卖唾液检测盒和提供个人基因组检测服务。

然而，市场营销并没有得到 FDA 的许可。之后 6 个月内，23andMe 多次无视 FDA 的通知，严重缺乏沟通使得事情变得越来越糟糕。鉴于另一家用户基因检测公司即路径基因（Pathway Genomics）在 2010 年 5 月的经历，23andMe 应该知道下一步会发生什么。因为曾在路径基因检测公司打算向所有的沃尔格林（Walgreen）连锁药店发行唾液检测盒，在全国范围内推出基因检测服务的前一天，FDA 书面通知该公司针对用户的检测并没有得到批准。沃尔格林就这么出乎意料地终止了该项目。接着，在 2010 年 7 月，FDA 向所有直接面向用户的基因检测公司，包括导航基因（Navigenics）、解码基因（DeCode）、路径基因以及 23andMe 等发出了叫停通知信，致使各个公司都对商业模式作出了调整，使得他们的基因检测产品只能通过医生下达医嘱才能开展。23andMe 是唯一一家坚持以直接面向用户的模式提供检测服务的公司。所以当开展市场营销活动时，他们肯定知道是在干冒险事。讽刺的是，《快公司》（Fast company）杂志在 2013 年 11 月出版的刊物封面和主题文章中称安妮·沃西基是"美国最有胆量的 CEO"，并调侃道："为什么医生、保险公司、隐私政策专家心惊胆战呢？"[33] FDA 应该也包括在内！

针对 FDA 对 23andMe 市场营销的叫停事件，出现过两次公众在线请愿的尝试活动，即 change.org 网站的"技术自由"以及白宫网站的"我们代表人民"，旨在要求奥巴马政府推翻 FDA 的禁令。[38] 尽管这两次请愿都没有收集到 1 万个以上签名，但他们的观点仍然值得关注。其中"技术自由"里有一项陈述显得合情合理，写道："FDA 似乎认为美国民众是无法让他们放心的，担心民众一旦拥有更多关于自身潜在健康风险的信息就会作出轻率的决定。但是，禁止个人基因检测服务不是解决方案。"[38] 另一种观点就没那么在理，"我们代表人民"的请愿如下："我们要求我们可以一直获得如 23andMe 此类公司提供的基因检测服务，并且过度监管的代价可能是让旨在挽救生命的医疗创新长期滞后。"[38] 后者的观点显然毫无根据，因为 23andMe 以及其他任何一家用户基因检测公司，都没有提供过任何挽救生命的医疗创新。尽管很多信息，如药物和基因的相互作用或 BRCA 的特定基因突变，可能对某些人来说是特别有用的，并且相关案例也很多，[86, 87] 但还没有达到"挽救生命"（要求进行随机试验或者具有其他确凿的证据）的地步。

《华尔街日报》的编辑给出了相当强烈的回应，发表了一篇题为"FDA 和你"的文章来强烈抗议 FDA 已经越过雷池："FDA 宣称，根据 1938 年的《联邦食品、药品和化妆品法案》（*Federal Food, Drug and Cosmetic Act*），23andMe 所提供的服务属于'次品'。这是 20 世纪的法律阻碍 21 世纪医学发展的又一个案例。同时，FDA 不具有任何法定权力去管理基因测序技术。而在 2010 年，FDA 曾简单地颁布法令，认定基因检测需要按照医疗设备的标准进行管理，需要在上市前经过试验和批准。"[88]

FDA 的局长玛格丽特·汉堡回应："FDA 完全理解很多用户希望得到自己的基因数据，以及自己患上某种疾病的基因风险评估结果。个人而言，我同意沃斯基女士的看法，基因信息可以帮助个体选择更好的医疗决策以及更健康的生活。"[89] 但她并未提及 FDA 坚持要求这些信息必须首先经过医生或基因顾问同意才能得到的原因。

FDA 准备叫停 23andMe 的最后迹象是在 2013 年 11 月 20 日，那是 FDA

宣布批准首项 DNA 测序技术的两天前，该技术来自 Illumina 的"我的序列"（MySeq）平台。为大肆宣传这一批准事件，FDA 的局长和全美医学研究院的主任在《新英格兰医学杂志》上发表了一篇联名社论。[90] 回顾一下，其实人们本来可以在商店里看到直接面向用户的基因检测产品："医生和其他医务人员在解读基因数据和这些数据对患者的意义时需要支持。患者会很乐意与他们的医生一起讨论他们的基因信息。有了恰当的信息和支持，患者就能够参与其中，与医生一起作出更明智的决策。"

除了这些不利于 23andMe 和其他公司的行动之外，FDA 在应当如何对待用户基因的问题上有着非常明显的前后立场矛盾。例如，麦利亚德基因公司的 BRACA 分析产品就从未获得 FDA 的批准或者接收到禁令。其实，自 1976 年起，FDA 便通过《医疗器械修正法案》（Medical Devices Amendment Act）对独立实验室开展的任何诊断性测试都颁发了许可，多数测试项目为分子遗传学分析。[91] 结果，对于商业允许的，由医生下达医嘱进行的约 3 000 个基因检测项目中，只有极少数获得了 FDA 的批准。[79, 91] 而其他用于测定血统和宗谱（实验室开发的检测）的直接面向用户的基因检测销售实例，从来都不是 FDA 打击的对象。

而 FDA 明确批准了诸如 OraQuick 公司的家用人类免疫缺陷病毒（简称 HIV）检测的项目，尽管该检测的阴性错误率惊人地高达 1/12。[71] FDA 对年产值超过 320 亿美元的膳食补充剂产业的管理也存在同样的矛盾：市面上有多达 55 000 种补充剂，但只有 0.3% 的品种被研究确定过其副作用，更别提其声称的益处进行逐一研究了。[92, 93]

还有一个值得关注的反驳意见是，我们如何将风险计算应用在医疗上。纽约基因中心的一位遗传学家乔·皮克雷尔（Joe Pickrell）尖锐地指出：这是传统的流行病学。[94] 在各种各样的政府网站上，你都可以根据自己的基本信息如年龄、性别、家族史等来计算患心脏病、中风、乳腺癌、糖尿病、帕金森氏病、直肠癌或黑色素瘤的风险。在美国国家癌症研究所（简称 NCI）的网站上，还有对乳腺癌风险估算的免责声明："测试结果存在小概率的差错，以此信息为基础作出的决策可能并不准确。"[94] 这与 23andMe 提供的预测在本质上完全相同，但任何人都可以独立使用 NCI 的网站；而 23andMe 就被 FDA 划为 3 类医疗设备，意味着未得到 FDA 批准前，其服务不得上市。[94, 95] 正如加利福尼亚伯克利大学的遗传学家，23andMe 的顾问——迈克尔·艾森（Michael Eisen）恰到好处地总结道："基因检测从任何一种角度来讲都不是医疗设备，至少现在还不是。它们更接近于家族史分析，而不是精确的诊断。"[96]

虽然 23andMe 同意停止销售 PGS，但还是会向用户提供祖辈的基因数据，并且用户可使用免费软件工具来获取关键信息的解释。结果证明，FDA 很难对用户基因检测进行全面的管理。我完全同意世界顶级科技期刊《自然》的一篇社论的观点，文章针对此事总结道："即使管理者或者医生希望干预基因检测，但他们也无法站在大众和他们的 DNA 之间，阻拦一辈子。"[97] 尽管存在种种障碍，但基因信息向社会民众开放只是时间问题。也许不是免费的，但一定是自由流动的信息。

用户基因的大数据库

转移话题前，还有一件事值得留意：23andMe 计划建立一个包含 2 500 万名用户 DNA 的数据库，并用该数据库推进医疗改革。对于这种大数据，沃斯基说道："它将让我们更加健康，因为这个信息数据库将会是学术机构或医药公司进行所有研究的极具价值的工具。"她所称的"社会巨额资产"招致了来自其他人的抗议。比如，《零的故事》的作者查尔斯·塞费，称其为"与不知情公众对立的庞大信息搜集的端口"。并声称："民众将走进这样一个世界，而且没有第二条路：公司可以获取你身体细胞的全部信息，保险公司、医药企业以及营销商也许比你更了解你的身体。"[98]

然而，事实并非这样。当你成为 23andMe 的用户时，你会被询问是否参与他们的研究，90% 的人会选择参与，因为数据合并可以确保你的信息是匿名的，同时这些信息本身对研究者来说也相当有价值。该公司的科学家们在同行评审的杂志上发表了共 17 篇论文，已经发现从帕金森氏病到感光性喷嚏等新的人体基因变异情况。[82] 通过把有过敏或哮喘病史的个体数据众包出去，他们获得了全美医学研究院大量同行评审的奖助。数据库只需要包含几十万人的基因信息，就可以完成这些工作内容的大部分。如果 23andMe 拥有 2 500 万名用户基因数据的目标得以实现，就算只是相当有限的基因组样本参与 23andMe 的试验，我们发现疾病的根本原因以及了解 DNA 如何与药品相互作用的概率就可以得到大幅提升，也可以极大程度地丰富我们对基因变异线路的理解，比如某一个基因变异会如何抵消另一变异的作用。

建立含有数百万用户信息的庞大数据库，向医药公司或健康保险公司收取匿名信息的使用费用，只是一种未被实践证实的策略。他们不仅需要数据的买方，他们还必须保护数据，避免再次被 FDA 通告检查。塞费的批评中明确提到，若考虑到销售自己的信息给医药公司，那么一些用户可能会对此感到非常不舒服。如何处理好这两者的关系至关重要，毕竟巨型医疗信息资源库的应用前景非常广阔。这个问题要比 23andMe 目前遇到的问题大得多，在本书后面我会用两个章的篇幅进行深入讨论。

最高法院推动基因信息民主化

安吉丽娜·朱莉的乳腺癌预防性手术中最关键的 BRCA 基因，在基因专利权案件中成为相当重要的判例。深入研究该案例前，我们先来简单回顾一下 BRCA 基因组。BRCA1 基因位于人体细胞核的第 17 号染色体上，有 81 888 个碱基对（DNA 编码序列）；BRCA2 基因位于第 13 号染色体上，有 10 254 个碱基对。这些基因对人体 DNA 的结构恢复非常重要，涉及 DNA 的损伤修复功能。[99] 当它们运作不当时，就有可能诱发癌症。美国犹他大学和麦利亚德基因公司都在 1994 年首次克隆了这两个基因。1996 年，麦利亚德基因公司获得了基因测序的专利权，成为全美唯一一家得到法律授权可以进行 BRCA 基因临床测序的企业。当其他公司或学术实验室尝试对 BRCA 基因测序时，麦利亚德就可以行使其专利权，发出通告要求这些机构停止此项行动。正如我们看到的，麦利亚德的基因测序定价是虚高的，其每一项测序的收费为 3 000 至 4 000 美元不等。[100]

我将提供自己的 BRCA1 基因序列中的一部分来解释一些关键要点（见图 4-2）。这个基因拥有超过 8 万个碱基对，存在数百种变异可能。在底部，沿着同一延伸方向，我与参照序列的一段 88 个碱基对作了对比。我的基因和参照基因只有一处不同，我的基因最末端的是个 A，而非 G。在这幅图上，是对 9 024 个碱基进行较小程度放大后的观察。其中共有 14 条垂直线，每一条都代表着参照基因的变异。右侧的最后一条垂直线带着箭头，表示 DNA 在该点的突变造成了编码改变，产生了一种不同的氨基酸（甘氨酸，而非丝氨酸）。图片左侧顶端是我的 DNA 变异在序列中的名称和位置，意在对比显示我们每一个人的 BRCA 基因（和我们的所有基因）都存在许多变异的可能，可以是如上所示的置换，也可以是缺失、插入、复制、倒置或是移码。其中一些变异会引起氨基酸的变化，从而在根本上改变 BRCA1 的功能。然而，大多数变异都是无碍的，不会改变基因的功能。当我们深入探讨麦利亚德基因公司的基因检测垄断权时，这些要点会非常重要。

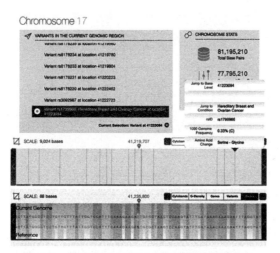

图 4-2　我的部分 BRCA1 基因序列检测结果

2009 年 5 月，美国公民自由联盟（American Civil Liberties Union）和其他原告一起起诉了麦利亚德基因公司和美国专利及商标局。诉状称麦利亚德公司的 BRCA 基因专利无效、这一专利违反宪法，限制了普通民众对基因检测的可及性。该案例经多级法庭受理，最终于 2013 年 4 月 15 日（就在朱莉公开其故事前）在美国最高法庭审理，庭审结果于 6 月 13 日公布：单独的基因组 DNA 不可获取专利。[101] 这就是说，美国最高法院认为自然物是不能够获得专利的。[102, 103] 麦利亚德基因公司要求对 BRCA 基因拥有专利权就等同于用一台望远镜看到了行星和它们的卫星时，力图将这些星星私有化。[102, 104-114]

法庭判决后不久，包括奎斯特诊断公司（Quest Diagnotics），美国实验室集团（LabCorp），Ambry Genetics，Invitae，Gene by Gene 等在内的大批公司就宣布将开展 BRCA 基因测序服务，并且其多数项目的定价远远低于麦利亚德基因公司。[115-118] 因此，可以将此视为 DNA 信息民主化的一大跨越——使得具有高风险癌症患病率的个体可以进行 BRCA 基因检测。

然而，一切并没有那么快。麦利亚德的基因专利数据库是开启 BRCA1/2 基因信息宝库的钥匙，不受此专利权的裁定影响。这两个基因组存在几百种变异，总共涉及 1 万多个 DNA 序列。对于在考虑实施预防性乳腺切除术的女性来说，哪些变异会带来风险？风险量级又是如何？在过去长达 17 年的时间里，麦利亚德已经为数百万女性进行了 BRCA 基因测序，其中有很大比例是那些已经罹患癌症的患者。

对个体来说，只要与人类参考基因组进行比对，就能识别出患者是否存在 DNA 变异。某些变异已被确证是诱发乳腺癌或卵巢癌或这两种癌症的罪魁祸首。但是这两个基因的上千个 DNA 序列中，大量序列变异在最初被归类为"临床意义不明的变异"，也就是专业人士所谓的 VUS（variants of unknown significance）。对于这些变异，麦利亚德公司获取用户家属们的 DNA 样本进行比对，从而判断某个变异是影响较大，还是无关痛痒。虽然时至今日，还有很多甚至连麦利亚德公司也报告为临床意义不明的 BRCA 变异序列，但是毫无疑问，比起进军 BRCA 测序的新公司，麦利亚德更具有信息上的优势。垄断，一般来说都不利于消费者，但像这样的医疗垄断是多么无奈啊。朱莉的专栏文章发表后的 3 个月，麦利亚德宣布其收入已达到 2.02 亿美元，比上一个财政季度增长了 52%，公司将其归因于安吉丽娜效应。[31] 麦利亚德依然在利用法律保护自己的业务，他们起诉了那些采用麦利亚德的其他 10 项专利进行 BRCA 测序的新公司，专利包括基因检测方法、DNA 引物、探针以及实验室合成 DNA（也称为 cDNA）等，且已经得到了最高法院的裁定，即法院认为这些是具有专利权的。[119]

临床报告共享项目、普通民众，以及主动参与调解医患关系的志愿者等，都在努力校对那些从无数个体中检测出的 BRCA 基因序列，以填补我们的 BRCA 知识漏洞。[120] 然而，可能还需要很多年才能彻底打破麦利亚德公司在 BRCA 数据解读能力上的钳制。

尽管还有这些遗留问题，但最高法院的裁定对于基因信息的民主化还是发挥了根本性作用。虽然在这个维护医疗信息免遭垄断的 BRCA 案例中，最高法院的判定姗姗来迟，但我们的基因组还有 19 000 多个基因，其中的 40% 已获得专利。而在剩下的基因组中，98.5% 并非由基因构成，但对精确解释人体独特的生理特征非常重要。通过未来对基因专利权的削减，我们的 DNA 将从这些限制中解放出来。BRCA 测序为经济发展已带来不小的正面影响：2014 年美国医疗保险计划已经减少了 49% 的报销支出（从 2 795 美元减少到 1 440 美元）。[116] 因此，2013 年，美国科普杂志《发现》（Discover）将"基因至高无上"评为科学方面第二轰动的话题也就不足为奇了。[121]

在这一章中，我们见证了一个人、一个公司、两个政府机构（FDA 以及最高法院）的强大影响力，探讨了与公众对基因信息可及性有关的两个基因。透过现象可以看到，家长式医疗的观念依旧根深蒂固；同时，我们也迎来了一场前所未有的个人可直接获取健康数据的信息传递渠道革命。现在我们蓄势待发，将要向特定类型的信息发起进攻，慢慢地，任何个体都将可以获取这些信息，从而未来医疗将不可逆转地被改变。

THE PATIENT
WILL SEE YOU
NOW

第二部分
数据革命成就个体化医疗

THE FUTURE OF MEDICINE
IS IN YOUR HANDS

我们将拥有自己的医疗数据信息系统（人体GIS），它将包括你的全基因组序列、传感器数据、医疗记录、扫描影像等。这样我们每个人都将可以根据自己的GIS 信息作出重要的医疗选择，并根据情况和需求订制个体化的医疗方案。

THE FUTURE OF MEDICINE IS
IN YOUR HANDS

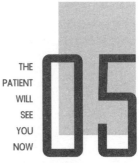

THE
PATIENT
WILL
SEE
YOU
NOW

05

我的医疗数据信息系统

我们每天留下的数字痕迹能揭露更多不为我们所知的信息。这可能变成一个隐私的噩梦，也可能变成一个更健康、更繁荣世界的基石。

——阿莱克斯·彭特兰
MIT 人类动力学实验室主任[1]

遗失在知识中的智慧到哪里去了？遗失在信息中的知识又到哪里去了？

——T.S. 艾略特

我们的目标是把医疗转变为可量化之地。

——杰夫·哈默巴赫尔
西奈山伊坎医学院研究员[2]

通过谷歌进行搜索，就可以立马获取相应地理位置的地图，你可能并不会去想这些是怎么做到的。其实，这是一个地理信息系统（GIS），包含有多层信息数据，由交通、卫星、街景等信息在一张地图上叠加而成。尽管"GIS"这个术语直到 1968 年才出现，但目前普遍认为其首次在空间领域的应用是在 19 世纪，[3] 当初人们用它来追踪巴黎和伦敦的霍乱爆发。当然，如今人们更多的是在旅途中使用 GIS，而不是用于流行病学，然而其医学应用依然非常重要。GIS 不再只简单地用于绘制霍乱蔓延后死亡人群的地域分布，我们甚至能够结合现代社交网络和整套基因测序设备来查明病原体种类、首个病毒携带者以及爆发时精确的传播路径（如图 5-1）。[4] 这是因为我们可以做到将多层信息进行汇集整合，从而创造出属于个人的谷歌地图。这个过程很像安吉丽娜·朱莉的故事，即以 BRCA 基因的突变为中心来展现，预防医学与全人群的患病风险无关却需要大量普查技术的支持，而无数人的 GIS 正组合成为未来医学的一项基础性应用。这是关于"我的医疗数据信息系统"的第一部分，而每一部分的"你"都是由不同信息构成的。我们将在后文中探讨拥有个人 GIS 数据所带来的变革性启示。

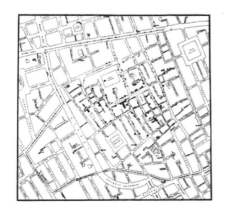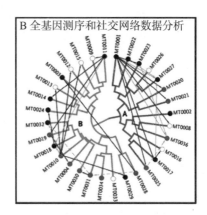

图 5-1　感染性疾病传播路径绘制方法演变

资料来源：（左图）"1854 Broad Street Cholera Outbreak," Wikipedia, accessed August 13, 2014, http://en.wikipedia.org/wiki/1854_board_Street_cholera_outbreak;（右图）J.L.Grady et al., "Whole-Genome Sequencing and Social-Network Analysis of a Tuberculosis Outbreak", *New England Journal of Medicine* 364（2011）: 730-739.

人类 GIS 系统由人口统计学、生理学、解剖学、生物学、环境学方面的数据等多层信息构成（如图 5-2）。[5] 这是一个丰富的多维度的信息嵌合体，可以用来解读个人的健康情况。当这些数据完成积累和整合，一个数字化的个体医疗体系也就形成了，那时的医疗服务也将变得更好。

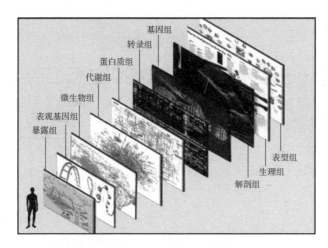

图 5-2　人体 GIS——医疗信息的多重叠加组合示意图

资料来源：摘编自 E.J.Topol. "Individual Medicine from Prewomb to Tomb," *Cell* 157（2014）: 241-253.

GIS全组概览

现在就让我们开启人类 GIS 的大门，定义和理解其每一个组成部分吧。在英语中词根为"ome"的词汇是指对某样事物的研究。表型组（phenome）指的是一个人所有的表型组学特征，比如身高、体重、眼睛和肤色等。我希望把它和个人的社交图谱结合起来，从作为"旁观者"的观察个体扩展到社交网络。生理组（physiome）是个人生理度量的集合，如心率和血压。解剖组（anatome）是对我们身体的解剖。基因组（genome）指的是组成每个人 DNA 序列的 60 亿个碱基。类似的，另一个与生物学相关的是蛋白质组（proteome），代表人体内所有的蛋白质；代谢组（metabolome）是指人体的代谢产物；微生物组（microbiome）代表了寄居在人体里的微生物；表观基因组（epigenome）指在 DNA 双链水平上研究基因组修饰对遗传的影响。暴露组（exposome）指的是人身体暴露过的所有环境。将这些放在一起，我创造了一个词"全组学"（panoromic），是从"全景"（panoramic）一词演变而来，意为覆盖了多个研究主题的大量信息。[5] 对一个个体进行全组学扫描可提供与其健康和医学相关的所有组学的综合评估。

社交图谱和表型组

"社交图谱"一词包含了大量信息，包括人口统计资料、人口分布位置，个人的家庭和朋友、朋友的朋友、兴趣、爱好、受教育程度、宠物、照片、影像等等。其实这些都是存储在如 Facebook 这样的社交网站上，未逃脱研究人员视线的真实信息。杰出的数学家史蒂芬·沃尔弗拉姆（Stephen Wolfram）是著名的沃尔弗拉姆·阿尔法计算型知识引擎的创始人，他开发了一款针对用户的软件产品"Facebook 个人分析师"，该软件可在 1 分钟内提供一整套令人惊叹的个人及其社交网络的数据分析图形，沃尔弗拉姆称其为"生活的仪盘表"。[6, 7] 如果你是 Facebook 的一位注册用户，但还没有用过这个，我会鼓励你看看自己的社交形态。你看到结果时可能会感到有点毛骨悚然，因为它会把你曾发布于 Facebook 上的所有信息提炼并生成一个单词云，这些信息包括你所有的帖子、帖子发布的时间和方式、你的喜好和评论、你点的"赞"、得到评论最多的帖子、你所有朋友的人口统计学资料，包括他们的地理位置，他们生活所在的当地时间和生日，以及把你和朋友、家庭、名人、邻居、社交连接者、圈里圈外人等分离出来后，你自己的社交网络地图就会呈现出来。

我们知道社交网络与健康的联系非常重要，正如尼古拉斯·克里斯塔基斯和詹姆斯·富勒在数篇具有一定影响力的论文及他们的著作《大连接》①里给出了相当有说服力的阐述。[8] 这些社会科学家们和其他人先后强调了我们的社交图谱对肥胖、吸烟及其他多方面行为和生活方式的重要影响。随着数据类型越来越多，以及共享数据数量的增长，社交网络很有可能在未来的健康管理中扮演一个更重要的角色。而医疗圈普遍还没有把这些信息视为个人健康背景的重要组成部分。

传统上，关于表型特征我们需要依靠病历来获得患者的基本信息和临床特征，包括患者的年龄、性别、职业、家族史、用药、症状、手术史和既往诊疗过程。患者记录表还包括其体格描述，比如身高、体重、外观和重要生命体征。我们实质上是从"个体可察觉的特征和特性集合"中获取患者的表型特征信息。[9] 值得注意的是，任何个体，尤其是当我们逐渐老去时，都不可能只有一种表型；相反，可能会表现出多种情况，使得个人的表型特征需要根据其表现形态直接判断。比如，血压会随着年龄的增长而升高，视敏度会随着年龄的增长而下降。理想的情况是，某一天，我们可以完整地收集到个人表型特征的全部数据（包括社交图谱和传统的病历信息），并持续更新。虽然社交图谱只是附属于表型特征的部分信息，但毋庸置疑，个人社交网络在其健康管理中扮演了重要角色。

---

① 《大连接：社会网络是如何形成的以及对人类现实行为的影响》讲述了社会网络的形成与运转，以及它对人类的情绪、亲密关系、健康等现实行为的影响，此书已由湛庐文化策划，中国人民大学出版社出版。——编者注

传感器和生理组

近几年在追踪个体信息方面最大的改进可能就是大量生物传感器的出现。现在，通过可穿戴设备，无论是已投入商业销售的还是处于临床开发阶段的，都可以在智能手机上获取人体的生理数据，包括血压、心律、呼吸频率、血氧、心率变异性、心输出量、心搏量、皮肤电反应、体温、眼压、血糖、脑电波、颅内压、肌肉运动和其他指标。通过智能手机的扩音器可以量化肺功能指标、嗓音，并以此分析个人的情绪或诊断出帕金森氏病和精神分裂症。[10, 11] 将呼吸数字化后可以测量多种物质，如一氧化氮、有机化学物质等，从而使智能手机可以追踪个人的肺功能或诊断出某些癌症。除了这些可穿戴和无创传感器，纳米芯片也正在积极开发中，未来可将其嵌入人体血管中来监测癌症 DNA 信号、免疫激活、提示急性心肌梗死和中风的基因组信号等。不论这些设备是间歇性地还是持续性地接收这些生物传感器的数据，实质上都为每个器官系统和健康状况提供了细致的观察窗口，我们透过它来监督身体的运作机能。我们的汽车约有 400 个内嵌传感器，智能手机有超过 10 个，那为什么我们的身体就不该有呢？

成像和解剖组

磁共振成像、CT 扫描、超声波等的强大能力使得人体的解剖结构清晰可见，而不用进行手术。人体解剖学是以人群的平均水平为基础的，并不考虑个体之间的显著差异性，因此对个体解剖的精确定义相当关键。但传统的成像方法都必须依赖于医院或诊所昂贵的器械设备，而未来通过便携式设备来获取的高分辨率的超声影像和 X 射线成像将改变这一局面，从而对个体解剖构造的评估也就会变得更简单、快速和便宜。如今，通过一部智能手机或其他小型设备就可以检查眼睛、耳朵、颈部血管、心脏、肺部、腹部、胎儿，并可向他人分享这些医学影像，患者也完全可以在平板电脑或智能手机上查看自己的解剖构造影像。

测序和基因组

基因组指的是我们的 DNA 序列中的 60 亿个 A、C、T、G 碱基。其中 98.5% 的碱基并不会构成基因；编码蛋白质的 19 000 个基因只占到 1.5%，包含约 4 000 万个碱基，这就是所谓的外显子组。[12]

过去一直认为成本是基因测序技术进步的最大障碍，但过去 10 年，基因测序的价格已经下降到了原来的十万分之一，远远超出了半导体芯片更新换代的降价水平（如图 5-3）。一个基因组的测序价格已经从 2004 年的 2 880 万美元降到了 2015 年的低于 1 500 美元。[13, 14]

在过去 10 年基因测序成本骤降的同时，我们对疾病病因的认识反而在不断增长。凭借测序技术，我们找到了可以解释遗传性疾病的罕见序列变异体，从而逐渐认识了罕见病的发病原因。对罕见的线粒体疾病进行分子基础诊断的能力在不断增强，疾病的诊断率已从 1% 上升至 60%，[15] 这在很大程度上要归功于基因诊断技术。[5] 未来，对所有 7 000 种孟德尔遗传病（遵循如常染色体显性或隐性的经典遗传模式的疾病）的基因基础进行解析也将指日可待。[5]

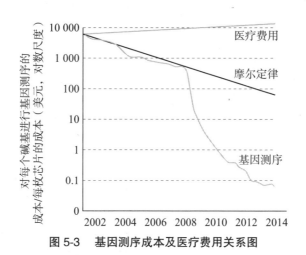

图 5-3 基因测序成本及医疗费用关系图

注：基因测序成本的降幅已经超过代表芯片降价水平的摩尔定律，然而医疗费用却在不断增长。

我们在某些问题上取得了进展，同时我们也发现人类的基因组比想象中要复杂得多。我们从 TED 演讲《基因组学 101》(*Genetics 101*) 里知道，每个人都拥有一种独一无二的 DNA，我们体内的 37 兆个细胞的 DNA 都是相同的。如果真的认为这是绝对的话，那就大错特错了：简单、看似不可变的基因原型其实发生了突变。对单个细胞的基因进行测序可以明确证明我们的基因都是嵌合体。[16, 17] 例如，索尔克研究所 (Salk Institute) 的研究人员对死亡个体的脑细胞进行单细胞测序，发现细胞之间的差异惊人。[17] "新生突变"可以解释部分镶嵌现象，即在个体生命的细胞分化时发生的现象。我们也发现了不同癌细胞之间的巨大异质性。所以，在讨论了个体 DNA 序列的概念框架后，我们再来看看单个细胞的 DNA 序列带给我们的一些有价值的与疾病相关的经验教训。

关于测序，不可否认的是还存在很多关键的局限因素。当一个人经过基因测序（一些人称之为"被基因化"），将结果与人类参考基因组做对比时，通常会发现 350 万个变体碱基。但是，就像我们在讨论 BRCA、麦利亚德基因公司及最高法院的裁定时说到的，这些变异大多是临床意义不明的变异。当能够获得成千上万来自于不同血统、不同身体状况的个人以及他们的家庭成员的基因序列时，也许就可以明白它们的意义了。目前，我们不仅无法完全理解自己的 DNA 嵌合体，甚至也无法将全部 DNA 进行测序。虽然我们总是说"全基因组测序"，但是由于它们的位置和其他技术问题，在已知的 19 000 个基因中有 900 个目前是无法检测的。因此，关于未来的基因组学，我们还有太多东西要学习，远远超出了我在这里总结的内容。

转录组

细胞必须把 DNA 分子中的遗传信息转录为 RNA 后，我们才能对其测序。虽然数十年来，大家一直都知道这点，但最近我们才开始重视 RNA。我们不仅发现了 RNA 的许多形式和特征，而且也越来越清晰地了解到 RNA 对基因表达调控的动态影响。这就是转录组学的发展过程，技术演变是如此迅速：人类已从尝试探测全基因组的基因表达发展到了 RNA 测序。可以利用 RNA 测序来探测基因融合以及不同 RNA 的广泛分类。其中，很多转录组测序都与治疗疾病和保健相关。

蛋白质组和代谢物组

在常规实验室的化学反应中，如在对肝脏和肾脏的功能进行测试时，我们早就发现了蛋白质的存在。如今，个体蛋白生物学的视野得到了极大地拓宽，为此我们可以明确自身抗体（直接对抗自身蛋白质的抗体）的存在并解释蛋白质间的相互作用。类似的，采用质谱分析法，可以评估一个人在某个时间点产生的所有代谢物。通过这种方式得到的结果是全局性的，与大多数实验室采用的对单个或单组蛋白质或代谢物进行分析得到的结果差异巨大。我们将踏进一个以个体为单位进行研究的时代，可以随时了解个体全方位的 RNA 转录、蛋白质和代谢物的情况，为公正全面地理解个体的即时生物学创造了非凡的条件。

微生物组

虽然大多数人很难接受"我们是由 9/10 的微生物、1/10 的人体组成的"这个说法，但至少从细胞的统计数据来看，的确是这样。测序对于数万亿寄生于我们体内或体表的微生物（细菌、病毒和真菌）来说尤其具有启发性。我们体内微生物 DNA 的多样性远远超出我们自身的 DNA，微生物的细胞数目为 100 万亿，而不是人体的 37 万亿；其基因数目超过 800 万，而不是约 1.9 万；其种类超过 1 万，而不是只有 1 种。[18] 微生物组是个体和外界环境之间的连接口。比如，一个人的饮食会对其体内菌群产生巨大影响。微生物组的医学重要性已远远超出我们的预见，它们对肥胖症、癌症、心脏病、过敏症和自身免疫性疾病等都有影响，其中，肠道微生物组的影响作用最为突出。

表观基因组

通过 DNA 碱基甲基化、组蛋白修饰、染色质重塑等途径对 DNA 进行修饰和包装来控制基因表达发生可遗传的变化，是如今基因生物学又一项高度活跃的研究内容，如 DNA 碱基甲基化可以使基因保持沉默。现在，评估基因的某段特定片段而找到表观基因的标志物，从技术角度已经很容易实现了。表观基因的改变是可以遗传的，不涉及 DNA 序列的改变，表观基因"重塑"对许多疾病都有影响，包括癌症、糖尿病、自身免疫性疾病以及心血管疾病等。类似 RNA 和蛋白质，表观基因都具有高度的细胞特异性，一类细胞的 DNA 侧链变化可能完全不同于另一类细胞。考虑到人体有超过 200 种细胞类型，可以想象表观基因对人体生物组学的影响是多么具有多样性啊！目前所有的人类表观基因组已经被绘制出来了，但是，与人类基因组不同的是，我们还无法规模化地应用它们。

暴露组

通过电磁辐射、空气污染、花粉传播、食物上残留农药等污染途径，环境对医疗保健的本质产生了深远的影响。很多无线连接设备或装于智能手机内的环境传感器已经或正在被开发，用以量化和追踪这些污染对人体的影响。

总体来说，以上 10 种组型全方位展现了个体的面貌，帮助医学向前发展的同时也让我们不断获取了更广泛的信息。目前，还没有人能对自己的基因信息"一览无遗"，但最接近的就是斯坦福大学遗传学家迈克尔·斯奈德（Michael Snyder）。斯奈德对他的全部基因进行了测序，并且测量了某几个特定时间点上的转录组、蛋白质组和代谢物组。[19] 这些测量的益处也已有所体现，斯奈德在上呼吸道感染后，很快就被诊断出患有糖尿病。也许看上去它们并无关联，但组型数据似乎将碎片化的信息都联系了起来，尽管之前没有人报道过这样一种关系。这次确诊也促使斯奈德积极地改变了生活方式，之后他的血糖回到了稳定的正常水平，接着他继续为一些血糖耐受性不明的亲属进行了基因检测，结果发现改变饮食结构和持续运动对他们的病情缓解同样有效。

最近，斯奈德研究小组的 40 名研究员扩大了对斯奈德的表观基因组、肠道微生物以及多种生物传感器使用效果的研究范围。获取这种类 GIS 的信息可以产生大量数据：1TB（太字节）的 DNA 序列，2TB 的表观基因组数据，0.7TB 的转录组数据，以及 3TB 的微生物组数据。[5] 试想一下，1TB 的信息量相当于 1 000 本《不列颠百科全书》，而斯奈德所有研究项目的累计数据量是 10TB，简直可以塞满整个美国国会图书馆。每年全世界大约会产生 5ZB（泽字节）数据，[20] 摊到全世界 70 亿人头上，平均每人每年产生的数据接近 1TB。当然，现实中并不存在数据平摊的概念，但通过这样的计算，我们可以体会到人类 GIS 数据流的巨大信息量。

我们对人类整体的 GIS 数据进行展望，并不代表这已经具有可操作性，不仅是因为其实施费用极其昂贵，而且当下所产生的数据已然远远超出了我们的解读能力。然而，它却具有可行性，它代表着人体数字化的开端，为个体化医疗打下了实实在在的基础。目前不具有可操作性并不代表未来不行，毕竟一开始要用 10 年时间、花费 500 万美元才可以进行的人类基因测序，现在只需不到 24 小时、低于 1 500 美元便可以开展。[5]

利用GIS将医疗个体化

这 10 个基因组工具的集合，为建立全新的高度个体化的医疗模式提供了很大可能性，如图 5-4 所示，从个体生命的开始到结束，GIS 能够适用于一个人的一生。让我们看看 GIS 是如何应用的。

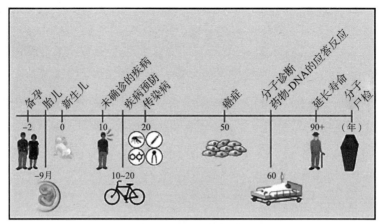

图 5-4　基因组学在个体化医疗中的应用

资料来源：摘编自 E.J.Topol，"Individualized Medicine from Prewomb to Tomb，" *Cell* 157（2014）：241-253.

孕前

　　预防医学最长远的影响方式之一就是在备孕时便开始运用基因学知识。携带严重隐形等位基因的人群比例要比我们所了解的高得多，如携带囊性纤维化疾病基因的比例为 1/40、脊髓性肌萎缩症为 1/35、X 染色体易损综合征为 1/125 等。在德系犹太人群中戈谢病基因的携带率是 1/15，泰－萨克斯病是 1/27。[5] 通过不同的商业化基因检测产品，准父母可以很容易地筛查出重要疾病的基因携带情况。23andMe 可对 50 种遗传病基因进行筛查，Counsyl 公司的基因测试则覆盖了上百种遗传疾病。这两家公司都采用阵列芯片进行检测，芯片只识别传统上认为与特定疾病相关的突变，然而，正如之前在 BRCA 或囊性纤维化基因案例中提到的，任何基因都可能存在数百种致病性变异，而当前尚不能被筛选出。

　　实际上，对于那些存在问题的基因，目前已有更新的方法进行测序，比如 Recombie、Good Start Genetics 或 GenePeeks 等公司采用的检测法。如果准父母某一方的关键隐性等位基因测试结果为阳性，那么有多种方案可供他们选择，包括选择收养孩子或者不怀孕。然而最流行的方案是采用植入前遗传学诊断技术进行体外受精。该技术涉及胚胎的培养以及确认培养时是否带入隐性等位基因，这对防止胎儿患上遗传病非常有效。一项对人体卵细胞进行无创性测序的进展可能会使体外受精的成功率大大提升，同时也可避免在进行基因诊断前就过早进入囊胚着床前的胚体发育初期阶段。[14] 另一个选择方案是利用捐献者的精子，但是精子库完全没有对其进行过任何标准基因组的评估，[21] 因此捐献者的精子很可能会造成新的问题。尽管这些做法受到了一些人的质疑，将其贬低为"设计婴儿"，[22, 23] 但它们确实代表了一种吸引人且性价比高，但尚未得到充分应用的，可预防严重医学疾病的方法。

胚胎测序和跟踪

产前医疗革命的发生，应归功于对主要染色体畸变的诊断能力的提升。目前通过采样母亲的单管血液就可以在妊娠 8~10 周期间，诊断出胎儿是否患有染色体病，如 21 三体（唐氏综合征）、13 三体（帕陶氏综合征）、18 三体（爱德华氏综合征）以及迪乔治氏综合征、猫叫综合征、普拉德－威利综合征等。（而传统上，需要进行羊膜穿刺术或绒膜绒毛取样的侵入性操作才能诊断，这种操作的流产风险为 1/400。）

目前，美国有 4 家公司提供这些检测服务，每一家的检测精确度都非常高。[24, 25] 它们所用的检测法已成为医学史上最快被普及的分子诊断法。2014年，全美 400 万新生婴儿中，有将近 20% 都进行了无创产前基因检测（NIPTs）（见图 5-5）。预计在未来几年内，这些筛查将成为常规检查项目。加利福尼亚州拥有全世界最大的产前筛查项目，项目每年为超过 40 万孕妇进行基因评估，也已经向所有高风险的孕妇提供了这些筛查服务。[26]

当然除了这些简单的筛查，我们也可以对胚胎的全基因进行测序。然而，目前还没有相应的测序产品进入市场，并且胚胎全基因测序被规模化应用之前还存在大量生物信息学方面的挑战，并且预期会带来的生物伦理学问题也非常多。[27] 关于允许终止早期妊娠的基因组标准的制定，我们还有很长的路要走，因为这不仅需要精确定位与严重疾病相关的关键基因突变，还要弄清这种症状是否一定会显现出来。"等待中的患者"用于形容那些携带了与已知疾病相关的突变基因，但尚未表现出任何病症的个体。[28] 由于可采取其他基因修饰或者可抵消疾病风险的表观基因重组（尚未完全熟知）等措施，即使不是绝大多数，也会有相当一部分人永远不会患上该疾病。因此，对产前筛查的限制有很多不确定性因素，如精确度、诊断严重性疾病的界限、基因突变风险与医疗风险的等同程度等。[27] 不管怎样，妊娠早期无需侵入子宫，就能够筛查出这么多的严重遗传性疾病，本身就代表了医学上的巨大进步。

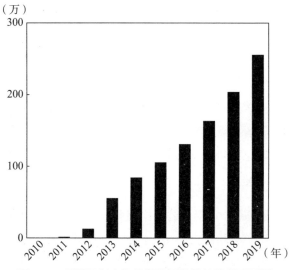

图 5-5　美国无创产前基因检测数量统计及预测图

在妊娠后期，准妈妈只需一款简单的可穿戴传感器即可追踪胎儿的心率以及胎儿对产妇宫缩的反应，无疑有助于通过远程无线监测，尽早诊断出高风险孕期可能发生的胎儿窘迫。

新生儿测序和跟踪

通过足跟血对大批新生儿进行疾病筛查，始于 1963 年的美国，但从那以后几乎没再发展过，[29] 甚至变得更糟糕了：临近其 50 周年纪念日时，一篇题为"致命的延误"的报道曝光了全美医院分析样本所花的时间差异相当大。[30] 尽管对 50 多种诸如苯丙酮酸尿症（phenylketonuria，PKU）、半乳糖血症等罕见失调症的筛查并不昂贵，且非常容易，但很多医院仍要花上数周的时间才能完成。这简直就是一种嘲讽，若无法快速诊断出这些疾病，很可能对婴儿产生不可逆转的伤害。

为了提供一种更加迅速和全面的检测服务，由斯蒂芬·金斯莫尔（Stephen Kingsmore）领导的来自堪萨斯城儿童慈善医院的专家团队展示了 24 小时内进行新生儿全基因组测序的可行性。对新生儿来说检测结果不仅有指导意义，同时也将成为贯穿其未来整个生命周期的医疗参考资源。[4]

目前已有多种为新生儿设计的可穿戴传感器，比如可以固定在袜子或衣服上的，Owltet、Mimo、Sproutling 等公司生产的各种各样的产品。通过传感器，父母可以清楚地知道新生儿的睡眠质量、心率或呼吸频率。但是，父母过度跟踪新生儿也不好：太多的信息可能会使父母过分焦虑，而对新生儿进行过多不必要的医疗评估。[31] 尽管我们知道美国每年死于婴儿猝死综合征（sudden infant death syndrome，SIDS）的新生儿高达 4 000 多例，但就我们目前的认知而言，还无法明确知道哪些婴儿需要监测。未来，组型工具也许可以帮上忙，通过组型检测结果来指导对高风险的婴儿使用相应的传感器。

未确诊的疾病

据科学估算，有超过 100 万的美国人患有严重、致残，甚至危及生命的疾病，但尚未得到确诊。一般来说，这些人已在多个医学中心进行过病情检查，累计花费可能少则数百或数千，多则上百万美元。而现在，利用基因测序就能解开未知疾病的分子诊断之谜，而且利用患者父母或其他亲人的 DNA 进行标记和序列对比分析可大大提高成功率。美国有几个医学中心的确诊率在 25%~50% 之间。测序要求由权威的基因组生物信息专家指导，因为一组 3 个人（患者及其父母）可产生 75 000 多亿的数据点（共 3 人，每个人测序 60 亿个碱基，为保证准确度要进行 40 次测序）。

未来洞察 Future Insights ···

　　虽然确诊并不意味着找到了有效的治疗方案，但确实已有相当多的孩子的生命得以挽救或生活得到巨大改善的案例。同时，一旦明确疾病的根本原因，拓展现有药物的适应证范围或者挖掘正在临床开发的药物的潜在应用价值将成为可能。尤其值得鼓励的是，一些保险公司开始愿意覆盖基因测序和分析的费用，他们慢慢意识到这笔费用的预支可以减少未来长期且昂贵的多中心医学评估费用。随着更多案例的验证，这对于未来医疗来说很可能是明智且高性价比的策略。

···

疾病预防

　　乳腺癌并不是我们借助基因组学进行预防的唯一疾病，还有很多罕见的基因突变都是有应对方案的，如林奇综合征（遗传性非息肉病性结直肠癌，简称 HNPCC）。在每年 160 000 名罹患结直肠癌的患者中，被诊断为是 HNPCC 的人群占到 3%~5%。与 BRCA 基因类似的是，与罹患 HNPCC 相关的基因通常负责修复 DNA，在细胞分裂中发挥着重要的内部调节作用。遗传性结直肠癌另一个主要表现形式是家族性腺瘤性息肉病，由 APC 基因突变导致。对于携带这两种高风险的遗传性的结直肠癌基因者，可以通过密切的监测和手术来预防疾病的发生。这两种基因都属于常染色体显性，在家族中代代相传，但通过载体筛查和体外受精的方式可实现全面预防，正如上面谈到的孕前方案的选择。

　　还有很多其他利用预防策略来修复罕见突变基因的案例。例如，对于可能引起危险的致命性心律不齐综合征的离子通道基因突变，目前发现携带该病原性突变基因的人们可以服用专门的治疗离子通道异常的药物，或放置可持续监测心律的除颤器。当患者发生严重的心律不齐时，除颤器可提供电力振动（类似之前讨论到的金·古德塞尔的案例）。

然而，这些仍然都是遵循简单的孟德尔遗传规律的罕见基因突变。不幸的是，人类大部分常见疾病都是多基因病，表现为多种基因以复杂的形式相互作用，且遗传模式不那么显而易见。目前，仅有限的此类疾病的基因组标志或诱发性的 DNA 突变序列是已知的，更别提制定预防路径了。

年龄相关性黄斑变性（age-related macular degeneration）是一个最能够说明问题的例子，它是导致患者失明的主要原因。对于携带基因变异体的人群，已经有很多可以减小失明可能性的方法，如戒烟、避免日光暴晒、通过眼睛检查以密切监测、多吃果蔬和低饱和脂肪食品等。另一个明确基因突变是诱发疾病的危险因素的案例是载脂蛋白 ε4（apoε4）等位基因。一个拷贝①apoε4 可以使阿尔茨海默病基因携带者的患病风险率增加 3 倍（无 apoε4 等位基因的人群患病风险率为 8%，而有一个拷贝 apoε4 的人群患病风险率为 24%），具有纯合子（两个拷贝 apoε4）等位基因人群的患病风险率可超过 75%。但不同于 AMD 的危险突变基因，针对 apoε4 基因目前还没有找到任何经证实有效的预防性策略。为攻克阿尔茨海默病性痴呆这种相当普遍又可怕的痴呆疾病，人类在药品研发方面已经做了很多努力。一些大型长期的新药临床试验就是为 apoε4 等位基因携带者或具有纯合子基因型的人群专门设计的。

但不管怎样，提前知道一个人的 apoε4 等位基因情况，相对于八九十岁时患上迟发性痴呆来说，还是相当有意义的。携带 apoε2 或 apoε3 基因突变体的人群占人口总数的 80% 以上，比起这部分人，apoε4 等位基因携带者和具有纯合子基因型的人群更容易在头部受伤后产生不良后果，包括恢复缓慢、认知障碍以及提早出现痴呆病等。最让人担忧的还是外伤性脑损伤

---

① 一个编码基因的 DNA 序列在基因组内完整地出现一次，称为该基因的一个拷贝；只出现一次的基因称"单拷贝基因"。——译者注

为 apoε4 等位基因携带者带来的风险，它是一种伴有一系列严重的神经和精神系统影响的综合征，目前还没有确知的有效治疗方法。因此这些人群对如拳击或橄榄球之类的有头部损伤高风险的运动要尤其注意。一些专家甚至建议参与这些运动的运动员应该进行 apoε4 变异筛查。大卫·爱泼斯坦在《运动基因》(the Sports Gene) 一书中引用了一位阿尔茨海默病研究人员的话："一个单拷贝 apoε4 所带来的痴呆风险与在美国国家橄榄球队联盟（NFL）服役的队员患上痴呆的风险类似……两者叠加就更加危险。"[32] 事实上，当我看橄榄球比赛时，看到有选手头部受伤，我首先想到的是该选手是否是 apoε4 携带者，如果是，那么随着时间的推移，他将遭受不可逆转的脑部损害。

最近，在对橄榄球和外伤性脑损伤之间的关联性有了数十年的质疑后，NFL 终于开始对脑震荡带来的主要风险因素进行研究。NFL 在运动员的头盔上安装传感器，同时通过影响感应加速器来对头部损伤的程度进行量化测试，即使是没有经受过脑震荡的队员也会进行。然而在这之前，大批遭受外伤性脑损伤的运动员都没有接受过任何基因筛查或风险率评估。此外，对那些参加高风险运动的儿童来说，我们也不得不尽快解决他们的基因筛查问题。

需要明确的是，apoε4 并不是罕见的突变基因，而属于相当普遍的类型（约 20% 的人至少携带一个），并伴有发病的高危因素。大部分常见的突变基因，也就是指在超过 5% 的人群中有所体现，便被视为风险较小。与之相反，罕见的突变基因，尽管人群的发生率往往低于 1%，人们却往往认为其风险要大得多。这是因为，到目前为止，只有相当有限的人群进行了全基因组测序，在尚未收集到各种各样不同基因表型或患者血统信息的情况下，找出重要的罕见基因突变体是很困难的，还有很长的路要走。诸如 apoε4 这样的会大大增加患病风险的罕见突变基因，往往能够给个人传递一个相当有价值的紧急信号，可能因此会对特定遗传病的预防有益。

然而，仅仅知道患病风险率是不够的，我们还需要知道疾病会在何时来临。

这时，生物传感器就可以派上用场。例如，如果我们已经知道某个儿童患哮喘病的风险很高，那么理想的状态是：在首波喘息或症状发生之前就通过传感器发现其初期的气道问题。我们知道很多遗传疾病病发的风险因素，但我们对何时进行干预以阻止其发生一无所知。

在血液中置入传感器，并将其连接到个人的智能手机（如果是儿童，就连接到父母的智能手机上），对实时监测病情特别有益。通过基因组检测，我们可以识别出带有高风险自身免疫性糖尿病（Ⅰ型糖尿病）的儿童。我们知道，自身免疫系统遭攻击造成大量胰腺胰岛细胞累积性损害需要5年时间，到那时糖尿病的症状才会显现出来。我们已经开发了微型纳米传感器来监测人体的DNA、RNA、蛋白质和自身抗体信号。如果我们发明一种基于血液的可以监测免疫系统激活的传感器，并且同时服用合适的药物来及时调节免疫系统，那会怎样呢？也许胰腺就能够被挽救。这样的干预方式对一系列突发的自身免疫性疾病都有效，如多发性硬化症、类风湿关节炎、狼疮等。

在预防心脏病的发作方面，从动脉内层脱落细胞中发出的基因信号显示了疾病发作前心脏自身的抑制过程：形成动脉血块或心肌血流发生堵塞。若做到精确了解一个人的心脏病将何时发作，就可以及时服用强效的抗凝药物来阻止发作。

我们知道罹患癌症的患者血浆中都含有肿瘤DNA。在治疗期间，可以通过传感器对这些DNA进行监测，因而不再需要昂贵的、具有高辐射风险的PET扫描或CT扫描。嵌入式生物传感器可以更加紧密地监测肿瘤复发的概率，也许某一天，甚至在扫描探测到肿块之前就可以发现将要罹患肿瘤的信号。

同样，"分子听诊器"的概念也非常吸引人。除了用它观察游离的DNA，也可以通过游离的RNA转录组来探测医疗上的相关信号，最近对妊娠、胎儿成长的追踪以及对阿尔茨海默病的诊断都可以说明这一点。[33] 在一个人的一生中，一管血就可以进行DNA/RNA筛查来预测其未来的健康状况，这也是个体GIS的另一个信息呈现维度。然而，要做到真正理解这些数据，还有很多挑战。

后续我们在讨论"预测分析"时，还会再回到这个话题。

传染性疾病

利用全基因组测序，配以社交网络对传播路径的绘制，可对抗多种病原体的爆发，如克雷伯氏菌（Klebsiella）肺炎、耐甲氧西林金葡萄球菌、梭状芽孢杆菌和肺结核等。我们对传染性疾病的起源和传播途径已有较为深刻的理解。同样让人印象深刻的是互联网数字技术的发展，人们已经研究出可以解释传染病蔓延"有效距离"的度量标准（它也适用于谣言和创新的传播）。[34]

病原体测序的应用远不应局限于确定传染病的来源上。目前，对严重感染者的普遍诊断检查方法依然是采集血液或其他体液进行培养，往往两天后才能得到培养结果，然后还需要更多的时间来确定病原体对各种抗生素的敏感性。这两三天内，患者通常会得到一张"闪电处方"：通过使用强效的广谱抗生素，来"粗暴地"覆盖到所有可能引起感染的病原体。

为了更好地体会为感染病患者测序具有挽救生命的力量，可以来听听一个差点儿死于脑部感染的 14 岁男孩乔舒亚·奥斯本（Joshua Osborne）的故事。尽管乔舒亚接受了脑部活检和全面的病原体血液检测，但依然无法确诊，持续癫痫发作。[35] 最后，通过提取他的脊椎液进行测序，很快发现其病因在于一种叫作"钩端螺旋体"的罕见细菌，在医生给予使用恰当的抗生素后，终于治愈了他。

未来洞察 Future Insights ·············

有了测序这种工具，我们的常规操作将被彻底改变。如今，实验室芯片测序平台已经可以和智能手机或平板电脑相连。未来，更快速、更即时的病原体测序也将实现。通过病原体测序，希望在不久的将来，败血症（一种致命性的疾病）的治疗也可以更精确、更及时。

···

癌症

癌症作为一种与遗传基因组学息息相关的疾病类型，尤其适合通过基因测序来进一步理解疾病和探索新的治疗方案。通过对数以千计患者的肿瘤细胞和生殖细胞 DNA 进行测序，我们已识别出大约 200 种基因的变异情况，它们被认为是基因突变的"促使因素"，对肿瘤的生长起着关键作用。[5, 36] 大部分此类突变基因都被称为"致癌基因"，它们会直接促进肿瘤的形成，可以利用特定药物对其进行靶向治疗，其余的则是肿瘤抑制基因的改变。正是由于基因抑制肿瘤生长功能的丧失，肿瘤细胞才得以繁殖，因此治疗将更为困难。鲜少有人赞同药物可以增强生物细胞的生物学功能，因此当出现肿瘤抑制基因反而加速了发病的情况时，就意味着需要一个变通的治疗方案，而不是直接刺激此类基因。

正如我们定义的人体 GIS 一样，"癌症基因地图"（Cancer Genome Atlas）已进行了大量研究工作。该项目始于 2005 年，由全美医学研究院出资，研究目标是要确定最常见癌症类型的 GIS。图 5-6 显示了 12 种不同类型肿瘤的不同层级信息聚集在一起，这些数据包括基因突变、基因结构变体（显现出的基因拷贝体数目的变化）、基因表达、DNA 甲基化、蛋白质组学（反相蛋白质阵列）和临床数据。大量的组型描述，可以让我们明确癌症的主要生物学通路，同时，我们也就有能力找到可对促使基因突变或通路进行靶向追踪的特定药物。[5]

虽然药物和突变基因匹配的效果在短期内非常显著，即通常肿瘤细胞在数周内就可以被完全分解；但是，关键问题往往是在 9~12 个月后，肿瘤又会复发。这种现象的一个典型案例就是：使用了靶向作用于 BRAF 突变的药物后，60%患有转移性黑色素瘤的患者都经受了再次复发。对于类似的复发情况或难治愈型患者，其中一个重要的解释就是：与癌症相关的突变基因具有异质性。对肿瘤的不同部位进行测序发现，其突变具有显著的差异。一旦癌症发生转移，问题就变得愈加严重，因为转移病灶有着与原发病灶完全不同的突变。要实现长期有效的治疗效果，似乎联合使用作用于不同的突变基因和通路的靶向药物相当有必要，就好像 GIS 方法建立时，遗传异质性因素就已被考虑进去了。这与成功治疗丙型肝炎和 HIV 病毒的方法类似，三四种药物联合使用已被证实相当有效。但是要确定癌症是否和病毒一样受制于联合疗法，还需要进行更多的研究工作。

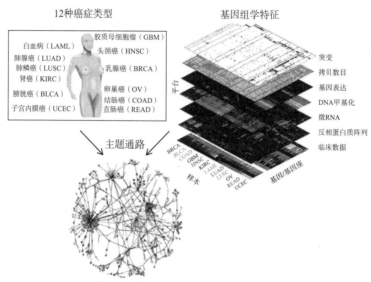

图 5-6　癌症的 GIS 及其决定生物学通路的能力

注：此图呈现了 12 种不同类别的癌症，而 GIS 方法适合于所有癌症。
资料来源：J.N.Weinstein et.al.，"The Cancer Genome Atlas Pan-Cancer analysis project," *Nature Genetics* 45（2013）:1113.（经允许，同意转载）

　　尽管 GIS 方法在临床治疗中已经可行，但目前，大多数医生和医院仍只提供基因点突变筛查，而且仅仅局限于乳腺癌的 HER2 或结直肠癌的 KRAS 基因。已经开始应用 GIS 方法的大多是学术研究中心，而且也主要是将它们作为科研项目的一部分。只有少数机构开始通过为癌症患者提供测序服务来指导临床诊断。

　　基础医疗公司（Foundation Medicine）已推出一款商用基因测序产品，能对大约 300 种肿瘤基因进行有限的测序，从而筛查是否存在可疑的致病性突变基因。[37] 对 2 000 多名患者进行的首次测序发现，似乎很有希望找到癌症的基因元凶，但与传统标准的非 GIS 方法进行对比时，还需要通过临床试验来证明这些信息可以带来更好的结果。另外，考虑到只有有限数量的基因（300/19 000，约为总量的 1.6%）被评估过，而余下 98.5% 的基因还属于"暗物质"，容易使我们在拟定 GIS 方法时遗漏一些重要数据。比如，我们已经知道基因组中的很多非编码（非基因）元素也可能诱发癌症，而通过对 RNA 测序就可以挖掘这部分信息；另外，患者生殖细胞系的 DNA 评估也未涉及。然而，尽管基础医疗公司的测序服务模式有很多限制，但是它代表着未来一个重要的发展方向。

关于癌症治疗，还有两项令人兴奋的进展。一项与肿瘤的诊断和跟踪有关，即从血液样本中分离肿瘤 DNA 进行"液体活检"。如前文所述，大部分肿瘤患者的血浆中都含有肿瘤 DNA，很容易将之从血液中分离出来进行测序。这很可能会成为未来肿瘤 GIS 的一部分。

创新时刻 Innovation Time

免疫疗法——转移癌克星

《科学》杂志将癌症免疫疗法评为"2013 年度十大科学突破"之一。[38] 不同于直接针对肿瘤基因组的治疗方法，癌症免疫疗法则是通过抑制具有延缓免疫反应功能的分子来激活免疫系统。临床试验证实，此种疗法对不同类型的转移癌效果显著，包括黑色素瘤、肺癌和肾癌等。但是反应率居于 20%~30% 之间，因此我们需要识别出对特定个体最为有效的影响因素。除了干预免疫系统会带来风险之外，免疫疗法的药物也相当昂贵，一种名为伊匹单抗（ipilimumab）的药物价格超过 120 000 美元。确实，价格是一个主要问题：每个疗程，几乎所有治疗癌症的以基因为导向的药物费用都超过 100 000 美元。所以，从另一个角度来看，考虑到这些新型治疗方案的经济性，经济实用型的个体化用药势在必行。

分子诊断

正如 GIS 方法在癌症领域的应用已经开始取得进展，它也将逐渐延伸到所有的医学诊断中去。例如，"II 型糖尿病"实际上是各种与血糖问题相关的症状总称：胰岛素抵抗、胰岛素分泌功能缺陷、胰岛素转运缺陷、离子通道缺陷、肾上腺素能受体异常、葡萄糖传感异常等。这不仅与人体生理机制相关，还涉及血统。最近的一项研究发现，常见的溶质载体基因（SLC16A11）序列突变以及另一基因（HNF1A）的罕见变异都会增加墨西哥人和拉丁美洲人患糖尿病的风险；[39, 40] 格陵兰人的一种常见的突变基因（TBC1D4）会阻碍人体肌肉对血糖的摄取，从而会使他们患糖尿病的风险增加 10 倍。[41] 然而，这并没有为糖尿病确诊患者带来临床上更深入的个体化治疗方式，实际上依然在采用"漫无目的"的治疗方案。治疗糖尿病有 14 种不同的药物分类，智能的 GIS 方法可以提供大量信息，帮助找到针对个人最有效的治疗方案。用于治疗糖尿病的药物类别可能至少像糖尿病的分子亚型那么多；除了基因组特征描述，只要花上数天或数周，就可以利用不间断血糖传感器为个体血糖调节提供精密的数据。无疑，并不是只有糖尿病需要新型的分子分类法，已有不少特殊组学的研究把普通疾病分类成独立的分子亚型，分类目录正不停增加，包括哮喘、多发性硬化症、类风湿性关节炎、结直肠癌和子宫癌等。可以想象，未来任何常见的医学诊断都将不再是过分简化的总称式术语，GIS 不再会被认为是医学时代的不合时宜，而是真正的应时而生！

药物基因组学

把诊断过分简化的做法，使得我们不够重视个体基因组，以及对个体基因组如何调整药物应答的了解甚少。目前，被 FDA 标记为重要的已知与 DNA 相互作用的药物只有上百种。[42] 这个目录将不断增加，事实上，在 6 000 多种处方药物中，几乎所有的药物都可能由于个体 DNA 差异产生不同的反应。事实上，个人对药物应答的各个方面，包括吸收、代谢、结合、转运以及排泄，在遗传学角度都是确定的。然而，98% 的药物在这些方面都是没有统计过相关数据的，更糟糕的是，对于 FDA 认可的这上百种药物，它们的药物基因组学信息却不被应用于临床实践中。

很多药物基因组的相互作用已经相当明确，部分在表 5-1 中已有总结。[42]相对危险度（odd ratio）指的是突变基因对人体的影响程度。对于双向障碍的锂盐疗法，DNA 变体与药物应答的相关性提高了 120 倍（通过一项对中国汉族人群进行的研究发现）。[43] 在使用干扰素 α 治疗丙型肝炎的患者中，与基因变异相关的方法使疗效提高了 38 倍。[42] 还有三个例子与重大不良反应相关，基因序列变异对个体发生严重不良事件的概率也有很大影响。

尽管这些药物基因组的发现具有巨大的影响，但目前都还没有被应用于临床实践中，至少在美国没有。在中国台湾和新加坡，除非确认患者携带史蒂文斯 – 约翰逊综合征（Stevens-Johnson syndrome）的风险基因型，这是一种可能致死的疾病，否则医生不能开具卡马西平的处方。不幸的是，在运用这些技术来确定 DNA 和药物之间的相互作用之前，我们已经拥有了6 000 多种商业化的药物。让我们更加忧虑的是，就现状来看，很少有制药公司或生物科技公司开发药物时会系统地研究药物的基因组学反应。理想的话，未来个人 GIS 还应当包括个体与药物潜在的相互作用的全面描述。

表 5-1 部分 DNA 和药物相互作用的明显反应

药品和症状	基因	相对风险度	备注
锂盐治疗双相障碍	GADL1	120X	对于中国汉族人群的疗效
干扰素 α 治疗丙型肝炎	1L288	38X	对于治疗病毒性感染的疗效
卡巴西平治疗多种神经系统疾病	HLA-A*3103	26X	史蒂文斯–约翰逊综合征
辛伐他汀降低LDL胆固醇	SLCO1B1	17X	严重肌肉炎症
氟氯西林治疗感染	HLA-B*5701	81X	药物的肝脏毒性

资源来源：摘编自 A.R.Harper，E.J.Topol，"Pharmacogenomics in Clinical Practice and Drug Development"，*Nature Biotech-nology*，30，no.11（2012）:1117-1124.

健康寿命

人类参考基因组一直被认为是评估基因组是否变异的黄金标准，然而，它却存在着明显缺陷——制定参考基因时所选择的个体均为没有任何表型的年轻人。因此，我们所参照的"标准基因"也可能存在着与疾病相关的变体。例如，罹患凝血障碍的一个主要风险因素可归于"莱登第五因子"（Factor V Leiden）的基因突变。但如果你去查阅参考基因组中的第五因子基因，会发现它就是"莱登第五因子"！因此，参考基因必须具有严格的表型特征描述，才能避免此类问题。通过积累大量具有广泛健康跨度的人群样本（如过去 8 年里，我们在美国斯克里普斯研究所 [Scripps] 进行的 "Wellderly" 项目），对他们进行全基因组测序，我们才能拥有一套明确的可供对比的健康的人类参考基因组。

之所以健康寿命基因组对人类的 GIS 非常重要，还有一个迫切的原因就是：我们对修饰基因和保护性的等位基因（可抵消风险或提供保护从而避免患病的突变基因）了解甚少。一个值得注意的案例就是淀粉样前体蛋白基因，这个基因的一种罕见突变可导致前期阿尔茨海默病性痴呆，而另一个突变基因则可能阻止阿尔茨海默病的发病过程，甚至对含有两个 apoε4 拷贝体的老年人也有作用。不幸的是，这种保护性的淀粉样前体蛋白等位基因相当罕见（欧洲有不到 0.3% 的血统人群），但大自然为我们上了一堂无价的课，让未来研发预防阿尔茨海默病的药物成为可能。还有一个类似的例子，载脂蛋白基因 ApoC3 的罕见变体可大大降低血液中的甘油三酯，从而减少 40% 的冠状动脉疾病患病率。除此，毫无疑问的是，一定还存在大量类似的可降低风险或提供有效保护防止患病的罕见 DNA 变体。我们需要找到它们！最终，将所有的"未知基因"都消除。[45]

分子尸检

在美国，每天有超过 1 000 例因心脏病突发而猝死的病例，而复苏率仅10%。[46] 通过尸检来确定其死因的情况很少，即使进行尸检，也会遗漏很多项分子诊断，如长 QT 综合征或布鲁加达（brugada）综合征这样的离子通道基因异常。如果不知晓猝死的原因，那么其他在世的家庭成员就可能由于这种风险因素还置身于危险中。孩子死于"婴儿猝死综合征"的父母往往会遭受巨大的情感痛苦，不知道孩子究竟发生了什么。通过分子尸检，将死者和一些在世家庭成员的全基因作对比，可能会提供大量信息。稍后我们将在本书中深入讨论建立一个分子尸检的全球信息资源库的必要性和机遇。

人类GIS展望

事物从诞生到消亡的过程已经让我们对 GIS 的未来模样有了初步的概念判断——巨大、多层级、全景式的个体信息。我们可以把 GIS 称为"10 + 10"：10 种基因组学工具和一个人生命中的 10 个站点。但这次旅途不是"1 个GIS"，也不是"某人的 GIS"，而是"我的 GIS"。GIS 的关键特征是：它的拥有者必须是个人（若为孩子，那么暂由父母保管）。就像安吉丽娜那样，我们每一个人都将可以根据 GIS 信息作出重要的医疗选择。

GIS 是关乎个体生命的数据，个人可以基于这些数据作出选择，没有人会比我们自己对如何合理使用这些个人数据更有兴趣。个体的 GIS 最终都将通过个人的小型无线传感设备传输，因此数据流的新模式将使这些信息的所有权更加清晰。我的全基因序列已经在我的 iPad 上；我的所有来自传感器的数据在我的智能手机上流通并展示。然而，展示只是终端用户的一种体验方式，这些数据是如何被收集、存储和解读的呢？最终如何通过这些数据来说明特定人群的受益程度呢？我的 GIS 必须首先拥有我的云储存。这不仅仅与数据的获取和存储相关，最重要的是对数据进行预测性分析的能力。在接下来的整个章节中，我们都将探讨这个令人兴奋的话题。

目前，我们还没有真正的 GIS 或个人云。现实的医疗发人深省，我们还处在一个相当粗糙、仓促的数据收集阶段，病历、用药记录、实验室检查、影像扫描结果等都散落在不同的机构或部门。如今,在顽固的家长式医疗作风下,这些数据基本上都由医生和医疗机构拥有和控制。我们在等待人类 GIS 到来的同时,还有很多可以进一步完善和改进的空间,甚至彻底颠覆医疗信息中传统的组成要素服务于个体的方式,而这些就是接下来要讨论的内容。

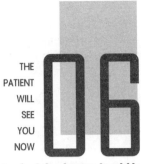

THE
PATIENT
WILL
SEE
YOU
NOW

06

我的实验室检查和扫描

让每一个普通人都可以随时随地获得可靠的自我医疗诊断。

——阿里尔·萨巴

《父亲的天堂》(*My Father's Paradise*)作者[1]

让每个人都能通过血液检测来了解病情，从而及时采取应对措施，这是一项基本的人权。

——伊丽莎白·霍尔姆斯，
Theranos CEO[2]

在其他所有行业里，技术都可以使生产成本降低，消费者也完全有能力为自己作决定。

——大卫·戈尔德希尔
《医保灾难》(*Catastrophic Care*)作者[3]

《纽约客》杂志上有一篇漫画是关于医生和患者的，很好地诠释了医患之间的关系："这是一个相当简单的检查项目——取完血样，送到实验室，然后再也没有告诉你检查结果。"[4] 我知道医患双方都对这样的常规操作程序毫不在意，觉得一切都没问题；所以当我读到《华尔街日报》讲述一位 29 岁的斯坦福学生退学的故事时，我被震撼到了，这位学生创办了一家公司，致力于让实验室检查更高效便捷，让患者少些疼痛，同时价格相比市场价更低廉。

这位退学学生叫作伊丽莎白·霍尔姆斯（Elizabeth Holmes），大学一年级结束后她离开学校成为了 Theranos 公司[①]的创始人。[2, 5-7] 她告诉《华尔街日报》："静脉切开术源自于公元前 1400 年的放血疗法，现代临床实验室出现于 20 世纪 60 年代，但从那以后基本上就再也没有得到发展。"她补充说："医生在你的手臂上绑一圈止血带，然后扎一针，用试管取走血样。"[5] 是的，这就像钻孔。

在美国，每年的实验室检查量大约有 100 亿人次，医生给出的医疗决策中，根据检查结果来判断的占到 70%~80%。[2, 5] 考虑到血液检查是临床中相当重要

---

① 2015 年 10 月起美国卫生监管部门正式启动针对 Theranos 公司的调查。2016 年 1 月联邦政府向 Theranos 公司发布公告，证明其加州实验室的技术存在重大问题。而在实验室检查领域，Theranos 公司对推动个体主动进行健康管理、自主获得检查结果的"民主化医疗"向前发展功不可没。——译者注

的一部分，而且看到了这种检查的一些创新之处，我去到 Theranos 总部（一间宽敞、现代、明亮的仓库，墙上贴满了小朋友们的大幅照片），去采访霍尔姆斯。

这次访谈从一顿简单的午餐开始，她简单地说了自己的故事：19 岁离开斯坦福大学，过去 10 年里都在筹建 Theranos，而公司一直处于比较低调的隐匿状态，直到最近 Theranos 才突然火起来。在采访霍尔姆斯之前，我曾问她，我是否可以进行血液测试，她非常高兴地答应了我的请求。这是次令人耳目一新的经历：没有止血带、不用握紧拳头、没有很大的针头。取而代之的是，一位年轻女士将用于扩张血管的手指加温装置套在我的食指上，接着，我甚至还没有感觉到一丁点儿的针刺，她就已经用一个他们所谓的"纳米容器"取得了一滴血，血样被送到他们办公楼里的实验室，对超过 50 种检查项目进行了分析（部分如左图所示）。只是在短短几分钟内，我就拿到了检查结果。令人安心的是，检查结果与之前传统实验室的结果一致：由于刚吃了午餐，血糖值有所上升；我的高密度脂蛋白（HDL），也就是"好"胆固醇偏低，这些都是我已知的信息。真正让我感兴趣的是这些来自一滴血的检测结果可以如此快就到达我的手里，包括了肾脏、肝功能、血生化、血脂、全血细胞计数等等检查

我的实验室检查结果

113

项目。通常来说，这些项目的传统检查至少需要两管血，花上数小时，才能出来结果。

Theranos 可以提供总共 1 000 种实验室检查服务，价格比目前医疗保险计划的报销价低 50%，比医院实验室的价格低 70%~90%，[2, 5] 所有的检测和定价都在他们的网站上有罗列。[8] 更值得关注的是他们与沃尔格林连锁药店的协议：在他们宣布的与沃尔格林的合约中，计划将培训药剂师或医生助理在全美 8 200 间连锁零售药店中的 Theranos 专属角落里采集小滴血样。Theranos 意识到了药剂师的关键作用。相对来说，临床医生很少会这样重视药剂师的作用，但霍尔姆斯认为这是个"利用药店专业人士的绝佳方式"。[9] Theranos 的目标是让每个人在离家 8 千米范围内都能获得这样的检查。

但我所关心的问题是采血后的下一步：将检测结果交给患者。霍尔姆斯认为患者获取自身检测结果是"一项基本人权"。[2, 9] 这是个人的样本、个人的检测，[10] 难道患者不应该知道自己血液的情况吗？霍尔姆斯和 Theranos 最初没有向顾客提供检测结果的唯一原因是医疗系统尚未完善。这是因为我们还处于家长式医疗管理的时代，我想起发表于 2011 年一本知名的医疗杂志上的一句评论："患者应该直接获取他们的实验室检查结果吗？"[11] 多年后这句评论依然浮现在我脑海中。

作为一名权威的临床医生，怎么可能会在诊断结束后继续追问患者是否需要获取他们的实验室检查结果？医生给出的解释是患者可能会对检查结果感到疑惑，从而引起过度焦虑，而只有医生才真正明白这些数据是怎么回事。但我并不这么认为，实验室检查报告中有一栏专门标示了正常指标的参考范围，任何人都可以判断出指标是正常还是不正常。为了帮助他们识别，1 个或者 2 个星号、H 或者 L 的标注就可以把任何不正常的指标醒目地标示出来，它读起来比看燃气账单、电费账单或信用卡账单简单得多。至于焦虑，我还没有见到任何支持这一说法的科学依据，这不过是一些医生的偏见。

公开检查结果的科学依据

一篇发表在《参与医学杂志》(*Journal of Participatory Medicine*)上的文章发现，被调查的 1 546 名患者在线查看了他们的实验室检查结果后，几乎或压根没有出现任何担忧、困惑、害怕或愤怒的情绪（总共占到小于等于 1% 的人数）；98% 的患者认为获知结果是有帮助的，文章的结论是："该研究表明患者在线看过他们的检查结果后，表现出积极情绪的患者比消极情绪的患者要多得多。"[12] 然而，这些研究结果并没有影响到医生的诊断过程和社区医疗的服务。如之前所言，接受医疗服务的消费者正像罗德尼·丹杰菲尔德所说的那样："我得不到尊重。"

尽管医疗界整体上仍不愿放手实验室检查结果，但还是有一些进步初露端倪，传统封闭的管理方式将得到改善。凯撒医疗（Kaiser Permanente）集团允许它们的会员（注意并非称呼他们为患者）在手机应用程序端和网站查阅他们的实验室检查数据。其他几个医疗系统也开始这么做，还有一些机构甚至将数据的开放作为亮点进行宣传抬价。美国最大的两家中心实验室，奎斯特诊断公司和实验室集团，相继开始通过手机应用程序让患者获取实验室检查的数据。这意味着这些公司不再固守家长式医疗的模式；而在美国的一些州仍需要医生的同意，患者才能获得检查结果。新型的在线血液检验机构，比如 WellnessFX 和 DirectLabs，[13] 最近出其不意地允许消费者可以任意订购检查项目。2014 年，美国医疗保险计划增加了一项新规定，要求实验室在患者提出申请后 30 天内提供检查结果的复印件。[14-19a] 不再是将其作为社论在纸面上讨论患者是否应该获得个人的实验室检查结果，而是令人耳目一新的实践举措：敦促医生主动询问患者，清除一切阻碍患者获取数据的屏障，强调这一改革应为患者带来的益处。[19b] 至少，表明了我们在朝着正确的方向发展，设法使数据的合法拥有者获益。

我的智能手机实验室

我们距离"个人数据所有权"尚有不小差距，然而距离"生成个人数据"更加遥远：用户是从自主决策到自我检测的跨越。但是，技术是现成的，下一次实验室检查革命的技术基础是以"芯片实验室"（lab on a chip，LOC）[20] 作为附件的智能手机。将装有微流控芯片装置的智能手机作为微处理器和显示器，结合微电子学，从而可以使"令人难以置信的微型实验室"[20] 成为可能。[21-26] 这为即时检测装置提供了完美的技术支持，只需取微量的血液样本，一般少于 10 纳升，即可快速分析我们身体中血液、尿液、唾液、呼吸等的多项量化指标，甚至是 DNA 本身。任何人都可以写出一篇题为"微流控芯片技术让你打印出自己的健康测试结果"的文章，这应该会让你觉得自己正在经历着一些传统实验室之外的不寻常之事——真正的 DIY 身体检测。

最近，很多公司对利用多种方法在智能手机上进行 DNA 化验或测序非常感兴趣，包括 Genia、Biomeme 和 QuantuMDx 等在内的多家公司。[27] 目前可实现的方法有：即时检测，通过简单的基因型检测来判断患者对处方药物的应答，对病原体快速测序以确定感染的原因和最佳治疗方案，或是对基因组的一个片段进行测序等。在这些方法中得到运用的小型移动设备被称作"去中心化的大众诊断工具"，[27] 它们可以轻松实现云端连接，与解读诊断结果的应用程序软件进行对话。

以下是一部分已经或将要应用到智能手机检测中去的值得关注的各种芯片实验室检测项目。对血液来说，检测项目包括血糖、血红蛋白、钾、胆固醇、肾脏功能、肝功能、甲状腺功能、脑钠素（常在心力衰竭后产生）、毒素和多种病原体（包括疟疾、肺结核、登革热、血吸虫病以及能够跟踪 CD4+ 和 CD8+T 淋巴细胞和卡波西肉瘤病毒的 HIV）。[23-38] 对于尿液，可进行整套的定量分析检测，包括白蛋白、人体绒毛膜促性腺激素（简称 HCG，用于监测高危妊娠时期的子痫前期病）和尿道感染。[39] 唾液的检测项目则包括筛查流感病毒菌株和链球菌性喉炎。[23] 最让人惊叹的可能是光谱测定，它可以覆盖呼吸检测的各项内容，包括乳酸、酒精、心力衰竭、毒品（可卡因、大麻、安非他命），甚至还可以对多种类型的癌症进行检测。[40]

最后一项对癌症的诊断检查可能听起来有点儿玄乎，但人类在很早之前就已经知道狗能够嗅出癌症。[41-45]最早大约可以追溯到1989年，《柳叶刀》杂志报道了一位女士的案例，她的柯利-杜宾犬总是不停地嗅她身上的一颗痣，最终其临床诊断为黑色素瘤，从而引起了医学界的关注。[46]到了2004年，有几篇独立的研究报告分别发现，狗能够通过人呼出的气来诊断出肺癌、通过人的尿液来诊断膀胱癌。2006年的一项研究更让人信服，加利福尼亚州北部的一家诊所采集了55位确诊为肺癌的患者和83位健康人群对照组的呼出气样本，由3条拉布拉多猎犬和2条葡萄牙水犬进行肺癌患者的甄别，准确率竟高达99%！同样，狗也能够通过尿液样本来诊断前列腺癌，准确率高达98%。宾夕法尼亚大学有一间工作犬中心，其荷兰和德国牧羊犬诊断卵巢癌的准确率为90%。[47-50]

犬类天生具有出色的嗅觉能力，它们拥有超过2.2亿个嗅觉受体细胞，是人类的4~5倍，因此犬类能够相当精确地识别肿瘤组织散发出来的挥发性有机化合物，如酒精、烯烃、苯衍生物等。是的，这意味着狗的嗅觉系统就是一个强大的"芯片实验室"！基于犬类这种特殊的能力，多家公司如Adamant Technonlogise、Nanobeak、Metabolomx等，纷纷开始研究并测试通过呼出气来探测癌症的智能手机"电子鼻"传感器，它不仅可以用来识别肺癌，还可以识别卵巢癌、肝癌、胃癌、乳癌、结直肠癌和前列腺癌等。[51, 52]

创新时刻 Innovation Time

呼吸传感器诊断哮喘病

以色列理工学院（Technion Institute）设计了一款癌症呼吸检测器，他们把一排40颗的金纳米粒子作为电极附在已知有机化合物的分子层上，将它作为传感器；当这些粒子接收到个人的呼出气样本后，软件会自动按照模板进行分析。采用微电子学技术来模仿犬类出众的嗅觉能力，此类智能手机呼吸传感器还处于测试阶段，它将用以量化与特定疾病相关的其他代谢物质，比如检测呼出气中的一氧化氮用以诊断哮喘病。

"芯片实验室"不仅可以应用在智能手机上，由于可穿戴敷片上装有置入皮下的显微操作针或是附在皮肤上的电化芯片，因此芯片实验室还具有分析化学物质（如汗液中的乳酸盐）的能力，[53] 其产生的实时数据可通过智能手机读取。类似的，利用隐形眼镜接触泪液可量化血糖，从而反映出血流中血糖指标的水平，目前正在评估其在无线智能手机中传输和读取的应用功能。

来自加利福尼亚大学洛杉矶分校的一个团队正在挑战把芯片实验室做到极致，他们采用 3D 打印机来制造轻量的智能手机相机组件，这可不是普通的相机，它可以拍摄到单个病毒，如巨细胞病毒，该病毒直径只有 150~300 纳米（人类头发的直径大约为 10 万纳米）。[31] 这种特殊的相机能够快速检测出病原体，可以说是继基因测序之后的又一补充应用。在本书第 14 章中，我们将提到这样的智能手机芯片实验室可以把高度复杂的实验室检查带到世界上的任何一个地方，甚至是没有稳定电力供应的偏远地区。

除此之外还有一些事项需要特别关注，即无论是什么检验，都需要对所用的技术进行验证，明确检测的准确率及它在临床治疗上是否对患者有帮助（比如检测结果可以指导后续的临床决策），还要关注成本效益。尽管利用智能手机检测特异性蛋白质（如检测可以提示创伤性脑损伤或不同类型癌症的蛋白质）的方法让人感到无比兴奋，似乎充满了前所未有的机遇，[54] 然而不得不承认的是，当对这些检测进行严格的评估时，在相当长的一段时间内生物标记物这一项都无法奏效。其原因并不是由于检测本身缺乏准确性，而是因为实验室检测与临床应用存在差异。有一项数据可以说明这个问题，有篇已发表的文章声称实际使用生物标记的数量与临床实验室中常规使用的数量之比是 150 000：100。[55] 这就意味着商业市场上可能有一大部分都是些虚假声明，或过早地使用了未经验证的智能手机芯片实验室进行检验。

然而，现在已进入了实验室检查的全民普及阶段。Theranos 公司的目标是让美国的每个家庭在离家 8 千米范围内的零售药店内，即可进行便利的血液检测。当然，基于智能手机的血液检测将会先发制人，完全不受空间限制，在任何地方都能够进行。传统的血液检测模式是在医学研究中心或医院的实验室，其发展的第一层次是大街上的药房，移动实验室代表了第二层次的分支。在采访霍尔姆斯时，我提问传统血液检测实验室瓦解的下一波浪潮将何时到来，她说公司正在全力朝这个方向发展。[9]

霍尔姆斯很清楚未来公司的发展方向，她对数字化信息技术相当熟知。但是，他们的实验室检测模式将如何与用户的智能手机的检测功能结合发展，却不得而知。但我认为我们发展的方向没有偏差。正如 1978 年，家用早孕测试套装的出现预示着用户自主管理时代的到来一样，这些新产品及血液检测创业公司就是先行者，他们为即将到来的随时随地可进行的全面实验室检查创造了可能性。

体内实验室

从芯片实验室到体内实验室（lab-in-the-body，LIB）是一步更大的跨越。如第 5 章所述，其过程是在血液中植入芯片，对各种基质进行分析，接着将分析数据发送到个人的智能手机上。[56, 57]

创新时刻 Innovation Time

植入式传感器让监测深入体内

斯克里普斯研究所和加州理工学院正合作开发一种血流植入式的生物传感器来提取基因信号，将用于监测心脏病和自身免疫性疾病的突发，或是对早期癌症进行诊断。在加州大学圣巴巴拉分校，一种植入式的微流体－电化传感器已经在动物身上被证明可以持续实时地追踪药物治疗水平。[58]另一种体内实验室技术是磁共振反射测量，即采用抗体包被的磁粒子，对急性心肌梗死时的生物标记物（死亡心肌细胞中释放的肌钙蛋白含量）[59]以及癌症化疗药阿霉素（可破坏心肌细胞）的主要不良反应进行定量检测。

到目前为止，这些试验都已在动物身上完成了测试。将传感器植入到皮下（侧腹的皮肤下），可以反射出血液中的蛋白质水平。可植入性光学纳米传感器已被证明可持续精确地追踪血液中的血糖和电解质，如钠离子和钾离子。[60]除了在血液中植入传感器，还可以将无线光电子芯片注射或植入组织内，如大脑。麻省理工学院的一个团队已经开发了一种碳纳米管，他们将其植入动物皮肤表层下，在长达一年的时间内持续探测一氧化氮水平以监测动物身体的炎症。[61]另外，来自斯坦福大学的一个工程师团队开发了一种小型无线芯片，宽3mm长4mm，利用电磁无线电波的原理，它在血流中可实现自我推进。[62]这是不是听上去有点像科幻电影《神奇旅程》（*Fantastic Voyage*）呢？工程师们设想该芯片除了可应用在实验室检查方面，还可用于药物传递和清除血栓、动脉粥样硬化斑块等。佐治亚理工学院开发的植入性生物传感器则要从血流的液压中获取动力。考虑到在它发挥作用以后可能不再被需要，为它配备了一种可溶性芯片，在植入时对其进行程序设定，使其在规定时间后溶解。

当然，在可植入性微型或纳米芯片真正运用于常规的临床操作之前，还存在一些问题。我们需要去验证这些技术的准确性，确定传感器的耐用度，并且判断究竟是持续传感还是间歇读取会让治疗效果更佳。然而不管怎样，LIB最终会与智能手机芯片实验室一样变得相当普及，越来越多的人将进入可自我调节的"生控体系统"（cyborg）①状态。

明智地选择扫描项目

近年来，美国的医学影像检查数量骤增（如图6-1）。[63, 64]超声检查的频

---

① "cyborg"是控制论"cybernetic"和有机体"organism"的混写，意指既拥有机械装置运作精确和长久的特点，也具备人类的一切特质。——译者注

度已达到 X 线放射成像的一半。在过去 10 年里，进行计算机断层扫描（简称 CT）的人数已翻了一番多，现在美国每年几乎就有 3/10 的人选择 CT 扫描。[64] 除了超声检查和磁共振成像检查（简称 MRI），其他大多数扫描都会带来一定的辐射风险。

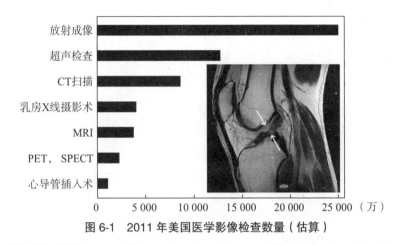

图 6-1　2011 年美国医学影像检查数量（估算）

资料来源：摘编自 L.landro, "Where DoYou Keep All Those Images?", Wall Street Journal, April 8, 2013, http://online.wsj.com/news/articles/SB10001424127887323419104578374420820705296.

　　回顾一下之前谈到的辐射暴露，X 射线成像、乳房 X 线摄影术、血管造影术（动脉成像）、CT 扫描、PET 扫描以及核素扫描都有电离辐射的风险。微西弗（mSv）是量化辐射剂量的单位。辐射剂量没有安全范围，所受辐射越多，患癌风险越高。从原子弹幸存者身上采集的数据推断，辐射剂量达到 100mSv 后，该人罹患癌症的风险将显著增加。平均每个人的最高安全辐射剂量为 2.4mSv/ 年。[64] 但一次核素扫描就能让人体暴露在超过 40mSv 的辐射中，这相当于 2 000 次胸部 X 射线成像的辐射量。一次乳房 X 线摄影术的辐射剂量要小得多，但仍然有 0.5mSv，相当于 20 单位的 X 射线穿透了人体。而且，像核素扫描这样的检查项目每一年都要重复进行。最让人担忧的是儿童受到的辐射剂量，儿童进行 CT 扫描的比率已超过成人，其罹患癌症的风险已经大大提升。[65]

在美国，每年儿科开展的 CT 扫描项目约达 400 万次，大约可诱发近 5 000 个癌症病例。每年的"咬翼 X 射线"检查使得较少见的脑肿瘤也逐渐更多地进入人们的视野，从小就频繁进行 X 射线全身扫描的个体，其罹患脑肿瘤的概率是普通人的 5 倍。

《纽约时报》的一篇题为"我们在为自己制造癌症"的专栏文章指出，所有癌症病例中，3%~5% 的病例可能由医学影像产生的辐射所致。[66] 这些扫描检查带来的风险无法逃避，然而更糟糕的是，这些扫描往往都是不必要的。[67] 早在 2012 年，美国内科学委员会基金会与消费者报告组织合作发了一篇文章《明智地选择》，[68-77] 倡导减少不必要的医疗检查、降低医疗成本。"明智地选择"这个倡议提出后，立刻就有 9 个医学专业组织公布了 5 种他们认为是不必要的扫描项目。他们对不必要的扫描项目提出了 45 条建议，其中的 25 条（56%）都与采用电离辐射的影像检查有关（部分已在表 6-1 中标示出来）。[70]

表 6-1　　　　　　　　　　　不必要的电离辐射扫描项目举例

不必要的扫描项目	临床应用
核素扫描-心脏	压力测试以筛查尚无症状的心脏疾病
CT-脑部	无神经病学症状的昏厥
CT-腹部	儿童功能性腹部疼痛或疑似阑尾炎
PET，CT，核素扫描-骨骼	早期乳腺癌或前列腺癌的疾病分期
核素扫描-心脏	低风险手术的术前压力测试
CT-脑部	对无危险因素的头痛患者检查头骨构造问题
CT-脊柱	下腰部疼痛
CT-鼻窦	单纯急性鼻窦炎
CT，核素扫描-肺部	低概率肺栓塞

资料来源：摘编自 V.M.Rao et al.，"The Overuse of Diagnostic Imaging and the Choosing Wisely Initiative," Annals of Internal Medicine157（2012）:574-577; and C.K. Cassel et al.，"Choosing Wisely Helping Physicians and Patients Make Smart Decisions About Their Care," JAMA307（2012）:1801-1802.

目前，已有将近 50 个组织加入了这个项目，并且很多组织将提出的这 5

项"医生和患者应该质疑的项目"增加到了10项。影像类检查仍是成本浪费和过度医疗的主要项目。这次倡议同时还存在一些问题，比如缺乏公众参与（尽管消费报告组织已参与其中），并且所有的建议背后都没有自上而下的监管方式或惩罚措施。

另外，"明智地选择"项目倡议中也没有强调与电离辐射相关的扫描累计风险。[78-81] 举例来说，作为心脏内科的常规临床实践，患者经常需要接受支架植入术或搭桥术；这些患者通常被告知每年都需要回医院复查，进行核测试。在长达10年的时间里，此项检查所致的辐射剂量巨大。哥伦比亚大学医学中心的一项课题对1 100名具有超过10年连续进行影像检查经历的心脏病患者进行了研究，结果显示30%的人有超过100mSv的累计辐射量，[79-81]这个数字已经超过了经历原子弹爆炸的幸存者罹患癌症的最高风险临界值。此外，美国国家研究理事会的一份报告总结道，单次的10 mSv辐射剂量与罹患癌症的风险增加量相关；在2010年，接受过影像检查的美国患者中，16.5%的人单次所受辐射剂量高于或等于这个数值。[63]

不管是由于大众普遍对电离辐射产生的风险不够重视，还是因为纯粹的家长式医疗模式，总之，患者在进行影像扫描时从未获得过他们将受到的具体辐射剂量的信息。[82, 83] 直到2013年，才首次出现这种现象被改善的迹象。位于美国盐湖城的山间医疗是一家拥有22所医院和185间诊所的医疗保健公司，他们发起了一个项目，旨在对患者在医疗中受到的累计辐射剂量进行测量并报告。[84]下面是该项目中首位获得数据的患者案例：

> 佩奇先生是一位29岁的维修技师，住在美国犹他州克利尔菲尔德市，从该项目中获知，他在山间医疗进行多次影像扫描后，受到的累计辐射剂量为97.3mSv。这位已有三个孩子的父亲承认，当每次拿到这份关于扫描辐射剂量报告的小册子时会提心吊胆，但他患有胰腺炎，为了监测以免使胰腺炎发展成囊肿，他认为进行扫描检查是有必要的。他说道："我虽然知道扫描会带来风险，但我更想清楚地获知

辐射会给以后带来多大影响，而不是像现在这样，知道有问题却不知道问题有多严重。所幸的是，我们不久就会获知这些信息了。"[84]

电离辐射量公开势在必行

美国医院集团紧跟山间医疗的步伐，对外宣布了它们的"辐射权利运动"；美国放射学会也正在资助一项全国性项目，对各个医院的 CT 辐射剂量进行参照对比。[84] 此外，这个项目还发现了另一个关键问题——不同医院进行同一种扫描所产生的辐射剂量具有显著的差异性。[64] 正是由于这个问题，每个患者更应该精确地获知所在医院或诊所进行的扫描项目、受到的辐射剂量等这些信息，这项调查势在必行。当然，这些数据应该向大众普及和公开，做到完全透明，但要实现让患者轻松获取相关信息这个关键目标，我们还有很长的路要走。同时，医生在建议患者进行扫描检查时，应该提供较准确的辐射剂量值。

在现行医疗实践中，几乎任何一种扫描检查都至少存在 1 种可替代的方案，比如可采用超声或磁共振成像检查，而非进行电离辐射扫描。对这些可替代方案的讨论应该成为医患沟通的常规内容，进行任何一项医学扫描项目前，医患谈话都应该涉及由谁扫描、哪种类型扫描、扫描哪个部位、如何进行扫描、何时扫描等信息。

关于如何做到"明智地选择"扫描项目进行检查，有三种大规模癌症筛查影像项目值得我们深入探讨。首先，来看一下乳房 X 线摄影术，这是美国每年 4 000 万女性都会进行的一项扫描。一项对所有进行乳房 X 线摄影术的随机试验汇总分析显示：与没有进行过 X 线摄影术的乳腺癌患者相比，进行过摄影术的患者死亡率没有下降。[85-91] 对 1 000 名在过去 10 年中每年都坚持进行 X

线摄影术筛查乳腺癌的 50 岁左右美国女性来说，只有 5 人获益；而其中 600 人只是无谓的担忧，这占到了进行乳腺癌筛查人数的 2/3！乳腺癌阳性误诊会导致后续不必要的活检、手术或辐射治疗，还有医疗支出的浪费以及无法估量的情感代价。一项对美国乳房 X 线摄影术进行了为期 30 年的研究报告总结道："我们的研究结果显示人们应对乳房 X 线摄影术的筛查价值严肃质疑；研究发现，与过去的认知相比，摄影术对降低死亡率的益处相当少，过度诊断的伤害非常严重。"[90] 一位瑞士医学委员评估了此项研究的所有数据，总结道："乳房 X 线摄影术的害处多于益处，因此应当将其废除。"[92] 然而，当前美国癌症研究协会（American Cancer Society）的指南推荐并未考虑这些大规模筛查带来的伤害，协会推荐所有 40 岁以上的女性每年都应该进行乳房 X 线摄影术。

下面是大卫·纽曼医生的观点，摘自他发表在《纽约时报》上的一篇文章：[93]

> 坦白地说，此项研究试验的结果可能会威胁到乳房 X 线检查的市场，目前这个市场以侵入性的治疗为主，侵入性治疗的目的是抑制乳房内可疑的威胁性团块；医院通过无止境的临床操作和扫描却为超过一半的女性找到了所谓阳性误诊的结果。令人难以理解的是，既然这些试验结果的公布对乳房 X 线摄影术的筛查价值提出了挑战，但政府又为确保乳房 X 线检查的可及性投入了上万亿美元的公共基金，让乳房 X 线摄影术检查成为对抗癌症的口号。这是为什么呢？因为过去的经验让我们迷惑：放射科诊断、外科医生动刀、病理学检查、肿瘤医生治疗、患癌女性幸存下来……[93]

肺癌每年造成的死亡人数更多，约为乳腺癌的 4 倍。2013 年，由肺癌导致的死亡人数为 159 880，乳腺癌导致的死亡人数为 40 440。[94] 我们早已知道吸烟与 85% 的肺癌病例相关。美国预防医学工作组（US Preventive Services Task Force）建议所有 55~80 岁有吸烟史的人群每年进行肺部 CT 扫描。这个建议源于一项临床试验，试验结果显示，每 300 次 CT 扫描可挽救一位患者的生命。但是肺部 CT 扫描会带来 25% 的阳性误诊率，从而导致不必要的临床操作，如肺部活检。这又是一个让人难以容忍的带来无意义伤害的例子。

第三种极其频繁的扫描项目是对前列腺癌的扫描筛查。尽管人们普遍认为没有必要对超过 50 岁的人进行常规的前列腺特异抗原筛查，并且"明智地选择"项目中指出低风险的患者更是没有必要进行频繁检查，但是，大多数泌尿科医生以及许多内科医生时至今日都依然无视该建议。[74] 由于它并不是侵略性或威胁生命的癌症，绝大多数有关前列腺癌的研究进展缓慢。然而，人们常被要求进行腹部和盆骨的核素扫描和 CT 扫描，以提供 PSA 指标来评估是否有前列腺癌转移的证据。有趣的是，在瑞典倡议减少该项影像检查的运动相当成功，瑞典所有泌尿科医生大力支持跨医院的扫描数据使用，从而使低风险患者的影像检查比例从 45% 降到了 3%。[95] 这是为了减少不必要的医学影像检查而迈出的坚实一步，但在美国却不太可能见到类似的全国性项目。

因此，当你选择你的扫描项目时，第一步应先想想："我真的需要这项扫描吗？"接着询问医生："可以选择不采用电离辐射的扫描吗？"若确实需要核素、CT 扫描或 PET 扫描，那么再问问："我将会受到多少微西弗的辐射剂量？"虽然这些问题都与传统的医院和诊所里的影像设施设备相关，但很快这个局面将得到改变：设备及其产生的辐射剂量将越来越小。

手持式扫描设备

在 5 种成像模式中（X 射线、CT、核素或 PET、超声、MRI），有 3 种都可以实现微型化，成为手持型尺寸。[96-99] 借助摩擦发光的自然过程，智能手机大小的手持式 X 射线检查设备已经问世。加州大学洛杉矶分校的工程师们研究发现，在真空环境中将透明胶带展开可以产生 X 射线，就像把绿色薄荷糖扯断时的效果一样，正电荷和负电荷分离的同时会产生一道光芒。[96, 98] 这种技术可取代传统的需要依靠易碎玻璃管和高电压来产生 X 射线的方法。对将其用于医疗诊断来说，这项技术还处于早期的开发阶段，但至少已证明其具有可行性。他们获得了来自美国国防部高级研究规划署和风险投资家们的大量资金支持。

创新时刻 Innovation Time

微型 MRI 扫描器

在大多数人的印象中，MRI 机器都是大型的多例模式设备的形象，然而 MRI 的微型化已经有了令人出乎意料的进展。这场运动的开拓者是德国工程师伯恩哈德·布拉米克（Bernhard Blümich），他在 1993 年的时候就已经发明了 "MRI 鼠标"（MRI-MOUSE），它是一种移动式的通用表层探测器，且只有 30 厘米高。[100] 加来道雄先生是一名技术乐天派，在他的《物理学的未来》一书中将这个发明评价为："可以彻底颠覆医学，因为有了它，人们在家中就能进行 MRI 扫描。"[101]

这款微型 MRI 扫描器外形是一个小小的 U 形磁铁，磁铁两端为南极和北极。与传统 MRI 机器不同的是，它采用的是不均匀的弱电磁场，利用计算机算法以纠正失真状态，所需的电源供给要求与一个灯泡类似。加来道雄预言："最终，MRI 扫描器的大小可能会和一枚一角硬币类似，薄得几乎让人注意不到。"[102]

与磁共振装置微型化进展相关的还有一个大小仅为 10cm×10cm 的微型磁共振装置，可以通过智能手机进行操作，该装置已能够用于对活检标本的组织蛋白质表达进行即时检验并量化其含量，以快速精确地诊断癌症。[97] 这项微型技术用于获得分子图谱，而不是成像，但经证明它可以帮助进行肿瘤组织的体外细针抽吸，从而替代传统的通过组织活检才能确诊的复杂方法。

到目前为止，微型化应用最常见的是超声扫描技术。2010 年，就已有两款不同的装置得到了 FDA 的批准，一款是通用电气公司的 Vscan 视诊仪，另一款是 Mobisante 公司的超声设备，两者都是基于智能手机的袖珍型设备。我们在斯克里普斯研究所进行的一项研究显示，手持式超声设备的图像分辨率与标准设备相当，而通常医院进行心脏成像所采用的大型超声设备的成本超过 30 万美元。[103] 该超声设备具备所有查看心脏组织和功能的能力（包括心脏的瓣膜、心肌和 4 个房室、主动脉和心脏周围的囊液等）。

未来洞察 Future Insights ···

使用该手持式设备后，几年内我都没再使用过听诊器来监听患者的心脏。为患者体检时，一两分钟内即可完成心脏检查，并且可向患者直接分享收集到的图像视频等信息。通过手持式超声设备获取心脏影像的检查方式明显优于从 1816 年使用至今的听诊器，尽管听诊器一直被视为医疗行业的代表符号。

···

这种微型超声设备可用来检查腹部、骨盆（包括子宫和胎儿）、肺部、人体主动脉或颈动脉等大动脉。哈佛的医学生们最近开始倡导"停止听，开始看"，这足以说明即时超声设备的作用和价值。[104] 这种技术的迅速普及使得美国至少有两所医学院校，在入学的第一天就向所有学生提供了这款设备，来取代传统的听诊器。最近，明尼苏达州的一家保健机构也开始培训他们的初级保健医生使用手持式超声设备为用户进行全身的体格检查。

手持式成像设备不仅安全、信息量大，还对医疗支出的控制有着重要意义。通过图 6-1 可以知道，美国每年进行的超声检查超过 1.25 亿次。其中又有多大比例是在诊所体检时或在医院床旁就可以方便、快速、精确地完成的呢？医院和医务人员所占的整体医疗成本平均为 800 美元，仅超声检查就能为美国每年带来累计超过 1 000 亿美元的经济冲击。如果把这种手持式超声设备替代目前所有的听诊器，用于常规的体格检查，那么很可能至少会降低 50% 的医疗支出。

另外，医生、护士，甚至是没有影像解读专业知识的护理人员都可以用这种超声设备进行扫描，将影像通过无线设备传输给放射科医生，若是心脏检查则要传输给心脏科医生，只要有移动信号，即可得到快速反馈。

分享扫描结果

当患者进行传统扫描检查时，往往很难直接获取结果，患者通常被告知要前往医生办公室查看扫描结果。扫描过程中，放射科的技术员或超声检查员是不允许和患者直接交流扫描结果的，因为执业医师尚未对结果进行解读。患者总是在等待过程中十分焦虑，急于知道扫描结果是否反映了怎样的身体状况，然而往往要等上好几天才能获知结果。研究表明大多数患者更希望检查完成后可以马上获知结果，这完全在情理之中。[105-108] 很明显，手持式超声设备的出现可以恰到好处地满足这一需求，医生完全可以做到边扫描边实时向患者展示影像并进行解读。另外，需要明确的是，我们所说的"患者可及性"包含两个层次：获得检查结果的可及性和同步查看扫描影像的可及性。目前来看，后者还比较少见。

通过门户网站，患者可以方便地获取自己的扫描结果，比如凯撒医疗集团和其他一些医疗机构的会员目前就可以通过这样的方式获得医疗信息。但是一些新的移动医疗图像浏览软件已经能够使患者在他们的智能手机和平板电脑上看到自己的医疗扫描图像，如 ResolutionMD，image32，Carestream 和 MIM VueMe 等医疗软件。手机浏览器显示的 CT、MRI 和核素扫描等图像质量超凡，完全可与医院或诊所采集到的图像分辨率相媲美。现在，这些源于你身体的扫描图像可以在你的个人设备中完全显示，这是一个巨大的跨越。当然，在你无法解读这些图像的时候，你会怀疑它们存在的意义，但无疑这些信息的公开还是具有巨大的价值。首先，当你的身体出现异常时，你可能和医生一起查阅扫描图像，而不是拿到书面诊断报告就结束，况且通常书面报告本身读起来就相当吃力。其次，一旦你的个人设备上有了高分辨率的扫描图像，或者可以通过医疗机构的服务器（或通过一些图像分享的应用程序从医疗机构的云存储端获取）方便地传输到设备上，若有需要，你完全可以顺利地寻求第二医疗意见。另外，这个数据可能会出人意料，然而大约 10% 的医疗影像都是重复检查，仅仅因为医生没有获得先前的图像而不得不进行再次扫描。[63, 72, 80, 107, 109]

我的智能手机体检设备

医疗扫描的下一发展阶段是使医疗民主化上升到新的高度：将智能手机转变成可进行各种体格检查的工具。[24, 110-113] 目前已经有几款应用程序，可以通过智能手机的摄像头对疑似病变的皮肤进行扫描，然后快速获得信息提示用户是否需要活检，它也可以对不同类型的皮疹进行诊断。我们已经讨论了带有附加硬件装置或可连接无线传感器的智能手机获取人体血压、心率和心律、温度、血氧饱和度等信息的能力。但扫描功能却属于另一个检查维度。结果发现，将智能手机改造成检眼镜，可以对眼睛进行全面的检查。通过它测定眼睛的屈光度来检查视力，相当容易。类似的，也可以将智能手机改造成极佳的耳镜来对耳朵进行检查。

创新时刻 Innovation Time

科尔伯特的耳膜

我曾在一位非常特别的人身上试用了智能手机耳镜，他就是斯蒂芬·科尔伯特（Stephen Colbert）。我上《科尔伯特报告》节目秀的前一周，这位超级搞笑的喜剧演员在度假潜水时不巧发生了耳膜穿孔。作为一名心脏专科医生，我不得不承认我还真不太习惯使用耳镜，我上次使用耳镜已经是很多年前的事了。所以，当我拿起才刚用来获取科尔伯特心电图的智能手机，装上附加的耳镜设备并将它塞进斯蒂芬的耳朵里时，场景非常有趣。幸运的是，这真的是一种连我都能够使用的傻瓜检查装置，我看到了科尔伯特康复了的耳膜图像，并向观众展示。没想到的是，现场观众的反应相当热烈，科尔伯特大叫起来："这是我的耳膜，可不是屁股！"他又调侃道："医生，你可以用这个为我做结肠镜检查吗？"

当然，你并不需要给科尔伯特检查耳膜，但你可以在有需要的时候立马用智能手机连接耳镜给你的孩子进行耳膜检查，看看他是否发生了感染。生成的双耳图像可以发送到云端，并通过精确的算法进行图像解译，从而得到被检查者是否患有耳膜炎等类似结论。这就意味着，你不用带着孩子赶去急诊室或匆忙地找儿科医生来为他诊断。

这只是为智能手机装上合适的附加装置让其成为扫描仪的开始。现在，已经开发出了用于扫描嘴巴和口腔部位来诊断癌症的附加装置，正好被科尔伯特的调侃说中了，智能手机已经可以被医生作为移动内窥镜来查看人体系统。通过一款神奇的软件将手机改造为具有交互功能的 3D 扫描仪，这项技术已经得到很大改进，随时可应用于医疗领域。正如之前描述的那样，智能手机的传声器还可用来获取肺功能的重要参数；还可以把智能手机变为高性能的数字显微镜对几种感染性疾病进行诊断，比如肺结核和疟疾等。[114]

未来洞察 Future Insights ······

通过不断缩小医疗诊断设备的尺寸，未来的实验室检查和医学影像检查都将变得无比轻便。就好像我们回到古登堡印刷时代，将书籍缩小使得阅读图书成为人们的一种生活方式。同时，钟表的小型化让每个人都可成为计时员。如今，微型手机医疗设备为每个人积极参与自我医疗管理创造了条件。在未来医学领域，会有一条强大且普及的智能手机路径，不仅能够进行实验室检查和影像扫描，还可以进行绝大多数的体检项目。

我们正开始把人体 GIS 的每一个部分拼凑在一起，当它们与数字化基础设施连接起来时，就为远程医疗打下了基础，将会使患者在就诊虚拟医疗时获得的信息比今天实际看医生时还要多得多。但无论以何种方式，实现智能手机在检查、扫描以及远程访问等方面的有效应用都不是"大满贯"，下一步我们需要探讨的是如何完整地获取和存储人类个体从出生到死亡的所有数据。

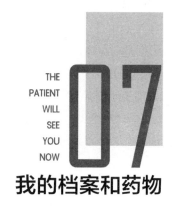

THE
PATIENT
WILL
SEE
YOU
NOW

07

我的档案和药物

医疗信息技术在大大降低了疾病发病率和死亡率的同时，可以每年节省 810 亿~1 620 亿美元，甚至更多。

——兰德公司[1]

我们正在发起一场革命，一些人为此惊呆了。

——汤姆·德尔班科
哈佛大学医学教授[2]

我们已全副武装，却不知该何去何从。我们也拥有了自己的实验室、实时无线传感数据、基因组序列信息、影像等。但我们收集个体医疗大数据的能力已经超越现阶段对这些数据的管理能力，甚至我们还无法建立完整的人体GIS。目前，还没有一个统一的电子病历系统可以将所有这些数据进行分类整合：不仅仅是数据的汇集，还要对个体医疗信息进行全面分析。目前的局面就好像是我们已经发明了印刷机，却还没有把目录弄清楚。这并不是因为没有人尝试，而是其中存有许许多多障碍；然而，我们依然感受到了技术进步的缕缕曙光。目前我们探讨的并不是所有权的问题，而是其可及性，这只是往正确方向前进的一小步。

在理想的未来医疗世界里，你将拥有自己的所有医疗数据，因为只要通过个人便携式设备，你的数据即可直接传输到你的手中。你将成为数据的合法拥有者，因为你已支付了（也包括间接支付）自己的检查费、扫描费、诊疗费和住院费。况且，所有的数据来源于你的身体，难道有其他行业会像医疗这样，个人是医疗服务的购买方却不具备所有权吗？通常，医疗专业人员对这种异常现象的回应是：没有恰当的语境和专业的知识，患者如果不能够理解这些信息反而可能变得非常困惑和焦虑，只有医生和专业人员来进行填鸭式的教育才能消除这些担忧；同时，这还可能带来更自私的行为，因为患者一旦获得数据，可能会激发更多医疗侵权诉讼事件。这种对信息不对称的深层防卫，作为强大的家长式医疗的专属产物，终将会被证明是站不住脚的。[3,4] 在医疗信息数字化的过程中，信息自由流向个人的模式必将推动医疗信息平等性的实现，推动未来医疗信息所有权的回归。

当然，现在还远远没有达到理想的状态。当你还在世时，医疗机构拥有你的病历、实验室检查数据、扫描影像、活检以及组织标本；当你过世时，你的身体为家人所有，你已经离开了这个世界，依然无法获得自己的健康档案；这一切多少有些讽刺意味。可以毫不夸张地说，有一些人一辈子都在尝试获得他们自己的病历档案。

获取我的病历档案

目前，对病历资料的可及性仍然是医疗服务中最让人沮丧的部分。一般来说，若患者希望获得自己的住院记录或手术报告的复印件，就需要联系工作人员、获得签字认可，并支付远远高于正常价格的复印费用，然后数天甚至是数周之后才能收到传真发来的材料。同样，获取咨询过程中的就诊记录也相当不容易。我希望从根源上找到解决这一问题的方案，通过以下论述我们可以清楚地知道来龙去脉。

猜猜以下这段话写于何时：

> 目前，人们普遍都对医疗服务体系的功能不满意……如果患者可获取他们自己的完整病历，我们相信这一问题会得到一些缓解。在很大程度上，病历代表的是医疗咨询和诊疗过程中的信息产品。在绝大多数的交易中，消费者购买的产品所有权归消费者所有，消费者可以自由评估其产品，或将它交给专业人士进行评估，同时也可以自由选择后续其他服务的提供方。[5]

这段话写于 42 年前，作者巴德·申金和大卫·沃纳分别是耶鲁大学的医学博士和科学家。这篇文章发表于《新英格兰医学杂志》，题为"将病历归还给患者"。[5] 作者借用"购买产品"来说明病历所有权的问题的确让人印象深刻。需要强调的是，这些病历记录完全是个人的合法拥有物：那是你的健康记录、你的病情和症状描述，况且你已经为此支付过费用。然而，其所有权往往很难兑现。

医生不愿意分享医疗信息的现实可以追溯到更久以前，远远不止 40 年。我们之前已经谈到过希波克拉底的建议："医生应向病人隐瞒大多数事情。"[6] 申金和沃纳提议对医疗信息所有权立法，要求"医院和门诊提供的医疗服务一旦归档，就必须常规性地向所有患者提供完整病历资料的复印件"。[5]

然而，该提案从未被采用，只有个别医疗系统在这么做。只有颁布了《平价医疗法案》，美国才开始在全国范围内进行政策限制，鼓励患者可以获得自己的病历资料。

开放的记录和封闭的观念

一项名为"开放记录"（OpenNotes）的重要研究项目于 2012 年首次发布，对申金和沃纳的提案来说无疑是一次争取实质性支持的机会。[7-9] 宾夕法尼亚州的格伊辛格卫生系统、西雅图的港景医疗中心和波士顿的贝斯以色列女执事医疗中心，在这三个美国颇负盛名的医疗中心里，超过 100 名初级保健医生和超过 22 000 名患者参与了一项试验，就开放就诊记录对患者产生的影响进行评估。[7] 参与试验时，代表医学界的医生们坚信向患者开放就诊记录会给患者带来焦虑、疑惑和反感的情绪，同时给医生忙碌的生活带来额外的负面影响。关于这一点，医生们想想他们也许要回答的问题就知道了！事实上，很多来自这三个医疗中心的医生都拒绝参与这一实验，因为他们感觉到这会严重扰乱他们的工作流程。此外还有一个问题，那就是患者究竟是否希望开放就诊记录，以及开放就诊记录是否会促进患者更好地参与医疗并依从治疗。

试验结果与医生们原本所想的大相径庭。第一，参加试验的医生中，只有相当小部分有因为公开医疗记录使工作受到负面影响的经历。他们也学会了调整对某些特定问题的记录，如精神疾病、药物滥用、肥胖、癌症等，尽量避免让患者感到被冒犯和失落。例如，用"身体质量指数"来替代"肥胖症"能够减少患者的受挫感；当出现疑似癌症的病例时，采用类似的方式也能一定程度上减少患者的担忧。医生们开始逐渐避免使用诸如"SOB"（shortness of breath）这样的缩略词来表达呼吸急促，因为患者容易因不理解缩写词而产生误解。医生们接收的邮件数量也没有明显增加，尽管部分患者阅读完就诊记录后希望和医生有进一步的沟通，但其余患者的疑惑几乎都可以在浏览完记录后得到解决。总体来说，医生付出的时间并没有增加。一名医生的评论很好地总结了这一点，他说道："就诊记录可能会变长，来自患者的问题和邮件可能会变多，虽然这些都是我之前担心的。但实际上，这都不是大问题。"[7]同时它也可能会给医生们带来更好的结果，因为看到患者更积极地参与治疗，获得满意的治疗结果，医患关系自然也得到了发展。

从患者的角度出发，开放就诊记录的好处是显而易见的。调查显示，99%的患者希望未来能够获得自己的就诊记录，接近90%的患者表示将基于公开的就诊记录来选择未来的保健机构。阅读就诊记录能加深他们对自己身体状况的了解，从而对健康进行一定的控制和管理，提高对就诊时与医生讨论出来的治疗方案的依从性，并增加他们对医生的信任感。同时，几乎没有证据显示阅读就诊记录会给患者带来焦虑、疑惑或反感的情绪。大约65%的患者对药物治疗的依从性有所提高，[7, 9]这一点非常值得关注，因为有资料显示，通常只有一半的患者会遵照医嘱，而依从性差是导致慢性病治疗结果不佳的一个重要原因，尽管它可能不是最重要的。

"开放记录"研究还有一个有趣的发现，60%的患者认为他们有权在就诊记录上添加一些评论。设想一下这样的场景：患者积极地参与他们的治疗过程，及时追踪他们的医疗信息。[10] 令人惊讶的是，参与该试验的医生中有三分之一都同意这一提议。这种做法也许对一些人来说显得十分意外，甚至是激进的，但医生和患者难道不都应该记录完整的诊疗记录吗？医生的工作记录经常包含一些错漏的信息，例如 95% 的药物记录上都存在错误。[10] 让患者参与医疗记录的校订工作，这一做法已经迟到很久了。

"开放记录"项目带来的最大影响可能就是就诊记录的开放已成为上述三家医疗中心的常规做法。[7] 所有的患者都能获得他们在医生办公室的就诊记录。然而，这一做法仍在少数；2014 年，全美只有约 200 万的患者拿到了治疗过程中的就诊记录。[11]

争取个人对就诊记录可及性的患者寥寥无几，关键的原因还是传统的家长式医疗模式禁锢了医生和患者的内心。根据美国哈里斯（Harris）公司的一项对近 4 000 名医生和超过 9 000 名消费者的民意调查结果显示，只有 31% 的医生认为患者应该获得就诊记录。[3, 4]

与之形成鲜明对比的是，尽管有 84% 的消费者认为他们具有获得自己就诊记录的权利，但只有 36% 的消费者称他们能够获得。[12] 有趣的是，超过 40% 的消费者在调查中称他们会为了获得自己的完整就诊记录而选择更换医生。[12] 超过三分之二的医生不愿意让他们的患者通过电子邮件的方式获得就诊记录。和在"开放记录"项目中大部分不愿意收到来自患者邮件的医生一样，超过 60% 的美国医生不和患者互通邮件，尽管有大量研究表明这种方式可以提高诊疗效率和患者满意度。[13-15] 医生们主要认为这些额外的工作并无补贴，邮件信息的保密性和安全性也得不到保障，而且这些材料还有可能会成为医疗事故的诉讼证据。

"蓝色按钮"计划

开放就诊记录项目是为了促进电子病历的公开透明化，与此同时，还有一个旨在推动患者对电子病历可及性的大型政府计划。美国马克尔基金会（Markle Foundation）是一家成立于 1927 年的民间慈善组织，致力于充分运用信息技术来解决医疗中遗留已久的棘手问题，说"棘手"丝毫不为过。在 2010 年的时候，马克尔基金会联合美国政府召开了一次讨论授权公众下载个人健康数据的会议，这和基金会的使命"向美国民众传播知识"吻合。[16-20] 这一会议的成果即是"蓝色按钮"计划。

创新时刻 Innovation Time

医疗数据库建设提上日程

"蓝色按钮"计划让超过 6 000 万美国民众通过诸如美国老兵部和美国国防部等政府机构获得医疗保健服务。一旦这些用户能够下载自己的健康数据，那么提供医疗服务的势头就会延伸至私立医院，在 2012 年，美国主要的医疗保险公司,比如联合健康集团和安泰保险金融集团等都签署加入了"蓝色按钮"计划。[17]

好消息是，理论上现在有超过 1 亿美国人能够通过"蓝色按钮"下载他们的医疗数据。但提供数据下载的数据库是为了处理医疗投诉事件而建立的，因此没有一套便于操作的程序为患者或医生提供信息。很多第三方公司如 Humetrix（思美）等，把数据库中的数据文件转化为更容易使用、便于在智能手机或平板电脑上通过 iBlueButton 软件来显示的信息。

这为个人、家庭成员和医生提供了患者过去 3 年的疾病症状、用药情况、医生名单及联系方式、实验室检查、医学影像检查、临床操作流程、住院情况和门诊情况等。这是一个好的开始，但大部分医疗保险计划的受益人并不知道他们可以获得这些信息，而要使这些信息变得方便获取还需要做很多工作，特别是对于那些没有购买类似医疗保险计划这样的医疗保险的主体。例如，我购买了安泰的医疗保险计划，就意味着我可以参与到"蓝色按钮"计划。但经过多次尝试，我仍旧无法通过"蓝色按钮"下载我的医疗数据。尽管我的朋友法尔扎德·莫斯塔莎瑞博士（Farzad Mostashari），前美国国家卫生信息技术协调办公室的前负责人曾说道："12 个月内，即 2013 年 6 月前，即可实现民众可以获得用于与医生之间相互传输的医疗数据。"然而至今仍未实现。[19] 但美国政府已投入 400 亿美元推动电子医疗记录使之"有意义地使用"，这无疑会提高"蓝色按钮"计划的可及性和易用性。

卫生信息技术的打击

尽管步调不一，"开放记录"和"蓝色按钮计划"确实获得了一些实实在在的进展，同时也经受了不少波折。卫生信息技术（简称 HIT）这个关键问题被大肆宣扬了一回。[15] 人们对电子病历的吹捧热度几乎和当初的基因组测序相当。2000 年，当时的克林顿总统都在宣称："人类基因组测序将为人类大部分疾病的诊断、预防和治疗带来一场革命。"[21]2005 年，兰德公司预测电子病历每年可以节省 1 600 亿美元的医疗成本。[1, 22] 然而，事实却大相径庭。[23, 24] 近期大量报告指出由于"过度编码"的问题使医疗保险计划的支出大幅上升，这是因为系统性地使用电子病历会增加患者病例的复杂性，从而提高成本。[25] 对于医生来说，电脑操作既烦心又耗时：近期一项研究显示，医生将 43% 的时间耗费在了将数据输入电脑上，而只用了 28% 的时间与患者进行沟通。[26, 27]

创新时刻 Innovation Time

语音识别技术解放医生之手

约翰·霍普金斯大学公共卫生学院的研究员开展了一项研究，研究报告称，若在 30% 的临床医疗实践中采用电子病历，那么对医生的需求程度即可减少 4%~9%。[28,29] 这一推测没有考虑到对其他人员需求的增加，如抄写员（仿佛又回到了古登堡之前的时代），[30-32] 但我认为没有必要增加其他人员。一旦有人开发了一个可以把就诊时零星的语音对话数据转化为可以使用的档案记录，那就不需要抄写员了。毫无疑问，这种技术可以结合语音识别和机器学习工具联合开发出来，况且语音识别和机器学习技术已经相对成熟并已被运用于更具挑战的任务上了。一旦拥有这种软件，医生很可能会突然发现他们多出了一半空闲时间。

多次对电子记录和纸张记录进行对比，发现两者出现差错事件和侥幸脱险（往往与药物相关）的概率近似，因此关于电子病历究竟能否减少医疗错误一直争论不休。[33-40] 当然，电子病历的优劣和输入的数据本身有关，这不仅取决于是否有人为过失，也和大部分医疗系统的不重视和人们使用不当相关，在输入时会经常遗漏重要的数据。

很多电子病历的支持者都在寻找问题的根源，他们将电子病历与福特Model T 车型进行对比。美国医疗卫生信息与管理系统协会主席托马斯·戈登说道："我们已经从马车时代进入汽车时代，由于我们不清楚道路规则，所以交通事故频发。"[33] 回到"开放记录"项目，其中一位项目研究员简·沃克（Jan Walker）博士认为："在某种程度上，我们感觉自己处于类似 Model T 的公开时代。'开放记录'就像是一种新型药物，大部分患者都从中受益，却可能会为少部分患者带来伤害；我们应如何分辨这两类患者，并开诚布公地去应对这个事实呢？"[11]

将电子病历与 Model T 作类比也许过于乐观了，至少汽车是一种实用的、负担得起的、通用的、可更换的商品。它是一件由可替换的部件组成的单品——为了减少浪费，同时使非专业的工人也能进行流水线组装。不同的是，在美国有超过 1 000 家有资质的电子病历供应商，然而每家供应商都采用自己独有的软件，与其他公司的电子病历产品无法兼容。由于美国医疗系统的分散性，大部分患者会在不同的医疗系统就医，因此就会得到由不同供应商提供的电子病历档案。尽管在 2015 年，美国联邦法律要求所有医生和医院都使用电子病历，但整体上仍处于初期阶段，市场上尚缺乏以患者为中心的、易用易获取的完整电子病历产品。正如我们的车还没驶出停车场，就更别提上高速公路了。后面的章节中，我会先来谈谈用药，然后再回到未来的电子病历。

我的用药

　　毋庸置疑，药物是医疗信息中的重要一环。药物使用面临着三大最严峻的挑战：价格高、用药错误和依从性差。仅仅在美国，每年就会开出 32 亿张处方，费用超过 3 500 亿美元。同时，药物错用相当常见，超过 40% 的美国人称他们自己或家庭成员曾有过用错药物的经历。尽管很难找到精确的数据，但基本上每年和药物使用错误相关的死亡人数超过 10 万，费用高达 170 亿~290 亿美元。另外，中途停药也会带来严重的负面影响，将近一半的治疗失败案例都由患者对药物的依从性差导致，会带给美国每年约 12.5 万例的死亡和 2 900 亿美元的医疗费用损失。[41, 42]

　　用于提高患者用药依从性的智能手机应用程序数量剧增，比如 Mango Health、CyberDoctor、AiCure、Nightingale、MediMinder、MediSafe 和 Care4Today 等。[43-45] 这些应用程序帮助患者根据医生的处方，提示正确的服药剂量和时间。其中一些应用程序还会通过短信或者电话的方式提醒患者，有的则直接和其他家庭成员的设备相连以提醒其确保准时用药。AiCure 使用智能手机的相机或电脑的摄像头来对患者进行追踪。Nightingale 则还会收录额外的

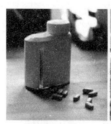 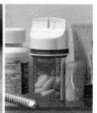

Adhere Tech 智能药瓶　　GlowCaps 智能药瓶

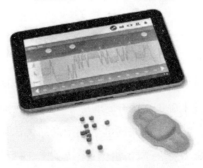

Proteus Digital Health 的智能药丸

提高用药依从性的数字化产品

http://www.AdhereTech.com，http://www.glowcaps.com；Proteus Digital Health.

信息来知道患者的行程；CyberDoctor 则把用药的过程进行游戏化。另外，还有许许多多新型的"智能"数字药盒和药瓶，[46] 比如 AdhereTech 智能药瓶和 Vitality 公司的 GlowCaps 智能药瓶产品。GlowCaps 和 AdhereTech 是两款智能药瓶，当患者打开药瓶时，这一过程即可通过无线网络被跟踪到。[45] 到了服药时间，GlowCaps 就开始脉冲式地闪烁橙色光，并发出渐强的连续和弦音提醒患者用药。[43, 47] 一项小型随机试验对高血压患者进行了分析，采用 GlowCaps 的患者用药依从性为 97%，而对照组为 71%（与最常引用的数值 50% 相比具有更高的依从性）。[47] AdhereTech 被称为是"药瓶里的手机"，因为在药瓶里含有用来测量湿度和剩余药片或液体数量的传感器。患者可以选择短信、邮件或灯光闪烁来作为服药提醒。[45]

使用了最高级别科技的是 Proteus，它将可消化的芯片放入每一粒药丸，于 2012 年得到 FDA 的首次批准。当被标记的药丸进入患者的胃时，芯片被胃液激活后，将信号通过附着的贴片传感器发送给智能手机。将微芯片嵌入药丸的成本相当低廉，几乎所有的药物都可以实现；这种相当精细的技术尤其适合用在对药物依从性要求非常苛刻的疾病治疗中，如肺结核的治疗（正在进行试验）。[45]

随着越来越多的用于提高药物依从性的数字化技术的发展，可消化芯片在未来一定会被认可。[41, 45, 48-51] 而目前的最大挑战是如何让患者主动接受并采用这种方式，追踪处方并对处方上的药品设置正确的服药剂量和时间。电子病历系统应当提供这些信息，而且做到根据新处方同步更新信息，并且告知医生与患者之前服用的药物相关的已知过敏反应和可能发生的具体不良反应等信息。

准确开具处方

患者用错药和用药依从性差的其中一个原因是患者需要服用太多类型的药品，以至于他们和医生都记不清楚。[41, 48, 49] 这种情况在老年患者中尤为常见，大多数处方都要求患者一天多次服用药物，对于 65 岁以上的老人来说是平均每天 6 次。[41, 49] 在诊所中会经常遇到这样的情景：医生问起患者正在服用的药物时，患者直接把药丸拿出来，而往往说不出药物的名称和剂量。有一个叫作 MedSnap 的应用程序可以帮助解决这个问题，用户通过拍照可迅速确定药物名称、药品作用、服用剂量等信息（如图 7-1），[52] 很像听歌识曲的应用程序 Shazam。此类应用程序结合了 GIS 中的药物基因学部分，对帮助减少处方错误以及其他问题大有裨益。

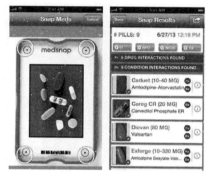

图 7-1　通过 MedSnap 软件来识别药品

资料来源：https://medsnap.com.

患者生成的数据

在就诊之外的时间里，患者自身能够生成大量的具有潜在价值的医疗数据。在电子病历数据严重碎片化的今天，可能最需要做的就是对目前的医疗体系施加压力，或对于医生的抵抗发起一项新的运动（对一些医生来说，"患者生成的数据"通常带有一种贬义，被认为是无效的或是有偏差的）。[53-55]

未来洞察 Future Insights ···

在不久的将来，患者生成的数据会成为医疗数据中最大、最多样的一部分，这些数据来源于患者穿戴的生物传感器、手持式影像设备、

实验室检查等，涵盖了基因医疗在内的所有医疗数据。[56, 57]

临床诊断中刚开始使用电子病历时，医生为了全面了解患者的生活方式和家族史，需要患者为电子病历提供大量的信息和数据。然而现在却不用这么复杂，患者通过自己的智能手机即可实现这一切。

....

目前，已有超过 25% 的美国人用各种无线设备来追踪自己的健康指标，市场上已涌现出数百款不同的应用程序来捕获用户终端收集的数据，这将是一个数量呈爆发性增长的新领域。[55] 不管是心电图、动态血压、血糖还是其他实验室检测指标（如图 7-2），用户从未如此直观地看到过自己的真实健康数据。

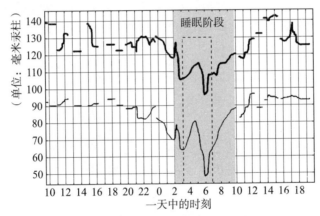

图 7-2　患者自身生成的血压数据

注：患者通过手表里的传感器收集 36 小时内的血压值，发现睡觉时血压值有明显下降。

医疗机构正在努力为用户产生的数据流搭建平台，比如说亚利桑那州的旗舰医疗集团为一部分患者准备了无线测量仪、脉搏血氧计、呼吸监测仪、血压表套袖和血糖仪等,同时为他们搭建了监测检查结果和提供指导建议的平台。[55]另外，芝加哥的通路社区保健网也采用了类似的模式。一位医生说道："患者就好像拥有了家庭医生和口袋医生一样，这是医疗领域的一次大变革。"[55]

尽管最近发现了一系列严重的与患者生成这些数据有关的能力问题，但 12 年来，美国退伍军人事务部一直是慢性病远程监测领域的领跑者。2013 年，事务部的"健康伙伴"（health buddy）系统为超过 140 000 名退伍军人进行了包括高血压、糖尿病、慢性阻塞性肺疾病和抑郁症等在内的多种慢性疾病的监测。"健康伙伴"系统的技术是手动的，没有传感器，也没有最新型的无线技术，但患者的数据却被很好地整合入 VistA 电子病历中。[55] 旗舰医疗和通路社区保健网尝试将患者生成的健康数据融合进电子病历，无疑给患者带来了莫大的鼓励。

未来的电子病历

我们目前的技术距离最理想的个人健康档案还有一段相当遥远的距离。[58-61] 虽然现阶段的目标是确保用户对医疗数据的可及性，但终极目标是用户个人对数据的所有权。凯撒医疗集团有一个移动应用程序，可以让会员通过应用程序来获取他们的药物、病历、实验室检查和影像检查结果。可以说是在有移动信号覆盖的地方，患者能够获得数据的"最低标准"；但即便是这最低层次的数据获取，在市场上也是不多见的。大多数人接受的医疗服务都是由多个卫生系统的不同医疗机构提供，使得每个人对自身医疗数据的获取都是复杂而分散的。对于 65 岁以上的美国人，平均每个人每年会在 4 家不同的医疗机构，找超过 7 名不同的医生为其看病（如图 7-3）。[62] 除了电子病历在不同医疗机构之间的操作问题以外，数据的碎片化也阻碍了我们建立一个从出生到死亡完整的、

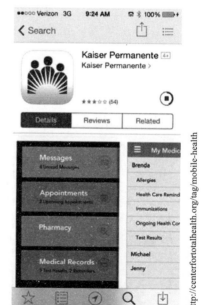

http://centerfortotalhealth.org/tag/mobile-health

凯撒的 App

不断变化的、可交互的健康档案。正如我们在第 6 章里描述的那样，患者的所有影像扫描结果都必须是可获得的，而不仅仅是拿到这些检查结果的解释。同时，患者进行所有影像扫描的辐射剂量也需要以累计的方式呈现出来。这似乎是一个疯狂的梦想，但在很多方面，这样的技术是存在的。

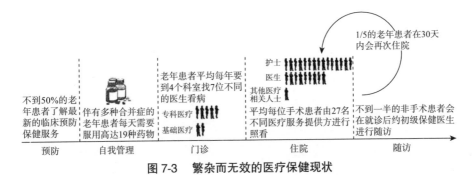

图 7-3　繁杂而无效的医疗保健现状

资料来源：M. Smith et al.，"Best Care at Lower Cost: The Path to Continuously Learning Health Care in America," Institute of Medicine of the National Academies，September 6，2012，http:// www .iom .edu /Reports / 2012 /Best-Care-at-Lower-Cost-The-Path-to-Continuously-Learning-Health-Care-in-America.aspx.（经允许，同意转载）

医疗软件专家梅利莎·麦科马克曾建议道："我们将健康状况记录在 Facebook 上，可以帮助我们获得更好的健康。"[63] 她准确地点出了 Facebook 基于时间轴的特征，我们通过更新状态来记录新的医嘱或诊断，让医疗记录变得具有交互性和共享性。还有一种软件是印象笔记（Evernote），这是一款极受欢迎的数据存储工具。美国参与医学协会的负责人尼克·道森（Nick Dawson）用印象笔记来记录他的电子病历，从各种传感器中获取数据导入其中，然后与医疗机构和家庭成员共享这些数据。[64] 印象笔记深受用户喜爱的原因是它的安全性、云技术、可移动性，以及它的超大容量可以用来储存医学图像类的大文件。它具有超强的互动功能，解决了目前各种电子病历产品最明显的一个缺陷。我们每一个人都是自身数据的合法拥有者，但各种数据必须进行整合才能显出价值。

最终，电子健康档案里的这些基本信息都将得到整合，然后回到个人手中。

目前，已经有超过 10 万的医疗保健专业人员和 7 500 万患者正在使用一款由 Practice Fusion 公司提供的免费电子病历产品，涵盖了一些最基本的功能。[65]

　　然而，即使我们获得了个人完整的 GIS 健康档案，这也仍然只是单维度的，仅仅是把数据汇集后传到了云服务器而已。真正令人兴奋的应该是对这些数据的机器学习能力以及对其多样交互性的理解，从而摸索出对个人健康进行预测性分析的路径。[66] 这将把我们最基本的电子档案（即使包含有海量的数据）彻底地转化为具有预防作用的医疗装置。后续我们将深入讨论这一话题，但目前我们仍需先攻破电子病历的症结，才有可能让健康档案的预防价值得以实现。

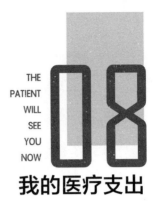

THE
PATIENT
WILL
SEE
YOU
NOW

08

我的医疗支出

医疗服务，这座在城墙内备受保护的堡垒，其一成不变的状态即将被打破，再也无法逃避严酷的价格公开机制带来的竞争。

——尤韦·莱因哈特
普林斯顿大学教授[1]

任何市场中，缺乏信息的一方总是注定会失败。

——蒂娜·罗森堡
《1 000 美元牙刷疗法》（*The Cure for the $1 000 Toothbrush*）作者[2]

每个人都在关注谁应该为过高的医疗费用买单，而我更想问一个更基本的问题：为什么医疗费用会那么高？

——史蒂文·布里尔
《美国的苦口良药》（*America's Bitter Pill*）作者[3]

当你坐在舒适的椅子上，喝着红酒，听着最喜欢的轻音乐，手腕上的传感器显示你的心率是 50 次 / 分，血压为 110/50 mmHg，这时你会感到从未有过的平和与轻松。

但当你读到杂志里一篇题为"100 000 美元的体检"的文章时，必定会变得非常气愤，心率跃升到 120 次 / 分，血压上升到 160/95mmHg。美国医疗费用的问题的确可以激怒任何一个人，每年 28 000 亿美元的医疗支出已经占到 GDP 的 18%，着实让医学界为之惭愧。其实还有更多让我们感到气愤的事情，但多亏医疗逐渐民主化，使得全新且透明的医疗成本结构很快就会出现，这将逐步减少大量的医疗成本。

很难相信，直到 2013 年高额的医疗费用才成为各大媒体曝光的重点。《时代周刊》90 周年时发表了一篇有史以来最长的文章《苦涩的药片：为什么医疗账单害惨了我们》，这篇由史蒂文·布里尔撰写的长达 36 页、24 105 字的文章让医疗费用的问题得到了关注。[3, 4] 文章的副标题是"高到离谱的定价和利润正在摧毁我们的医疗保健体系"。[3] 在经过 7 个月对医生、医院、医药公司和医疗设备公司的数百张账单进行深度调查后，布里尔从中挑选了 7 个具有代表性的案例。其中，一些标题让人震惊："治疗胃灼热，21 000 美元""跌倒，9 400 美元""一天门诊收入，87 000 美元""用于实验室检查的点钞机上显示,132 303 美元"。这些惊人的支出都发生在那些被称为"收费专家"的医院，这些医院的服务和检查等收费标准一直秘而不宣。医院在批发价基础上的加成比例高得简直荒唐，比如通常为 1.5 美元 / 片的对乙酰氨基酚，在亚马逊网站该药 100 片的售价仅为 1.49 美元。有些医院每花费 100 美元就要向患者加价到 1 200 美元。[5] 美国最贵的 100 家医院的收费通常是成本的 7.7 倍。[3, 5, 6]

2013 年起，美国政府允许医院自由定价，导致一些医院的收费标准竟比医疗保险计划的定价高出 10 到 20 倍。通过提供铁证说明了医疗行业的价格扭曲和胡乱收费现象，布里尔的文章为美国人民敲响了警钟。这篇文章发布后不久，《纽约时报》又刊出了一系列主题为"能忍受则坚决不去看病"的文章，其评论数量超过了 10 万。[7-20] 随后，知名记者伊丽莎白·罗森塔尔，她也是一位医生，发表了一些同类主题的文章对几个具体的问题进行深入探讨，她发现不同医院之间对于常规的临床诊断项目有着天壤之别的收费差异，例如结肠镜检查。[11] 同时，这一系列文章也比较了美国和世界上其他国家医院之间的收费差异（如图 8-1）。[12, 14] 并且该文章还对美国的 100 家医疗机构治疗皮肤癌的莫氏手术（Mohs surgery）进行了费用比较。[19]

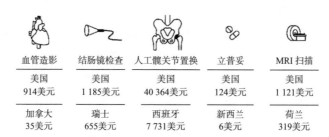

血管造影	结肠镜检查	人工髋关节置换	立普妥	MRI 扫描
美国 914美元	美国 1 185美元	美国 40 364美元	美国 124美元	美国 1 121美元
加拿大 35 美元	瑞士 655 美元	西班牙 7 731 美元	新西兰 6 美元	荷兰 319 美元

图 8-1　美国与其他国家的医疗项目平均价对比图

资料来源：摘编自 E.Rosenthal，"The Growing Popularity of Having Surgery Overseas，"New York Times，Auguest 7，2013，http://www.nytimes.com/2013/08/07/us/the-growing-popularitry-of-having-surgery-overseas.html.

和布里尔的文章类似，罗森塔尔的系列文章里也提到了很多"标价冲击波"的案例，比如：美国妇女妊娠期孕检的平均费用为 37 341 美元；[9] 心脏支架植入术的平均费用为 117 000 美元；[10] 在急诊室 15 分钟的花费可达 1 772.42 美元；[16] 一次全膝关节置换术的平均费用超过 125 000 美元；[14] 治疗哮喘进行

一次吸入疗法的费用为 300 美元（在英国，该项目的费用约为 20 美元）；[15]
被响尾蛇咬后注射抗蛇毒血清的费用为 10 万美元；[16] 伤口缝三步针的费
用为 2 229.11 美元。[10] 类似的文章相当多见，如："1 000 美元牙齿清洁"[2]
"50 000 美元体检套餐"[21] "上千元的子宫颈涂片检查"[22] "55 000 美元的阑尾
切除术"[23, 24a] "300 000 美元的药品"[24b]，以及 "10 169 美元的血脂检查"[24c]。
即便花了数十年的时间才终于将这些问题曝光出来，而目前美国医疗行业的定
价失控却已成为事实。昂贵的医疗价格已经让人们感到不安，它为民众带来了
深深的伤害。

世界上仅有的不透明不合理的市场

没有任何一个国家的医疗保健市场会像美国这样。[25-30] 在美国，很少有患者
会知道在他们的医疗花费中，他们自己支付了哪些，他们的雇主或保险公司又支
付了哪些。消费者为医疗服务埋了单，却可能毫无疗效。这是典型的"按码医疗"，
所有的医疗服务都是按项目付费，而不是以保健为目的的激励型收费。由于大部
分美国人的医疗费用都是由雇主作为支付方，因此患者很难有动力去主动要求降
低医疗成本。由此造成的结果就是对于同样的服务项目，医院、医生和实验室向
非参保人和保险公司收取的费用相差甚远。无论哪种市场，都总是青睐商业型模
式。在其他所有的发达国家，几乎都是由政府来谈判和监管医疗价格，但在美国
并非如此。各大强势的医疗集团的游说团队当然不会支持这种模式！

在民主社会中，最主要的问题是无所不在的隐私权。好比医院的收费系统，
一般来说，医疗服务的具体费用都会被刻意隐瞒。这完全符合家长式医疗的管
理模式：为什么患者需要知道这些信息呢，为什么医生需要额外操心来跟患者
解释这些呢？尤韦·莱因哈特是一位知名的卫生经济学家，他把医疗服务的购
买行为比作是"消费者盲目地冲进百货商店，期望能在里面潇洒地买到正在寻
找的商品"。[1] 史蒂芬·布里尔总结道："当我们的主要经济支出是和生命与死
亡相关时，而其却缺乏透明度是相当可怕的。"[3] 我们已经回顾了当前医疗环节

的方方面面都普遍存在的问题：信息不对称，甚至要求公开最基本的医疗收费项目也属于异常行为。我们在布里尔以及罗森塔尔的著作中看到的仅仅是我们要理解医疗费用的开端。在对医疗费用的问题上有了更全面的认识后，我们再回过头来看看通过哪些举措和进展可以帮助提高医疗信息的透明度。

浪费

2012 年，美国国家科学院的医学研究所（Institute of Medicine）发表了一份长达 450 页的报告，题为"用较低的成本获得最好的医疗服务"，该报告对每年将近 3 万亿美元的医疗保险支出中存在的巨大浪费进行深入研究。[31] 图 8-2 显示了不同类别的医疗支出浪费情况，达到了年度财政预算的 1/3，即超过美国 GDP 的 6%。尽管如此，这些统计实际上依然是被低估了。[29, 31-33]

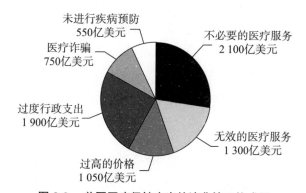

未进行疾病预防
550亿美元

医疗诈骗
750亿美元

不必要的医疗服务
2 100亿美元

过度行政支出
1 900亿美元

无效的医疗服务
1 300亿美元

过高的价格
1 050亿美元

图 8-2　美国医疗保健支出的浪费情况构成图

资料来源：摘编自（1）M.Smith et al.，"Best Care at Lower Cost: The Path to Continously Learning Health Care in America，" Institute of Medicine of the National Academics，September 6，2012，http://www.iom.edu/Reports/2012/Best-Care-at-Lower-Cost-The-Path-to-Continuously-Learning-Health-Care-in-America.aspx；（2）D.M.Berwick and A.D.Hackbarth，"Eliminating Waste in US Health Care，" JAMA 370（2012）:1513. Note for Fraud，which is not discussed further here，the figure ranges up to $272 billion per year. 来源："That's Where the Money Is." The economist，May 31，2014，http://www.economist.com/news/leaders/21603026-how-hand-over-272-billion-year-criminals-thats-where-money.

不必要的医疗程序和手术

我们已讨论过不合理的医疗服务价格。而高达 2 100 亿美元的医疗支出浪费主要由不必要的医疗程序和手术导致。[34] 其中，可能是为那些并无心绞痛的患者进行冠脉支架术，也可能是为腰椎间盘保守治疗不充分的患者进行手术，但这些估算都没有将没有疗效的普通手术考虑在内。当下有一个流行词用来形容不必要或无效的医疗手术或治疗，叫作"低值"（low value）。[33, 35-39] 比如最近的一个案例，利用关节镜（通过显示器来限制切口的大小）进行膝关节手术，也被称为"局部半月板切除术"，是美国相当普遍的一种手术，每年都要进行超过 70 万次，直接产生的医疗费用达 40 亿美元。[40]

由加拿大研究人员进行的一项随机试验中，对半月板撕裂的患者进行随机分组，这两组分别接受局部半月板切除术或假手术，患者以及收集患者数据的研究人员并不知道受试者究竟分在哪一组。[40] 对照结果表明接受过切除手术与接受假手术的患者并无显著差异，这就暗示了手术本身带有明显的安慰效果。另外，值得注意的是，此项研究是相当少有的通过严格的试验来评估手术有效性的案例。虽然采用假手术作为实际手术操作的对照组是辨别安慰效果最好的方式，但是外科医生和患者一般都比较反对参与这样的试验设计。因此，虽然很多临床手术和程序可能都是无效的，但目前还都没有进行严格的试验来证明这些结论。

就美国的医疗体系而言，当手术引起并发症时，可能会带来又一次医疗资源的浪费，那是因为并发症往往会产生更高的医疗保险报销费用。并发症包括感染、伤口愈合的相关问题、血栓、心脏病突发、肺炎等。2013 年，阿图·葛文德（Atul Gawande）[①] 和他的同事一起发表了一篇文章，他们发现超过 34 000 次手术中，5% 的人至少发生过 1 次并发症。[41] 产生的费用差异也是天壤之别：对于没有发生并发症的手术操作，平均保险金额为 16 936 美元；而发生并发

---

① 关于美国医疗体系的真相"全球十大思想家"、美国著名外科医生阿图·葛文德在其"最好的告别三部曲"（《最好的告别》《医生的修炼》《医生的精进》）中都有所揭露，也讲述了一些关于衰老与死亡的常识。本套书中文简体字版已由湛庐文化策划，浙江人民出版社出版。——编者注

症的手术保险金额则高达 39 017 美元。[41] 在医疗中，对并发症的报销激励可不是一种理性的方式。

不必要的药品

不仅仅手术费用可能存在浪费，还有很多药品也存在浪费的问题。药品疗效已被证明有限却被大力推广，因而被广泛使用，这样可能带来更大的危害。[42] 采用睾丸素凝胶来治疗"性腺功能低下症"的处方花费已经超过 20 亿美元，然而一项随机试验大量观察发现睾丸素凝胶有导致冠状动脉疾病的风险。[8, 43]《纽约时报》在 2013 年刊登过一篇名为《注意力缺陷障碍的营销》的专题文章，治疗注意力缺陷障碍的药品，如哌甲酯（利他林）等，每年的处方费用已超过 90 亿美元，其中多数花费是没有必要的，甚至可能造成危害。[44, 45] 抗抑郁药的使用也是如此：2013 年美国销售第一的药品是安律凡（Abilify，阿立哌唑），年销售额为 6 460 215 394 美元；紧跟其后的是欣百达（Cymbalta，度洛西汀），年销售额为 5 219 860 418 美元。超过 1/10 的美国人在服用抗抑郁药，而在 40~60 岁的美国女性中，服用抗抑郁药的人数占了 1/4；然而，研究已经表明服用抗抑郁药的患者中，有 2/3 的人群并不符合药物治疗的标准。尤其是超过 65 岁的人群，6/7 的用药患者都不符合治疗要求。在美国一项最新的全国性研究中，选取超过 75 000 位成年人作为样本，研究发现，采用药物治疗的患者中只有 38% 的人群符合治疗标准。[46] 从浪费的角度来说，这些数字让我们感到震惊。

但是，这些仅仅是表面，对于处方药品的浪费还远远不止这些。因为我们还没有真正开始应用药物基因学，忽视了药物基因学可能是在药品使用方面实现经济健康发展的一个重大障碍。举个例子，全球销售最好的三大治疗类风湿关节炎（以及其他自身免疫性疾病）的药品是修美乐（Humira）、恩利（Enbrel）、类克（Remicade）。这三种药品年总销售额超过 300 亿美元，然而其临床反应率最多为 30% 左右，换算一下，每年的浪费高达 180 亿美元。目前，还没有花大力气去寻找可预测反应结果的基因组或生物标记物，但一定是存在的，而且通常是所有的药品都具有这样的基因组或生物标记物。另一方面，药物基因学的研究可以避免一些严重的甚至危及生命的副作用发生。我们已经知道一些药品会产生危险的基因信号，如卡马西平片（用于治疗史蒂文斯 - 约翰逊综合征，是一种严重的自身免疫性疾病）和氟氯西林，可引起肝功能衰竭，但美国的临床操作中并没有将其考虑在内。在第 7 章里我们提到过，处方药品有超过 6 000 种，但我们只知道约 100 种的药物基因信息（仅占 2%），对药品的认识还处于相当陌生和迷茫的阶段。最近美国范德比尔特大学（Vanderbilt University）进行了一项研究，通过对 5 种常用药品进行基因型筛选，来量化可从药品治疗中获益的患者比例。[47] 对于已经上市的以及正在开发中的药品，未来药物基因学的 GIS 信息使用可能会帮助它们进入新的转折点。

不必要的医疗影像与高科技疗法

另一个未加抑制的医疗浪费项目是医疗影像。[47, 48] 2014 年，全球医疗影像设备的市场规模高达 320 亿美元。[49] 就各种扫描（CT、核素、MRI、超声和乳房 X 线摄影术等）而言，美国的使用量与世界上别的任何一个国家相比，实在是天壤之别。在美国，MRI 和 CT 扫描的使用量超过了 25%。[50] 2014 年，美国总共开展了超过 5 亿次的临床扫描；保守估算，假设每次检查的收费为 500 美元，那么整体费用大约为 2 500 亿美元。[49] 其中，有多少扫描是必须的呢？[38] 此外，估计有 3%~5% 接受扫描的人群因受到电离辐射的累积辐射剂量过大而罹患癌症，正如《纽约时报》专栏文章所指出的那样，"我们给自己制造了癌症"。[51] 临床影像扫描的经济损失统计还不包括诱发癌症所产生的费用。同时，这项统计也没有将《明智地选择》[52] 中建议的不需要进行的影像检查考虑在内，在第 6 章中我们已经充分说明，基于循证医学的证据，已进一步证明其中的建议并不是过激的或是遥不可及的。

一些未经证实的高科技疗法也带来了额外的浪费。位居榜首的就是机器人手术和质子束放疗，这两种临床操作都还没有相关的数据可以证明与标准疗法相比，它们更适合用于临床。以机器人手术为例，[53, 54] 全美只有一家提供机器人手术的供应商：直觉外科手术公司（Intuitive Surgical），每台达芬奇手术机器人的价格为 150 万~220 万美元（这还不包括每次进行手术的一次性专用耗材的费用）。机器人手术的临床应用增长飞快，2013 年，全美就有 1 370 家医院（约为 30%）至少购入了一台达芬奇机器人。[53, 55] 机器人手术被广泛应用于子宫切除、心脏外科手术和前列腺摘除术中。除此之外，全世界总共进行了 150 万场机器人辅助手术。另一家制造商 MAKO，专门制造用于骨科的机器人。手术机器人的制造明显缺乏竞争，与之形成鲜明对比的是，美国的医院都在大力推广它们的机器人手术，市场竞争相当激烈。除了随处可见的电视、无线广播和广告牌等，一位外科医生甚至说道："我曾见过医院在运动赛事中场休息的时候亮出它们的手术机器人。"[55]

质子束放射治疗，是最新以高科技的名义蛊惑患者的医疗项目，它比机器人手术的价格更高。建立一个质子加速器中心需要花费 2 亿美元，[56] 而且它在美国的增长量让人感到紧张，[57] 原因在于：这项被认为是更精准的治疗技术，却缺乏相关数据以表明这种形式的放疗方法优于癌症的传统放疗方法。不仅建立质子加速器中心的耗资巨大，而且每次操作的费用也是传统放疗的 2.5 倍。截至 2013 年底，全世界已有 43 所质子加速器中心，不足为奇的是，无论是否有确切的数据支持，大部分都位于美国这个技术使用之邦。

不必要的体检与临终护理

更多的医疗浪费是没有科学依据也并不需要涉及高科技的医疗行为，例如年度体检。每年大约 2.55 亿的美国人，约占 81%，都会去找他们的医生做体检。[45, 58, 59] 当然，其中很多体检是相当必要的，比如是为了孕前准备或是一些妊娠期的妇女。对于美国年度体检数量的统计，最近一次是在 2007 年，共达 4 440 万次。在 1979 年，加拿大政府的一项研究报告曾推荐取消年度体检，但是过去了几十年，美国才开始倡导类似的政策。伊丽莎白·罗森塔尔在《纽约时报》上说道："为什么地球上似乎只有美国人还在依然坚持进行例行体检和所有这些检查？为什么还有这么多的医生在提供这些服务？"[7] 没有必要的年度体检每年会耗费超过 70 亿美元，同时还带来了各种各样的后续操作：更多的检查、更多的扫描、更多的诊断、更多的手术等。一项对年度体检进行系统性回顾的研究结果是：年度体检是相当浪费的，应该取消。[60] 但尽管如此，全美还是有大量高端体检产品的宣传，比如普林斯顿长寿体检中心（Princeton Longevity Cneter）推出的一款价值 5 300 美元的综合体检，号称"给您的健康带来超越年检的价值"。[45]

体检本应该是出于预防目的的，但适得其反的是，体检上产生的浪费可能会使人错过进行预防的机会，这又会耗费 550 亿美元（如图 8-2）。每年 3 万亿美元的医疗保健支出中，84% 都在用于治疗慢性疾病。另外，5% 的患者是所谓的"重灾区"，他们耗用了每年慢性病花费的 50%。[61] 并且前 1% 的慢性病患者人群花费了整体医疗支出 21.4% 的费用，平均每位患者的费用高达 87 850 美元。[62] 况且我们还没有创造出任何可应对慢性疾病的创新性数字技术，也没有相应的人员在为了削减成本而努力。利用简单的移动设备对血压、血糖、心率、肺功能，以及其他很多与常见慢性病相关联的指标进行跟踪，或许可以被证明有效，但这与对"重灾患者"进行严格监管和指导相比，也不相上下。

我们一直还未提及临终护理，这其实是美国又一项费用严重失控的部分。老年医疗保险计划支出的 28% 用在了患者生命的最后 6 个月，超过 1 700 亿美元。[63, 64] 临终治疗的花费并没有将不必要的医疗支出计算之内，主要包括在重症监护病房的监测、大量的医疗操作和手术等（如图 8-2）。考虑到有些对患者余下生命的长短和生存质量都没有什么效果，这些治疗几乎都是不必要的。

基于以上，我所估算的不必要的医疗支出和浪费要远远高于医学研究所公布的数字。根据我所定义的浪费，可能这部分被浪费的医疗资源目前占了美国整体医疗支出的一半。

外包医疗

美国的人均医疗费用约为 8 500 美元 / 年，至少是其他发达国家的 2 倍。

而在 2014 年联邦基金会的报告中，就整体医疗支出而言，美国位居 11 个最富有的国家之末；其他 10 个国家的人均支出费用为 3 100 美元，比美国整整低了 63%。[65, 66] 美国医疗费用过高导致的一个结果就是患者开始到美国之外的地方寻求医疗服务。[67, 68] 在美国医院一天的平均花费为 4 287 美元，相比之下，法国仅为 853 美元，荷兰则少于 500 美元。我们不需要细算，就知道美国的医疗服务质量一定没有 5~8 倍地优于其他国家。[65, 69] 其他地区的医疗价格可能更低，因此自然推动了美国人去往世界其他地方进行旅游医疗，如印度、泰国、印尼、墨西哥、迪拜、韩国及欧洲等。

曾经，迈克尔·绍彭（Michael Shopenn）需要进行髋关节置换手术，如果在科罗拉多州博尔德的医院则大约需要将近 10 万美元的手术费，通过互联网他联系到了布鲁塞尔附近的一家医院可以进行该项手术，全部费用仅 13 660 美元，最终他选择了这家医院。[14] 该医院的收费不仅包括所有的医疗费用，还包括了飞机票和所有的旅行费。价格差距如此之大，不禁让人觉得不可思议。导致如此大的价差的一部分原因在于人工髋关节的成本。在欧洲，4 000 美元可以买到人工髋关节，而在美国医院，完全相同的产品却要耗费 8 000 美元。不仅如此，欧洲进行手术的费用约为 200 美元，而在美国费用至少要多 10 倍。[14] 由于价格上具有竞争力，欧洲将很有可能成为旅游医疗的主要目的地。

类似药品处方，美国政府对医疗器械的价格同样没有进行任何调控，也没有利用政府强大的议价能力来降低成本（图 8-1 量化了该政策产生的影响）。无论美国医疗市场的价格如何，政府都默认了。然而，事实上其他所有的发达国家却恰恰相反，政府对药品或医疗器械的定价有非常大的影响，并恰如其分地运用着自己的权力，从而尽量避免受到游说团体或特殊利益者的阻挠。这就是为什么我喜欢英国的"NICE"（the National Institute for Health and Care Excellence，英国国家卫生与临床优化研究所）的原因。然而，它对医疗行业却并不"nice"，它规定可以接受的最高产品价格，当制药公司不愿将药价降到可接受的谈判价时，NICE 就会拒绝为其药品实行医疗保险报销。相比之下，美国政府就没有这般威慑力。

降低医疗成本之医疗旅游

在《能忍受则坚决不去看病》系列文章中，伊丽莎白·罗森塔尔指出，医疗旅游并不一定是国际性的。比如，纽约有一项保健项目是用豪华车送患者至布法罗市（水牛城），以达到降低医疗成本的目的。[12] 类似的，阿拉斯加州最大的医疗保险机构蓝十字蓝盾医保联合会为降低成本把患者空运到西雅图进行手术；比如全膝关节置换术，即使算上交通开支，西雅图的价格还便宜了一半。[12] 沃尔玛公司有一个医疗项目"Center of Excellence"，是针对特定类型的手术为其 110 万名员工提供了前往美国 1/6 医疗系统的准入资格，且以员工自愿为原则。当然，雇员不需要支付费用，这反映出大型连锁企业逐渐开始具有医疗价格的谈判能力，从而降低了企业的负担。

但是，有些医疗是很难外包的，比如生孩子。在美国，对自然分娩的孕妇和新生儿进行照护的平均总价为 3 万美元；剖宫产的孕妇价格则为 5 万美元。[9] 无论哪种情况，保险公司都只支付约一半的费用。与美国商业保险公司通常支付的费用进行对比，可以知道欧洲大多数国家的生育支出费用只占美国的 20%~30%。史蒂芬·布里尔对此进行了充分的披露，他发现不同洲之间的巨大价格差异并不是因为器械或药品的价格差距，而是单纯地由于医院的收费以及对各个项目不合理的加价导致的。

究竟谁知道价格

20 世纪 80 年代早期，我在内科实习时一位名叫斯蒂芬·施罗德（Stephen Schroeder）的主治医生反复告诉实习生和住院医生们，知道用于每一个患者的所有项目（实验室检查、药品、医疗操作、扫描等所有相关事宜）的价格极为重要。他在 35 年前就预料到，这是每一位新医生需要掌握的基本技能，因为我们正在走向医疗服务经济崩溃的边缘。事实证明他是对的。他大步地走在了时代的前列，但是和很多远见者一样，他的意见被忽视了。

2014年，有一个骨科的医生团队在《健康事务》（Health Affairs）上发表了一篇题为"调查发现很少有骨科医生知道他们所植入器械的价格"的研究文章，相当有趣。[70] 它们对7家学术医疗中心的超过500名骨科医生进行了调研，让他们估算平时常用的器械价格，只有不到20%的医生能够比较准确地估出价格（误差在20%之内），然而，80%的医生都承认知道价格信息确实很重要。主要作者卡努·奥基凯（Kanu Okike）抱怨道："我们从未看到过随处可见的费用公示，即使你有兴趣，也找不到办法获得这些信息。"[71] 关于这点他说得很对，美国医疗器械市场有一个显著的特点就是，采购集团通常会和医院私下达成交易，并且签署保密协议。正如文章里总结的那样："医疗器械的制造商努力对他们的价格做到保密，这样就能够以不同的价格向不同的医疗机构出售同样的植入设备。"[70] 奥基卡对调研结果评论道："价格缺乏透明度是医疗界的最大问题。"当然，必须承认还有其他因素。

创新时刻 Innovation Time

降低医疗成本之追踪设备价格

20世纪90年代后期，我在克利夫兰医学中心（Cleveland Clinic）的心导管实验室发起了一个项目来实时追踪价格。一次冠状动脉支架介入术需要使用很多种类的导管，包括尖端带有球囊的导管、丝线和支架。这些耗材都不便宜，并且不同的生产厂家的价格差异巨大。累积起来，一次难度较大的手术中所用到的所有项目价格可能比一般操作中所用到的器械费用高出4~8倍。对于美国医疗保险计划和很多商业保险公司来说，无论操作中使用了什么设备，医保都是以一笔固定的总额支付。所以我们希望可以建立一套系统，每一个器械产品的包装上都有条形码可以进行扫描，同时产品的价格也会在显示生命重要体征和X射线图像的屏幕上一同显示。当打开每一种导管或者器械产品时，价格就像在杂货店结账时一样可以显示出来。我认为这种做法对我们心脏病学专家来说，是一种非常好的价格追溯方式，不仅可以实时知道价格，还可以采取适当的措施来节省费用。

但是，这一提议很快遭到了拒绝，因为医生们不想在制定手术流程时还将费用因素考虑在内。一些医生也同意这确实有失职业道德，可能会对医患关系不利。即使不是大多数人，也有相当一部分人，认为应该是不计成本地提供最好的服务。这样导致的结果就是，每年在手术和设备使用上的费用高达1 500亿美元，而这个数字本应该可以大大缩小的。

这跟美国的FDA有点相似，FDA在审批新药或新医疗器械时只考虑产品的安全性和有效性优势，而不考虑价格。医生们和管理者在价格方面的信息断层给我们的医疗经济危机造成了必然的影响：不知道或者不想知道对问题的解决没有任何帮助。医疗服务和价格的剥离可能并不是医疗保健的发展方向。

有了电子病历，医生下达实验室检查或其他医嘱时，实时显示出它们的价格是可以实现的。最近有一项电子病历的研究中包含了对价格显示的思考，研究表明该策略只是取得了略微的改善：与无法获得价格信息的情况相比，每月每1 000次就诊可以节省"高达"107美元。[72]这个结果与我们心导管实验室进行的实时价格显示项目的失败原因很相似：虽然很多医生看到了价格信息，但并不会对自己的临床作风、判断、管理方式作出任何改变。悲哀的是，这代表着一种与当今世界格格不入的脱节的泡沫心态。对此，一位《福布斯》专栏作家蒂姆·沃斯托给予了极端的回应，他在《改变医疗服务价格曲线的方式：解雇医生》一书中提到了"鲍莫尔成本病"理论，简单来说就是经验主义的概念：雇用他人来获得服务的方式正变得越来越昂贵。沃斯托认为，解决这个问题的最好方式是用机器来替代医生。[73]而我相信，这可能不是个正确的或者可以被接受的方式，因为这并不能改变医生有意识提高价格的现状，以及对在临床诊断中需要为病人考虑费用因素的排斥。

两种策略让降低费用更可行

2014 年，美国马萨诸塞州推出了一项透明法案，要求医疗服务提供商在两个工作日内向患者公开医疗费用的总额、入院费、操作和服务等费用。[74] 当患者发生急性心肌梗死之际、紧急需要支架介入术之时，获得的价格数据两日后可能并不会特别有帮助。的确，对于价格公开，长达两天的延迟便无法与世界上的其他服务或商品作比较。但是这至少是正式立法要求医院向消费者提供医疗价格信息的第一步。

教育是另一种途径。在耶鲁大学医学院的课程中，教师们不断向医学生们强调知道和分享医疗价格信息的重要性。[75] 谢丽尔·贝蒂戈莱在她的文章《上千美元的宫颈刮片检查》中，提出了问题的本质：影响医院里医疗费用的最大驱动力是什么？答案：医生的笔（或是医生的鼠标或键盘）。[22] 通常，医生在电子病历系统中点击如宫颈刮片检查这样的选项是医生自然的反应，根本不需要经过思考，一般都属于临床实践的常规操作。事实上，通过点击鼠标来选择医嘱的方式来替代老式的填写具体表格的方式，可能会使开展这些检查更容易。因此，开始对医学生和实习医生，以及执业医生们培训相关项目非常必要，让他们知道未经深思熟虑就下达实验室检查医嘱的行为是不符合临床实践的。[76] 然而，难以置信的是，在医学课程设置后的几十年才开始将这些列入教导计划。但当你一并考虑家长式医疗的背景，也就能理解当时的医生怎么可能意识到需要考虑这些如此世俗的事情呢？

美国杜克大学的彼得·于贝尔（Peter Ubel）长期积极地倡导应向患者全面公开医疗价格信息，他曾发表过文章《医生，请先告诉我它的费用》[77] 以及《把患者的自付费用像副反应一样完全公开》[78]。莫拉莱斯、沙哈和阿罗拉同样在他们的文章《首先，请不要带来经济伤害》中倡导了这个观点，[79] 他们的论证非常直截了当。医疗服务的费用如此之高，主动分享关于价格的信息，同时避免不必要的检查或治疗应该是医生们的重要职责。患者不仅可能由于高昂的医疗费用而破产，更常见的情况是他们因为支付不起费用而无法继续接受治疗。[18, 79-83] 如今，医疗费用与患者病情的关系密切，过高的医保起付线和自费金额的压力严重影响了患者的情绪。然而，不幸的是，美国医疗保险的复杂性让医生无法得知一个特定患者需要支付的实际自付费用。对于医疗中的所有项目和服务，我们都需要实时获知价格的真实情况以及给患者带来的实际经济负担。医疗保险公司将不再有机会把价格信息隐藏起来。[84-87]

走向透明

过去 5 年来，美国俄克拉何马州外科中心向同行树立了好榜样。俄克拉何马州外科中心共有 40 名手术医师和麻醉师，中心在网上公示了他们提供的所有手术和服务价格。起搏器植入：7 600 美元。跟腱破裂：5 370 美元。就这一点，俄克拉何马市手术中心与其他医疗机构非常与众不同，引起了很多人的关注。蒂娜·罗森伯格（Tina Rosenberg）中肯地指出："什么是瞩目的？这就是！"[88] 想象一下，就像你在日常生活中购买其他东西一样，你可以完全透明地知道医疗的具体价格！

未来洞察 Future Insights ·····································

这种做法的意义深远。就好像百思买连锁超市向你承诺，如果你发现更优惠的价格，他们也会按同样的优惠价销售，俄克拉何马市手术中心的网站让患者可以在全国范围内进行比较，找到更好的服务提供商。中心的做法在当地影响巨大，其他的医疗中心为了提高竞争力也相继模仿它的做法。如今，很多俄克拉何马州的医疗设备也首次明码标价。这并不是美国公开定价的唯一案例，比如很多药店，如 CVS 的分钟诊所（CVS Minute Clinics）和当地的急救诊所都会公布它们的价格。但是，这只是医疗服务提供方主动推进价格公开透明的开端而已。

....

这仅仅是促使医疗价格完全走向透明化的驱动因素之一。2014 年，美国医疗保险计划公布了 88 万名医生和医疗服务提供方的详细支付数据。[89, 90] 美国已有超过 30 个州表示正在思考或已经通过立法来推动医疗价格的透明化。根据 2014 年《平价医疗法案》的条款，联邦政府要求所有的医疗机构须在它们的网站上公示大部分医疗服务的自付费用。一些医疗机构按照政府的要求已付诸实践，如盐湖城的山间医疗保健公司旗下的 22 家医院和 185 间诊所，在网站上公示了集团定价系统中总计 25 000 个项目的具体价格。一些大型保险公司，包括联合健康保险、安泰保险和蓝十字蓝盾保险都为承保人开发了价格计算器，可以用来估算数百种常见医疗服务的总费用和自付费用。

创新时刻 Innovation Time

降低医疗成本之比价

过去几年中，市场上涌现出了大量致力于为消费者提供透明价格数据的新公司。[6, 91-101] 此类公司已经获得了来自风险投资公司超过 5 亿美元的融资资金，其中一些公司已经进行了首次公开募股。[92] 这一类的公司有：Castlight Health、Pokitdok、Doctible、GoodRx、Health in Reach、eLuminate Health、Change Healthcare、Health Sparq、Snaphealth、Clear Health Costs、Healthcare Bluebook，等等。

Brighter 以及其他一些创业公司将目标定位在了牙科领域的细分市场。这些公司的业务在如何预估价格信息、如何呈现数据、谁可以访问站点以及究竟提供了什么内容等方面都不尽相同。[102a] Healthcare Bluebook 网站免费向消费者提供医疗价格信息，即计算某特定地区的医生和医院服务的平均费用后，以邮政编码的方式提供当地的"公允价格"。Doctible 则将患者的医疗账单和个人自付费用众包出去，让公众可以查阅。Castlight Health 则开发了专门软件来分析患者的索赔数据，向雇主和雇员（非公众）提供单个医生和医疗机构的价格信息，现在还加入了质量标准选项来供用户进行评价。Castlight Health 还引入了参考价格，可告知保险公司覆盖的最高支付额度。理论上，所有的差价都应该由消费者承担。也许这种附加策略给定价方施加的压力超出了价格公开本身。全美第二大福利项目——加利福尼亚州公共雇员退休系统（简称 CalPERS）已经成功地利用价格参考的方式降低了费用。若患者选择了低于 CalPERs 制定的价格门槛的医院就医，则该系统的基金和患者可以共同承担医疗费用。

目前，还出现了很多以消费者为中心的网站，比如 New Choice Health 会找出某一特定城市或地区所有具有可比性的价格信息。Medibid 提供的数据主要是为患者建立一套招标流程。[102b] 它的运作方式与 Priceline 类似：举个例子，利用这个招标网站，一位需要进行全膝关节置换术的西雅图患者可到弗吉尼亚州进行治疗，其医疗费就可从 15 000 美元降至 7 500 美元。就好像很多年前，Kayak、Travelocity、Expedia 打开了旅行社的封锁，Zillow 和 Trulia 扮演了房地产经纪人的角色，Edmunds 和 Autotrader 将汽车的价格公开，我们最终将揭开医疗的面纱。

借鉴旅游和房地产行业的价格对比网站，主要通过移动设备呈现数据，致力于揭开医疗费用面纱的公司也正利用智能手机和平板电脑的应用程序将费用向公众公开（如图 8-3）。得益于移动设备传播的快速性，莱因哈特相信，我们正在进入一个争取价格透明化的新阶段。他在采访中说道："你住在一个安全的医疗城堡中，价格完全不透明，没有人知道各种东西的价格、没有人知道什么是对你有用的。但是现在，城堡的门口出现了起义者，不断攻击城堡大门，甚至这些起义者还得到了城堡内部人员的帮助。用不了多久，你就将看到城堡中的一切。"[103, 104]

尽管这些看起来让人充满希望，但是，前方还有许许多多的挑战。由于传统医疗模式的影响，一般患者都不会向医生询问太多，只有 32% 的患者会问及他们的医疗服务费用。[104] 通过无线设备快速获取价格信息（而不是逼不得已直接向医生或其他专业人士询问价格）是否会为患者带来积极的影响还须拭目以待，尤其是那些最需要医疗服务的老年人。他们的孩子以及"数字原生代"很有可能会推动按需查询价格的发展，也可向那些需要重要医疗检查或介入术的人群提供帮助。

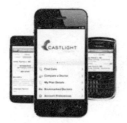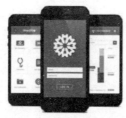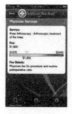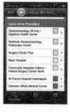

图 8-3　查询医疗服务价格的 App

资料来源：（左图）B.Dolan，"Castlight Health Takes Cost，Quality Measure Mobiles，"MobiHealthNews，March 29，2012 http://mobihealthnews.com/16804/castlight-health-takes-cost-quality-measures-mobile/；（中图）E.Garvin，"Can Medlio's Virtual Health Insurance Card Improve Patient Engagement?" HIT Consultant，September 16，2013 http://hitconsultant.net/2013/09/16/can-medlios-virtual-health-insurance-card-improve-patient-engagement/；（右图）M.Hostetter and S.Klein，"Health Care Price Transparency：Can It Promote High-Value Care?" Quality Matters，The Commonwealth Fund，April 25，2012，http://www.commonwealthfund.org/publication/newsletters/qualtity-matters/2012/april-may/in-focus

有趣的是，大部分消费者都会咨询处方药品的费用，然而对其他医疗服务的价格则不然。可能的解释方式有很多种：药品涉及自付和共付费用；药店处于市场竞争的环境中，药品的价格信息可通过网站轻易获取；还有可能的原因是消费者发现与药剂师讨论价格要比医生容易得多。似乎所有这些因素都与医疗费用相关，因为价格透明可以提高竞争力，关于价格的问题将绕开医生，患者大幅增加的自付费用会大大激励他们去了解价格。在过去 5 年里，每个雇员的平均赔付扣除额度已经翻了一倍多；从雇主转移到雇员身上的经济负担无疑会进一步促进消费者对价格信息的获取和使用。

假设患者某一天开始习惯调查和询问医疗服务的价格，那么接踵而来的问题就是这样做是否会降低医疗总支出。[105] 从其他倡导公开透明的运动中总结的经验可知，降低医疗费用并不是板上钉钉的事情。曾经有数百万消费者加入了一项运动，他们要求餐馆标明菜单上所有品类的热量数据，但没有证据表明，消费者的选择、食物摄取量或体重得到了改变。

1996 年，纽约州政府向公众提供了纽约所有医院进行心脏搭桥手术的数据，我和我的同事对此进行了分析，呈现了一个出乎意料的结果：高风险的患者并不在纽约州进行治疗。[106] 之后，《纽约杂志》（*New York Magazine*）发表了一篇论述这种透明度带来的不良反应的文章。[107a] 有 4/5 的心脏病学专家认为报告卡的方式影响了他们对患者进行血管形成术的决定。正如杂志所指出的："所有旨在让心脏手术更安全的制度都可能使医生将患者拒之门外。"[107a] 因此，在未来需要搞清楚的重要一点是，到底获得和使用这些数据是否会对医疗服务的总费用产生一定影响。最近一项关于医疗影像的研究证明，这确实会带来影响。MRI 的价格向患者公开后，MRI 供应商的竞争将变得激烈，从而导致总体医疗费用大幅下降。[107b, 107c, 107d]

然而，还有一个挑战是：尽管不断有研究表明医疗费用和医疗服务的质量没有关联，但公众坚信这两者是相关的。希巴德和他的同事们进行了一项有趣的实验，研究结果发表在《健康事务》上，该实验发现在 1 432 名被调查者中，有很大一部分人会避开收费低的医疗服务提供方，认为高价即代表着高品质。[108] 这与很多人选择红酒时如出一辙！最近还有一项关于高价与低价医院的研究，研究显示，从消费者的角度来看，一个收费较高的医疗体系的名声可以将客观的服务质量低下的评价给淡化。对于患者来说，似乎逐渐接受了"一分价钱一分服务"的观点，然而根本没有一个整体的数据可以支持这个观点在医疗服务方面的表现。

还有一个更让人烦恼的问题，那就是判断医疗服务的质量是一件相当困难的事。对于具有决定性结果的特定类型手术，比如心脏直视手术，或是患者是否得以抢救成功等，在这些情况下，手术的质量是很容易评估的。心脏直视手术实在是一个范本案例，因为数百万患者的数据都可以通过美国胸外科学会的数据库获得，可根据患者年龄和其他 44 项重要的风险因素和伴随症状进行手术调整。另一方面，大多数疾病的治疗结果很难定义或量化，要基于其他各种因素对治疗过程进行调整则更为困难。其他诸如患者满意度调查的衡量维度也被使用过，尽管患者满意度这个指标很重要，但它无法等同于手术或医疗操作的实际结果。我的那些进行过心脏直视手术的病人一般通过切口的外观来评估手术质量，然而这并不能反映出胸内的情况。在全力推动价格透明化的同时，我们忽略了对医疗服务质量调查数据的可及性，同时也意识到这些数据的收集将会非常困难。这就是为什么格西特和昆西在《消费者报告》（*Consumer Reports*）中极力倡导："消费者应该掌握更多关于医院和医生绩效的信息，而不仅仅是从 Yelp、Zagat's 和 Angie's List 等网站或其他渠道上查看用户评论来间接获取信息"，这种观点显然遥不可及。[109, 110]

未来洞察 Future Insights ···

　　每个人都将可以获得医疗服务的价格信息，这在医疗史上是第一次。实现医疗服务财政信息民主化的迹象已经显露，这仅仅是真正实现医疗变革漫长旅程中的一小步。在某种意义上，价格公开究竟能否使整体医疗支出降低似乎并不重要，尽管其影响可能是正面的。当我们获得本应属于我们的但长期以来都未得到兑现的相关医疗数据，这本身就是一件了不起的事情。

···

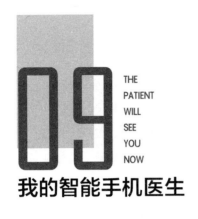

THE
PATIENT
WILL
SEE
YOU
NOW

我的智能手机医生

我从未像现在这样确信，在数字化时代，智能医生将是医疗界的未来。医生们本拥有引领医疗界的机会，但他们却没有把握住。

——罗宾·库克
《细胞》作者 [1]

移动医疗将从根本上改变患者和医生之间的社会契约关系。患者拥有更大控制权的同时，医生很有可能会抵制将使自身权力弱化的改革。

——埃里克·迪什曼
英特尔健康与生命科学部总经理 [2]

如今，点击"ask watson"（问沃森）即可向肿瘤学家提出意见。但是，随着"沃森医生"的成长和可靠性的提升，未来能否完全替代一部分医生呢？

——杰西·亨普尔
《财富》杂志作者 [3]

　　我们怎么可能寄望于这些变革永远不触及整个医疗卫生环境呢？[4] 施乐公司的帕洛阿尔托研究中心（简称 PARC）的研究员布莱恩·阿瑟（W. Brian Arthur）[①] 给出了恰当的解释："这将以前所未有的方式改变每个行业。"[5] 以史为镜，你可以观察技术是如何彻底影响人类生产力发展的。例如，在 20 世纪初期，41% 的美国人都从事农业，而这个数字在一个世纪后，就减少到了 2%。由于机械自动化，美国制造业的从业人员也从 20 世纪 50 年代的 30% 下降到今天的不足 10%。如今，"与机器比赛"的例子比比皆是，认为医疗界不会受这一浪潮影响是不现实的。[6]

　　医学惊悚小说家罗宾·库克医生撰写了《细胞》系列，在他的第 33 本书中，这样描述"智能医生"（iDoc）："一部智能手机可以充当一位 21 世纪的初级保健医生，这个配有算法的虚拟医生可以代替真实的医生做到每时每刻在照顾患者，真正做到个体化医疗。"[7] 每个人都可以选择自己的虚拟签约医生，可以选择医生的性别、态度或声音，同时还可以选择他们接受通知的方式。

　　该系统包含了一个由数百名医生支持的远程指令中心，这些医生每 4 小时

---

① 关于技术产生和进化的系统性理论，技术对商业创新和经济发展的意义，复杂性科学奠基人、技术思想家布莱恩·阿瑟在《技术的本质：技术是什么，它是如何进化的》中进行了详细的阐释，此书中文简体字版已由湛庐文化策划，浙江人民出版社出版。——编者注

轮岗一次以保证思维清晰,同时还配有一台超级计算机可以对所有"智能医生"用户的生理数据进行实时监测。以下是从《细胞》里摘录的两名医生之间的对话:

> "很简单,智能医生能够根据实时生理数据对症下药,而不是老式的'病态的'医疗模式,即头痛医头脚痛医脚。智能医生是理想的初级保健医生,因为它以能够不断更新知识的算法为基础,随着新的医疗信息输入,算法可以不断升级。"
>
> "可我担心它还不能处理当前的任务。"
>
> "乔治,你知道什么是卢德派①的医生吗?平时我见得太多了,他们一直不愿意拥抱数字化医疗,甚至连最直观的电子病历都不愿意接受。这些根本就是不用动脑的事啊!"[8]

在小说中,Amalgamated 医疗保险公司获取了这项技术并成了技术的"间谍",为了削减成本,他们甚至将诊断出患有致命疾病的患者消灭掉。

类似的故事还有一部与医疗无关但主线相近的科幻浪漫喜剧片《她》(Her),在这部片子里,杰昆·菲尼克斯(Joaquin Phoenix)饰演的男主角爱上了网络世界里的虚拟人物,这套先进的操作系统由斯嘉丽·约翰逊(Scarlett Johansson)配音。他们通过监测功能和机器学习的方式,渐渐建立起一种坚固而亲密进而发展为爱情的关系(随后以悲剧收尾)。

《细胞》这本书和《她》这部电影呈现的场景其实并不是天方夜谭,实现这些场景的技术在现实中是存在的。罗宾·库克只是超前了一步,在想象中描绘了一个拥有超强计算能力和数百位医生的指令中心的图景。也许这不一定是未来医疗的精确肖像,但它一定代表着一种未来可能实现的场景。然而,即便这项技术没有与"残忍的"的保险公司合作,它也是存在一定风险的。尽管罗宾和我都对数字医疗改革充满激情,[9]但也要时刻警惕数字医疗的误用和滥用。

---

① 卢德派(Luddite):即"卢德分子",指 19 世纪初英国手工业者组成的集团,反对以机器为基础的工业化。——译者注

罗宾向我解释道，他的惊悚小说成功塑造了一个大名鼎鼎的恶棍。在这个故事中，保险公司顺理成章地成了众矢之的，因为人们已经唾弃保险公司很久了。另外，我们不应忽视数字化医疗数据的安全性和隐私性，还有潜在的滥用风险，在本书后面的内容中我们会对这几个话题进行深入探究。现在我想先来谈谈未来的智能手机医生时代。你也许已经注意到我强调了"智能手机"，因为以智能手机为媒介的医疗可以为人们提供两种类型的智能手机医生：用户可以与传统的线下医生进行沟通交流，也可以通过云技术或超级计算机的连接来呼叫虚拟医生。

预热阶段

由于种种原因，在 2009 年至 2011 年间，美国购买私人保险的用户平均就医人次下降了 17%。尽管人口老龄化不断加剧，并发症越来越多，但是这个比例却在不断下降。其中一个原因可能是费用较高，还有一个可以肯定的影响因素是人们可选择的医疗模式越来越多：从配有护士的零售诊所到自助医疗。荷兰的一位医生普雷西维尔·卡雷拉（Precivil Carrera）将现代自助医疗定义为："一种利用与消费者直连的医疗信息技术和应用来实现自我健康管理的形式，消费者可以自我监测和管理个人健康，也可以和专业医务人员共同参与医疗，整个过程都是以指导消费者来进行健康管理为核心。"[11]

大量数据表明，消费者越积极参与自身医疗管理，其获得的治疗结果也就越好。就血压而言，有一项回顾性研究项目纳入了 52 项前瞻性随机试验进行研究分析，结果表明，经常进行血压自我管理的患者对血压指标的控制优于进行常规护理（比如在医生的办公室进行血压测量）的患者。[12] 除了自我管理，通过远程监护与药剂师进行沟通的患者同样显示出较优的血压控制能力：一项随机试验表明，采用远程监控血压的患者中，72% 的人可将血压控制在可接受范围内；而选择常规护理的患者中，只有 57% 的人群血压值达标（全美达标的平均值是 50%）。[13] 此外，由药剂师来对患者进行血压控制的效果一般比较持久和稳定，药剂师进行随机干预后，正常血压能维持数月。同时，通过自我管理来实现较好的指标控制的案例并不只血压一项。在一项随机试验中，芝加哥大学的研究员发现，和常规管理相比，运用智能手机来监测糖尿病成人患者能够更好地控制血糖值，同时可降低费用，让患者更为满意。[14]

对于高血压、糖尿病、肥胖症、多发性硬化症、高血脂和多种精神类疾病，自主积极治疗的患者比接受常规治疗的患者会获得更好的治疗效果。基于此类正面数据，卫生信息技术专家伦纳德·基什（Leonard Kish）将自主积极参与治疗的患者比喻为"新世纪的重磅炸弹"①。为此《健康事务》杂志随即出版了一期名为"患者参与的新时代"专刊。[16-18]将可以"积极参与"看作是患者被激发的结果："理解他们自己在治疗过程中的作用，并拥有相应的知识、技能和信心去承担这个角色。"[16]

除了自我管理，护士的参与也越来越重要。

创新时刻 Innovation Time

诊所资源不容忽视

在美国，每年大约有 1 亿次门诊，其中超过 600 万次是发生在聘用执业护士的零售诊所中。[19-22] 10 年前，零售药店诊所，比如 CVS 的分钟诊所，以及沃尔玛、克罗格（Kroger）和塔吉特（Target）等连锁超市相继开设了许多小诊所，覆盖了超过 1 600 个网点，已累计接待了 2 000 万患者。CVS 计划至 2017 年，分钟诊所的数量将翻倍增长达到 1 500 家；沃尔格林连锁药店计划将增加 100 多家诊所，总计达 500 家。医生预约难、患者就医难这两大一贯存在的痛点被很好地克服了，说明这一措施是有效的。[23]

---

① 重磅炸弹：通常指全球销售总额超过 10 亿美元的药品。——译者注

　　然而，在美国的很多州，对护士的执业也有法规限制，并且支付给护士的医保报销也低于医生。此外，在分娩护理方面，医生和护士之间的关系非常紧张。例如，沃尔格林宣布将扩张 330 家主要由护士进行执业的护理诊所后，美国家庭医师学会声称，这种发展方式会"降低质量，增加成本，而且会对患者的长期健康状况造成威胁"[24]。2014 年，美国儿科医学会竭力反对在零售药店开设诊所，并发表声明称这些诊所"不应当作为儿童患者的初级护理场所，因为它们提供的服务与美国传统的纵向协作的家庭医疗理念大相径庭"[23, 25]。事实上，美国医学会和很多其他医生团体已经发表了关于护士"执业范围"的限制性政策和规定，根据经验、教育和培训经历，明确了护士的医疗服务提供范围。[24]

　　这个问题不只关乎诊所，还牵连到医院的服务。尽管有研究显示，由麻醉医生和麻醉护士给患者实施麻醉的效果并没有差别，但代表了超过 50 000 名医生的美国麻醉医师协会已发出警告，由麻醉护士提供的服务可能会降低医疗质量。[26]

　　而作为独立的评估团体，提出这样的评论似乎看起来更像是保护自己的地盘，而不是保护患者。举个例子，来自医学研究所的一个专家团队对这个问题进行了研究，发布了一份报告旨在支持护士"在他们接受教育和培训的最大能力范围内"执业，并呼吁取消限制护士执业范围的政策。[27] 全美州长协会（National Governors Association）和美国联邦贸易委员会也进一步支持了这些建议，但这场医生和护士之间争夺势力范围的战争仍未停息。[26, 28-30]

　　在美国，每 370 个人中只有 1 名执业医师。美国约有 1/4 的地区被认为是农村，在那里，每 3 500 个人才配备 1 名执业医师。[31] 以美国平均水平来看，预约初级保健医生等待的时间约为 2.5 周，而在波士顿地区甚至需要 66 天（如图 9-1）。[32, 33] 这只是现在的数据，到 2023 年，随着婴儿潮人群步入成年，预测心脏病的患病率会增加 40%，癌症和糖尿病的患病率会增加 50%，而这些会使预约医生的难度更高。同时，这些统计甚至还没有考虑到随着保障制度的完善，过去没有购买保险的 4 000 万民众对医疗服务的可及性也会进一步提高。

虽然个人自我管理以及医生辅助人员可以提供帮助,甚至包括护士和医生助理,但他们仍无法提供一套完整的解决方案,新的工具必定会诞生。

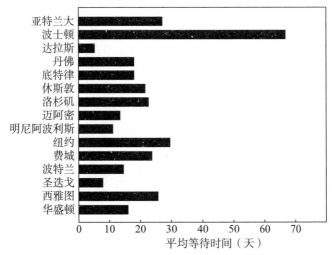

图 9-1　患者等待医生就诊的平均时间（非紧急情况）

资料来源：摘编自 "How Long Will You Wait to See a Doctor?" CNN Money, accessed Auguest 14, 2014, http://money.cnn.com/interactive/economy/average-doctor-wait-times/.

尽管医疗界花了很长的时间才拥抱数字化和网络解决方案,但这些方案对医疗改革的冲击已势如破竹。就拿 PatientsLikeMe、CureTogether、Insight 等在线医疗社区来说,这些网络社区为患者提供了点对点连接的平台。许多参与者说,和他们的医生相比,他们会更信任社区中的这些病友。仅仅花了 5 年的时间,这些医疗网站已经吸引了数百万的消费者,并在不断扩张成为一个庞大的医学信息资源库。值得注意的是,这一定是医疗民主化运动的一个关键组成部分。

虚拟健康助手推动个体医疗

另一种新兴的数字化解决方案是通过先进的语音助手（如苹果公司的 Siri）来指导医疗，即虚拟健康助手的出现。AskMD 是一款类似 Siri 的软件，是数字化虚拟健康管理领域的先行者。下载一个免费的智能手机应用程序，消费者就可以输入他们的症状，可以打字也可以通过嵌入的语音识别软件输入，然后进入医疗模式识别数据库从而得到相应治疗方案的反馈。当我参加《科尔伯特报告》节目的时候，发现斯蒂芬·科尔伯特已经对移动医疗的概念相当熟悉。他说："我有一个智能手机，我是一名医生吗？如何让我的智能手机告诉我关于我的情况？ Siri 是医生吗？"然后他举起他的智能手机，贴近胸膛，问道："Siri，我是不是要死了？"Siri 回答道："我真的不确定。"

尽管虚拟健康助手受到了很多嘲笑和非议，但它们应该被严肃对待。基于一个能够访问大型数据库，还具备机器学习能力的智能设备，我们一定可以开发出一款有效的智能虚拟健康助手，它会将个人的医疗记录、用药记录和所有相关的监测数据集于一身。患者不用花多少钱，就能通过这个设备来提高自我用药的依从性、指导健康的生活方式，并根据自身特定的情况和需求用智能设备来定制个体方案。

未来门诊

似乎每周头条新闻的标题中都会涉及这些话题：谁会来为你看病，为你提供医疗护理，是智能手机、机器人、虚拟医生、医疗系统算法，还是苹果公司的 Siri？以何种方式来看你，是手机、智能手机，还是网络电话（如图 9-2）？《快公司》杂志上曾经有一篇题为"在线医疗平台能否成为未来的超级医生？"的文章大胆断言："未来走到你的医生办公室去就诊的模式，就好像如今去音像店般陌生而不合时宜。"[50] 这看似很大胆，但《快公司》认为这是正确的医疗发展方向，拜访医生实体办公室的做法在逐渐退出潮流。思科（Cisco）公司对 1 500 名美国人进行了调查，结果发现比起线下就诊，70% 的被访者表示更喜欢虚拟医生。[51] 这并不奇怪，因为在美国，去看医生的平均回访时间会持续 7 分钟，首次咨询约为 12 分钟，但患者平均需要等待 62 分钟才能进入诊室就诊。还有一些患者可能连让医生"看"的机会都没有，那是因为医生从头到尾都在看着键盘，在电子病历中输入信息。

智能手机会来看你
虚拟医生会来看你
机器人会来看你
医生将和你进行网络通话
智能手机如何逐步替代你的医生
医生现在来看你——在你的手机屏幕上
当你的医生是一种算法
智能手机博士：5种医生对你进行诊断的方式
浏览Siri博士：iPhone如何为你诊断疾病
一部智能手机会替代你的医生吗？

图 9-2　过去两年内各种关于智能手机问诊的文章标题

资料来源：Macleans，MIT Technology Review，The Atlantic，TIME，Gizmodo，Mashable，Wall Street Journal，Popular Mechanics，The Telegraph，Euronews.

保险公司已经率先开始发展这些服务。[37, 52-54] 总部设在明尼苏达州的医疗保险公司健康伙伴研究了一个基于互联网的 Virtuwell 平台进行远程诊断。他们发现远程医疗不仅能被用户认可，同时比现实生活中的就诊费用平均降低了 88 美元，这可能与效率的提高、辅助性身体检查的减少相关。[37] 美国匹兹堡大学对超过 8 000 例线上问诊的患者和线下问诊患者进行对比，同样发现远程诊断更便宜。通过对误诊率等各种关键指标的评估，并没有发现远程医疗质量下降的问题，并且线上问诊也深受患者喜爱。美国最大的私人保险公司之一联合医疗开发了 NowClinic，为用户提供通过电话或网络摄像头进行即时问诊的平台，这个平台上能确保提供至少 10 分钟的在线诊疗过程。Wellpoint 则创建了"在线健康网",向患者收取 49 美元即可与医生进行视频会议。凯撒医疗集团已经采用远程诊断很多年了,患者主要通过安全的电子邮件、电话和一些视频进行医疗咨询。[55] 对凯撒医疗集团北加州分部的 8 000 名医生和 340 万会员进行统计后发现,远程问诊的人数从 2008 年的 410 万已增长到了 2013 年的 1 050 万,并且凯撒医疗预计,2016 年线上问诊的人数将超过线下问诊。[55, 56]然而,虽然目前面对面就诊的人数还没有减少的迹象,但一系列数据表明凯撒医疗的整体会员数目在不断增长,反映出这个转折点可能即将到来。会员将优先选择远程问诊的方式,然而"医生却迟迟没有将新的技术整合到他们的临床实践中,他们的大多数还对这个发展方向持怀疑态度"[55]。

创新时刻 Innovation Time

远程视频诊疗崛起

目前,市场上出现了很多可以即时进行远程医疗的产品,有 Doctor on Demand、MD Live、American Well、Ringadoc、Teladoc、Health Magic、MedLion、InteractiveMD 和 First Opinion 等。[58-75]你几乎不可能错过这场推销竞争:"只要 69 美元,带上你的智能手机,协会认证的皮肤科医生就会来给你看皮疹"(来自 Dermatologist On Call 的"求助皮肤科"),或是"只要 49 美元,医生立马提供在线服务"(来自 American Well)。有些公司只通过电话或短信提供咨询服务;有些则可以通过安全的视频连接进行沟通。

First Opinion 以只提供短信服务的形式来隐匿用户的身份信息,从而绕开《健康保险流通与责任法案》的批准。[68]用户进行首次咨询后,可选择每月支付 9 美元的订阅费,同时会保证后续的咨询服务都由同一个医生提供。谷歌的 Helpouts 是一个完全符合该法案要求的视频教学软件,它已被第一医疗集团(One Medical Group)采用。第一医疗集团是一家优秀的初级医疗中心,总部位于旧金山,已获得来自谷歌公司的 4 000 万美元投资。[76-78]还有一些其他非常有趣的远程视频诊疗的项目,其中包括威瑞森通信(Verizon)

和梅奥医疗研究中心。后者是通过一家名为"Better"的移动医疗创业公司来连接用户和梅奥的护士，每月向每户家庭收取 50 美元，可以无限次享受服务。[79-83] 在 Better 的网站上，显示的收费条目是"您的私人健康助理"，这样患者便可随时随地有护士陪在身边。

Taladoc 是美国最大的远程医疗门诊服务的提供商之一，它在 2014 年为患者共提供了 12 万次的医疗咨询。每次咨询收取 38 美元，可以享受 7 天 24 小时的服务。人们咨询最多的前三种疾病类型是急性呼吸系统疾病、泌尿道症状，以及皮肤问题。总体而言，多数这些视频问诊的服务费用在 40 美元左右，交流时间为 15 ~ 20 分钟。值得关注的是，这个价格和线下就诊时的共付模式中个人所需支付的费用差不多。同时它又是 24 小时提供服务，而等待时间为零，简单到只要轻轻一点你的智能手机，就能和医生取得联系。[51, 84a] 在某些方面，它就像优步（Uber）打车软件，我们已经习惯通过智能手机来即时获取所需的服务。

事实上，已经有两家公司推出了真正和优步一样的医疗出诊服务。Medicast 和 Pager 在特定城市可以做到 24 小时随时按需提供医生上门服务。这就好像通过优步或 Lyft 叫车的过程，区别在于你的智能手机屏幕上出现的不是司机和车的信息，而是医生的照片、档案以及医生到你家所需的时间。这些医疗服务公司和优步都是如此相似，这并不奇怪，因为 Pager 是由优步的一位创始人建立的。[84b]

除了通过移动设备进行远程医疗，还出现了医疗服务亭的医疗模式。

创新时刻 Innovation Time

医疗服务亭是有益补充

Healthspot 看起来像一个时尚前卫的电话亭和自助取款机的结合物。这些服务亭通常出现在百货商场里，比如 Target，医生助理会陪同消费者进入私密的服务亭，和医生进行视频诊疗。服务亭配有测量血压等一系列身体指标的设备。李·施瓦姆（Lee Schwamm）医生是一位远程医疗的支持者，他曾指出医疗服务亭的使用很像银行的自助取款机。

在 20 世纪 70 年代，ATM 机刚向市场推广时经历了很多波折，那时其制造成本很高，银行处于亏本状态，由于能力有限显得负担相当重。[85] 随着时间的推移，这些银行逐渐开展了全球业务和金融服务，转型为以消费者为中心的服务模式。现在我们很难想象，如果一家银行没有遍布世界各地的 24 小时 ATM 机服务会是什么样。

未来洞察 Future Insights ·······························

American Well 公司的医学总监彼得·安托尔（Peter Antall）医生把远程医疗的新模式比作网上银行，他说："患者必须对此坦然接受，曾经有一段时间，我们非常不放心电子银行业务，但这已是过去的事。"[61] 如今，我们大部分人都会在网上处理一些银行业务。同样，MDLive 的 CEO 兰迪·帕克（Randy Parker）认为："在未来，没有消费者还会记得曾经无法通过远程医疗来联系他们的医生。"[86a]

·····································

德勤咨询公司的预测与帕克的猜测如出一辙，可见远程医疗的应用正在迅速增长。到 2014 年底，在美国近 1/6 的医患诊疗都将在线上完成，预计那时增长至过亿数量后的远程会诊将比传统的在医生办公室就医的模式节省 50 亿美元。[86b, 86c]

远程咨询还有一个意想不到的作用，那就是应用在遗传咨询方面。一项随机试验让 669 名妇女通过面对面或者电话咨询两种方式来获知乳腺癌基因突变方面的新数据。将收集到的信息进行全面评估后显示，电话咨询具有同样的效果。[87, 88] 对于美国 3.3 亿人口来说，全国只有 3 000 名不到的遗传咨询师，线上咨询的方式对于弥补专业医生供应不足与日益增加的需求之间的缺口来说确实是个好消息。

　　然而，广泛采用远程医疗也有一些明显的障碍。第一，美国陈旧的执业医师法律法规限制了医生们只能在获取执业资格证的州进行行医。这就好像倒退到了 19 世纪的内战期间，为了应对无节制地进行执业行医而采取的做法！因此，这样的法律丝毫没有体现出医学培训带来的变化。比如说，所有医学博士都不得不参加美国执业医师资格考试（简称 USMLE），所有的医疗教育和培训都由国家设定标准，这就意味着每个州的资格证是没有意义的。[89, 90] 另一个障碍是来自于州立法律，强制要求患者在进行远程问诊前必须在线下拜访过医生，否则不被允许。因此，为了使这些公司能够运作，有必要支持所有 50 个州的医生都向大众提供远程医疗服务，或仅仅让医生们不在那些特定的有执业资格限制的州进行服务。目前还不清楚什么时候这些陈旧的医疗制度会被推翻，但至少在 2014 年，前联邦参议员汤姆·达施勒（Tom Daschle）成立了“互联医疗联盟”组织来呼吁联邦政府对远程医疗进行立法的必要性。在此基础上，美国联邦医疗董事联合会起草了一项法案《创造新的途径来加快医生跨州执业审批的进程》。[92a] 在 2015 年，多个州政府将有望通过《跨州执业医师合约》的立法，这将“预示着医疗行业执业制度的一项重大改革”。[92b]

　　当然，远程医疗无法解决所有的医疗问题。许多远程医疗供应商提供的依然是按服务收费的模式，这就突显了目前美国医疗实践中普遍存在的弊端。虽然它们为偏远的医疗服务水平低下的地区提供了基础的技术支持，然而伴随而来的却是医疗报销和“按码医疗”模式的问题，也就意味着远程医疗对于推动医疗体系走向以保健为目的并没有多大帮助，即它无法确保提供高质量的医疗服务，也无法避免片段式的医疗估价及治疗费用。美国的大型企业已经接受了远程医疗。许多保险公司也为此类会诊费用提供报销，而提供远程医疗服务的雇主也从 2012 年的 12% 增加到 2013 年的 17%。医生基地（DoctorBase）的首席医学官扎卡里·兰德曼（Zachary Landman）博士对这样的发展趋势持乐观态度。兰德曼讲述了他祖父的故事，他的祖父在 1950 年曾发生急性心肌梗死，那时医生要到家中医治，一次费用是 \$3.50 美元。[93] 他认为，现在的移动医疗正在让医生可以重回 1950 年，像当初那样来执业："移动医疗改革使得基于移动平台的安全医疗通信变得民主化，让每一个合格的医生可以在团队里工作、发短信交流、分享照片，《健康保险流通与责任法案》规定在确保安全的前提下可以在移动平台上交换文件。"[93]

将来有一天，这些一定会成真，但我们现在看到医生们是多么不愿意去学习新技术。美国的医生有一半超过 55 岁，和具有数字化思维的现代人群（30 岁以下）远远脱节，他们在医疗过程中几乎没有任何应用无线设备的习惯。尽管如此，科技创新比比皆是，虚拟医生不一定能马上向大众普及，但这种模式是可行的。我们已经习惯在移动设备上安装各种各样的应用程序和硬件扩展设备，这些被称为"附加程序设备"（add-appters），这让智能手机拥有了各种各样的功能，可用它对从脉搏到呼吸再到耳膜进行检查。还有一些新设备，比如来自以色列的 Tyto 公司，它们的微型摄像机和麦克风"几乎能够进行全身检查"。[94, 95a] 远程医疗除了可以将拜访医生移到线上进行，还可以对所有生命体征和一系列上文提及的重要生理指标进行远程监控。

这是一种革命性的多维度信息展现平台——时间、空间和人。第一，人们掌握在自己手中的数据更多了，而不像从前，数据都被紧张的医疗环境禁锢了。医疗数据可能是连续的，也可能是间断的，通过移动医疗个人将获得很多以往无法获得的数据，比如熟睡时的血压或者血氧饱和度，堵车时或和伴侣吵架时的定量生理指标（如心率变异 HRV、皮肤电反应 GSR）等。所有以往在医院或诊所的实验室进行的血液检查，在不久的将来都将能通过智能手机的附加程序设备实现。

第二，人们未来将频繁地关注和查看这些数据，而不像以往连数据都无法获得。这些数据显示了人体宝贵的连续可追溯的健康指标变化。例如，我的一些患者告诉我，除了星期一早上回到工作状态时，其他时间他们的血压总是处于稳定状态；有的患者说新加的药物没有任何效果，或是早上服用了"长效"制剂，但到晚上药效就已经慢慢消退了。有心脏节律异常史的患者可以在手机屏幕上看到自己的心电图，以及计算机给出的判断结果。

未来洞察 Future Insights ···

　　人们开始明白严重的心律失常会出现什么样具体的症状，而不再是无知地只知道心律失常是心脏搏动密集的舒张和收缩而已。具有糖尿病风险的个体将第一次知道特定的食物或活动会给人体的葡萄糖含量调节带来好的还是坏的影响。这些重要的数据和信息带来的改变远远不止于此，它们已经显现出强大的力量；这些数字将以简单的图形化方式展现在智能手机的屏幕上，从而传达给个人大量个性化和高价值的信息。

···

　　第三，也为医生提供了更多了解患者信息的机会，在以往，这些大部分操作都是不可能的，而现在已经通过真实世界的实践积累了大量的应用场景。随着患者参与度的提高，我们开始观察到被激发的患者们是多么强大。就拿抑郁症患者来说，移动设备应用程序已经开始在一些情况下有所作为。[95b] 当医生开具一种药品时，通常对药物究竟是否有效并不确定。患者通常会反馈主观感觉在好转，但所有的客观指标，如语调和音调变化、沟通频率、活动行为、呼吸节奏、面部表情、生命体征、心率异动、皮肤电反应等都显示没有任何好转的迹象。药品只是起到了安慰剂的作用？患者看到这些综合数据，便会注意到身体症状和生理指标的矛盾。那么，一个新的讨论便有了展开必要，药物是否是必需的？是否真的有效？能否找到其他可替代的非药物治疗方法？

智能设备改变就医方式

再来看一种情况，有频繁哮喘发作史的患者可以使用一款肺部专用的智能手机附加程序设备来收集外界环境信息，包括花粉计数、空气质量、环境温度和湿度，以及个人的活动、生命体征、肺功能（一秒钟通过麦克风的用力呼气量）、胸部运动和呼吸形态等。集成的哮喘仪表板显示，在寒冷的天气里运动，或空气质量欠佳时，容易突发急性哮喘。最近，患者和医生共同提出了一项防治哮喘突发的新计划：根据个体所处环境的触发条件，来同步开启预防性吸入器和特定类型的吸入器。这种方法同时减少了哮喘未发作时的药物使用量，从而降低了副作用的发生频率和医疗费用。

门诊就医将会呈现一种完全不同的面貌，患者产生的数据极大地丰富了诊疗过程，同时数据也能以可视化的形式展现，并在一定程度上可由患者加工提炼，这为加强患者和医生之间的纽带提供了一个契机。活跃度高的患者现在已经扮演起"数据收集者"的角色，将这些原本隐藏的信息反馈给医生，从而获得更多的专业指导意见。这些数据可以在虚拟或正式就诊前或之后发送给医生。事实上，有些数据甚至可以取代就诊，当数据提示需要去看医生时，将不再是拜访或者预约的模式，而是由数据驱动的大信息量的互动讨论。

现在你理解我为什么极力推荐使用医疗相关的应用程序和附加程序设备这样一种令人激动和亲切的方式来行医了吧？也许这就是为什么 2012 年英国国家医疗服务体系（National Health Service）也会要求全科医生向他们的患者推荐使用应用程序来对糖尿病、抑郁症等疾病进行管理，"试图给予患者更多权力和使他们减少就医的次数"。[96, 97] 对于这一举措，英国卫生大臣安德鲁·兰斯利（Andrew Lansley）评价道："我希望能通过使用应用程序来追踪血压，在最需要帮助的时候能找到最近的医院来寻求医疗帮助，从而使人处于健康的常态中。随着他们指尖的信息量越来越大，患者可以真正地掌控一切。"[96]

未来洞察 Future Insights ···

　　我们将远离办公室的键盘，通过计算机将自然语言处理成信息，从而取代键盘，远离"永远在打字"的禁锢。[98-100]此类数据结合拥有机器学习能力的计算机应用程序将话语转化为信息，这将革命性地改变患者将来看医生的方式——当然，未来我们还是需要常规的就医方式。

···

医生会被替代

　　我们已经看到了一些案例，是关于医生如何应对在未来医疗中被边缘化的威胁，还有他们不愿意去适应新技术的态度。现在我们面对的是"第二次机器革命"[101]的问题，即全新的数字化视野是否会重新激起社会对医生和医疗专业人士的需求。《连线》杂志的联合创始人凯文·凯利曾断言："任何信息密集型的工作任务都可以实现自动化，这和你是一名医生，还是律师、建筑师、记者，甚至是程序员都没有关系。机器人取代这些职业将必然发生。"[102]一位急救科医生在他的著作《恐龙医生：医生可能无法幸免地灭绝》中，将现行的医疗比作 Radio Shack 无线电器材商店。[103]

　　在 2013 年底，韩国医生曾扬言，如果政府开始推进支持远程临床诊疗的医疗新政，他们会进行全面罢工。一个医生集团的领导则坦言，他们是害怕失去 5 万个工作岗位："政府的计划只会使国家的医疗卫生系统崩溃，使大医院和小诊所两极分化。"[104]强生集团推出了一款名为"Sedasys"的计算机辅助镇静设备，公司称："这是真正意义上的第一种有能力改变镇静管理方式的医疗技术，以及这是一个提高医疗质量并降低成本的伟大尝试。"[105]相反，美国麻醉医师协会的医生代表回应道："每个人都对科技那么痴迷，但在通过技术激发医生为患者提供更高质量和安全的医疗服务时，你必须同时找到对于公司而言，责任和利益之间的平衡点。"[105]美国最大的在线医疗社区 PatientsLikeMe 的几个创始人曾经问道："谁能最好地解释你的 MRI 扫描影像？是放射科医生？

还是一台电脑？"[106a] 这只是一个时间问题，你只能想象放射科医生在听到未来将被机器人替代时会如何反应。几位肿瘤科医生在阅读了《财富》杂志上一篇关于 IBM 的沃森机器人已经开始在一些癌症中心开展手术的专题文章后，提出肿瘤科医生未来是否会被超级计算机代替的疑问。[3] 另外，《经济学人》杂志上刊登过一篇讲述一个虚拟的精神病医生比真实世界的医生更好的文章，精神科医生阅读后对此进行了一项研究，研究表明比起心理咨询师，患者更愿意向虚拟的计算机医生敞开心扉进行倾诉。[106b, 106c]

很多人曾预测未来将出现严重的医生短缺现象，但是，现实是人们对医生的需求可能会逐渐减少，因此质疑上述预测是有一定道理的。在 2015 年，美国医学院协会（American Assocaition of Medical Colleges）估算认为目前美国缺少近 63 000 名医生，这个数字在 10 年内会增长到 13 万（如图 9-3）。[106d] 这种短缺不仅仅发生在美国，世界卫生组织对全球医务人员的严重短缺也发出警示，根据全球劳动力总数调查，现在全世界共缺少 430 万名医生和 2 730 万名护士。

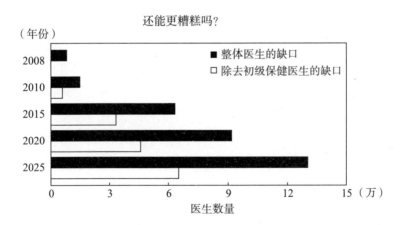

图 9-3　美国医学院协会预测的医生短缺情况

资料来源：摘编自 "Physician Shortages to Worson Without Increases in Residency Trainning," American Association of Medical Colleges，2014，https://www.aamc.org/download/153160/data/physician_shortages_to_worsen_without_increases_in_residency_tr.pdf.

2014 年，全美医学研究院发表了一篇关于医学教育的研究报告，对医生总量的短缺已近在眼前的观点进行了评估："并没有发现任何可靠的证据来支持这种断言。"[106e]，作家斯科特·戈特利布和伊齐基尔·伊曼纽尔分别代表的是美国的共和党和民主党，作为最不可能合作的两党作者，竟不约而同地写了两篇尖锐的文章，声称："不，不会出现医生荒的情况。"[107] 人口老龄化和新增的 3 000 多万被《平价医疗法案》新覆盖的美国人使得医疗需求不断增加，他们宣称："奥巴马的医改道路上已经看见了减速带的迹象，还有巨大的坑洞。但是医生短缺不是其中的路障。"[107] 除了回应有关护士、药剂师、营养师、医生助理和其他非医疗服务人员的调配情况，以及美国医疗保健中存在的极大的浪费现象（在第 8 章中进行了探讨），他们形象地指出："创新，比如实现远程监控疾病和及时提供医疗干预的传感器，来取代门诊治疗势在必行。"[107] 创新的技术和解放的医疗有助于医生工作效率的显著提高，这些仅仅是个开始。

智能手机医疗来救援

不幸的是，大多数医生还没有意识到这一点，他们或多或少即将被边缘化或被替代，他们从来没有思考过数字化的发展。杰伊·帕金森（Jay Parkinson）发起并运营了一种渐进式的初级保健医疗模式，他在《纽约客》里写道："我已经聘请过两代医生——一代来自我父母一辈，一代来自我的同辈。这两代人间的差异相当明显，新一代给人感觉宾至如归，对患者充分授权；老一代就会觉得她总要碰坏某些东西。老医生仍然深爱她所从事的一切，很享受好奇心驱使的学习状态，但计算机就是无法与她的大脑连接，让她变得更年轻。"[108]

在前文我提到过，在美国大约有一半的医生超过 55 岁。多项研究已经证明，用电子邮件和患者进行联系可以显著提高医疗效率，可是美国 2/3 的医生不愿采用电子邮件来沟通。[109] 为此，2013 年 12 月的《消费者报告》上发表了一篇关于数字化医生办公室的专题文章，《你的医生现在会发电子邮件给你》中有一个关键预测："你可能会发现你的医生正积极鼓励你给她发电子邮件。"[110]

这似乎很符合逻辑，但普华永道会计师事务所（Price Waterhouse Coopers）有一篇关于移动医疗的报告《42%的医生担心移动医疗会降低他们对患者的控制权》[111]（这是根深蒂固的家长式医疗理念，我们在第2章里曾严厉批判过）。还有的人担心移动医疗会让医生玩忽职守，《经济学人》阐述道："讽刺的是，医生在没有丰富数据的系统里要比在有丰富数据的系统里更舒服。"[112]

有时候需要用一个全新的局外人眼光来看待事情，才能产生灵感和动力去改变这种行为。2013年底，美国半导体行业协会的一次会议上，我有幸见到麦克·斯普林特（Mike Splinter），他是世界上最大的芯片制造商之一的应用材料公司（Applied Material）的董事会主席。他问我："为什么医生仍然在用听诊器和马尼拉文件夹？"我说他问错了，但还是把答案写给了他，他后来做到了这份答案上提及的内容，这里摘录部分文字：

> 虽然管道已经由最初的木材变成橡胶，现在传感板也已是金属的了，但医疗器械从内战前到现在几乎没有很大的变化。正如我孙女的口头禅："你在和我开玩笑吗？"虽然我们把听诊器称为"显示器"，但它并不能显示任何东西。它仅仅是一个类似于爱迪生发明的留声机或手摇留声机的一个小型放大器，就像在旧时代电影里的大喇叭。可悲的是，我不是在开玩笑。这的确是一个陈旧的设备，我仍相信我们的生命和医疗在一定程度上和现在我们生活的世界是脱轨的。听诊器不具备记录信息的功能，也无法分析信息，它的作用的发挥完全仅仅依赖于医生使用它的那一刹那。[113]

但是，时间问题和医疗界对改革的抵触是两大主要因素，同时两者相互关联。新技术只是还没发展好。2013年，在乔治城大学医学院，医学博士唐纳德·诺兰（Donald M. Knowlan）带来了一场"白衣典礼"，我深受影响。[114]"白衣典礼"是该医学院的传统，教职工要在入学第一天发表一段鼓舞人心的讲话。请记住，乔治城是普罗克特·哈维（Proctor Harvey）博士的家乡，他是深受好评的心音听诊大师。下面是 86 岁的诺兰教授给即将入学的学生们进行的演讲摘录：

> 未来的 2017 届学生们，你将期待什么呢？最近有一本发人深省的书叫作《颠覆医疗》……托普医生对医疗卫生服务体系的未来变革进行了预测。他对一些变化进行了评论，比如应用智能手机来面对复杂的诊断方面的挑战，利用遗传学信息进行个性化医疗。他甚至建议，在乔治城很受尊崇的听诊器应当被手持式超声设备取代。他承认，自己已经超过 2 年没使用听诊器了，这在我看来是他从来没有学会正确地使用它，欣赏它的价值。不论未来如何前进，他可能都还没有掌握表面的规律。[114]

我以前从来没有见过诺兰博士，他也不知道我数十年来在医学院最喜欢的事情就是教医学生、居民和优秀的实习生进行床旁心血管体检。实际上，我在心脏病领域的偶像是卡努·查特吉（Kanu Chatterjee），他是一位熟练的临床医生，在加州大学旧金山分校教过我和我的学生，就像普罗克特·哈维不断强调床旁心血管体检的复杂性一样。很多人认为听诊器是检查的关键，认真学习如何聆听和解释微妙的心脏声音的各个音域，而不仅仅是简单的扑通心跳声。但是遗憾的是，现在那些都成为了历史。[115-119] 像诺兰博士那样还强调老方法的医生，无疑接受的都是在超声设备成为标准前的培训，这些想法都是过时的培训留下的产物。但对于很多人，正如尼尔森和纳鲁拉博士所说的，这样的抵制好像是"通过一名咨询师和一次床旁体检得出的影像学理论和实践的差距"。[118]

另一位杰出的政界元老阿诺德·雷尔曼（Arnold Relman）博士，他是《新英格兰医学杂志》的前编辑。雷尔曼教授不久前刚去世，享年 91 岁，他生前也表达了对医疗卫生领域将受到数字化设备高度影响的担忧。[120] 他认为我的观点"过于乐观"和"没有考虑到它的局限性"。这些立场质疑的是敢于向传统医疗发出挑战的消费者、社交网络和技术所带来的积极作用，当然这也在意料之中。尽管他们年事已高，可仍旧是目前大部分医生的代表。

医生们正承受着来自四面八方的前所未有的压力，其中很多我们已经在前文中有提及（如图 9-4）。[111, 121-133] 很容易理解，这些压力已经让医生们有所迷茫或醒悟，也已经得到证明。当我和我的许多同事谈论到这些压迫感时，工作中逐渐减少的医疗报销问题常常突然出现在讨论话题中。显然财政激励比一切措施都更能激发医生的积极性。[134-136] 沃顿商学院的卫生经济学家乔纳森·科尔斯塔（Jonathan Kolstad）研究发现，真正能够驱动医生的因素是和同行的表现作比较——这个方法比财政激励措施的效果胜出 4 倍。因为这个研究，他获得了英国著名的阿罗奖。他对宾夕法尼亚州的心脏外科手术设置了成绩单卡片系统，将其作为深入理解医生行为的参考依据。[134-136]

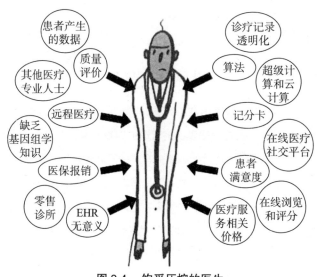

图 9-4　饱受压榨的医生

这个重要的发现让我产生了共鸣，并且它可能会成为医疗向前发展的基石。医生一般都想成为同行中表现最佳的人；他们天生具有竞争心态，并且以业绩数据作为动力。毫无疑问，除了极少数的例外，他们都坚定地致力于为患者服务。那么，我们如何很好地利用这个杠杆呢？

给医生在线进行评分的平台，类似 Yelp、Vitals.com、Healthgrades、RateMDs，还有 Angie's List，目前都还没有真正实现这个目标。[137-141] 虽然他们可以提供一些比如对等待时间和停车条件等指标的客观评估，但是有很多评估标准是主观的，例如医疗服务人员是否友好和礼貌，医生的沟通技巧如何等。尽管这些信息对消费者来说是非常有益的，可是对提高医疗服务的质量却没有多大帮助，[142-144] 哪怕很多医生对此很敏感，会尽一切努力来改善他们的评分。[145] 同样，美国政府广泛采用的用来评价医生和医院的患者满意度调查也存在重大缺陷。[146] 研究发现，患者最后是否获得处方和医嘱会高度影响评分结果，比如医生是否为患者开具有抗生素、麻醉止痛药，或是进行扫描检查的处方，即使这类处方是不合理的或忌用的。

创新时刻 Innovation Time

医生要学会"放手"

如果医生采用功能强大的微型计算机来承担一些非紧要的职责，那么会不会就把生成数据、监控等很多疾病管理的职责转移到患者身上呢？[147, 148] 专用词"放手"在医疗上通常指临终关怀，即同意停止抢救或不再作很大努力去治疗。但是我在这里引用"放手"是想表达医生和医疗界准备放手来让患者负责。现在是要让医生加强在临床中竞争的意识来适应民主化的医疗模式：加强与患者之间的电子邮件沟通、支持移动设备附加程序设备的应用、鼓励患者自主生成数据、接受在线医疗社交网络、对患者的医疗记录与其他医生进行共享和互相补充等，并向消费者提供全面的保健指导。解放医生的做法应当是卸下医生收集患者数据和信息的重任，放心地把它们授权给患者。但这么做并不意味着医生对病人的抚慰和同情心就不重要了，这一点永远不能被技术取代。[132, 149-151]

2014 年，我在一个医学院的毕业典礼上做了演讲，我谈到了人工智能（我

们将在第 13 章进行探讨），这将是医疗领域真正的数字化智能应用，可以通过
"DQ"①来衡量。这里列举了我对即将毕业的医学生提出的 5 个关于 DQ 的问题：

1. 你可以把每个患者都看作是一个单独的个体吗，尽力学习一切他们用来记
   录自己健康的进行测序、传感、成像等全新的数字化工具吗？

2. 你打算倡导每个患者自己生成数据的理念，让你的患者通过他的智能手机
   或平板电脑来获取有关自己健康状况的必要数据吗？

3. 你会全力支持并激发你的患者，让他们最大限度地参与到以用户为导向的
   医疗服务发展新模式中吗？

4. 你会与你的患者分享所有的医疗笔记，并以最大的尊重将他们作为你的合
   作伙伴，给予他们意见和忠告，最重要的是能和他们进行顺畅的沟通，保
   持对他们的同情心和怜悯心吗？

5. 你会与新资讯与时俱进吗，比如在 Twitter 上关注值得信赖的医疗报道？
   当一个你之前从未接触过的患者站在你的面前时，你敢于挑战现有的医疗
   教条和准则去治疗他吗？ [152]

智能手机仅仅是一种媒介，是数据流通的渠道。它连接的是这个时代富有
智慧的一群人，是在已经建立起的医疗传统中时刻做好准备，去承担医疗变革
的全新职责的人们。

未来洞察 Future Insights ···

　　曾经患者总是渴望和医生进行更多的沟通交流，但现在他们的手头拥有
了多种工具，可以主动对就医的必要性进行判断，有选择地去看医生。医生
不再受到压榨，计算机自动化可以帮助他们大大提升自己的能力。

···

———————————

① 即 digital quatient，数字化商数，指在医疗中接受数字化的程度——译者注

凯文·凯利写道："任何信息密集型的工作任务都可以实现自动化，这和你是一名医生，还是律师、建筑师、记者，甚至是程序员都没有关系。"[102]《经济学人》也参与了这场论述："这些机器不仅更聪明，他们还为医生提供了获得更多医疗数据的机会。大数据和智能机器的结合将会大规模地替代某些职业。"[153] 但技术精湛的医生们不必感到紧张，因为他们的工作岗位是安全的。从长远角度来看，去拥抱数字化医疗已被证明是最能防止医生被替代和淘汰的方法。

THE PATIENT
WILL SEE YOU
NOW

第三部分
重塑医疗生态体系

THE FUTURE OF MEDICINE
IS IN YOUR HANDS

未来的医院可以不直接接触患者，数据监控中心的工作人员经过医疗培训会成为"住院医生"，医护人员的照料会给患者一种亲切感。患者对医疗数据可随时调取，并且完全可以在家中享受医疗服务。对于今天的医学领域，我们每个人都是阿里巴巴，只是被藏起来的宝藏不是黄金，而是信息。

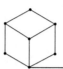

THE FUTURE OF MEDICINE IS
IN YOUR HANDS

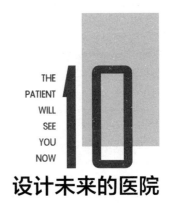

THE
PATIENT
WILL
SEE
YOU
NOW

10

设计未来的医院

新型医疗在逐步把医疗服务搬离医院，甚至是搬离医生的诊室。

——乔治·霍尔沃森

凯撒医疗集团前任 CEO[1]

可以说未来的医院根本就不像是医院。

——戴博丽·迪桑佐

飞利浦医疗前任 CEO[2]

典型的医院里，80% ~ 90% 的超支费用都是由提供了复杂的毫无针对性的治疗方案造成的。这使得一家医院里有三种不同的商业模式，而且是三种不兼容的模式。

——克莱顿·克里斯坦森

颠覆式创新之父，《创新者的处方》作者[3]

1980 年，为了成为一名心脏科医生，当我还在约翰·霍普金斯大学学习时，那时进行心导管介入术的患者需要住院三天。对每个患者在手术前一天都需要做全面的评估，包括他的疾病史、体格检查、X 胸片、心电图和一些常规的实验室检查项目。为其注射造影剂时，若患者出现脱水现象会损害肾脏，因此为防止这种情况发生，还需要提前准备静脉置管为其身体补充液体。同时，术中大出血时需要输血，因此还需要准备好同种血型的备用血。第二天，患者就会被带到手术室。准备工作完成后，患者被盖上消过毒的手术单，就会大面积地麻醉他的股动脉上方的大腿和腹股沟区域，然后在 X 射线的指引下，将空心的导管引入股动脉，然后通过注射染色剂来标记心肌供血的三大动脉（因此称为心导管）。再静脉注射大剂量的血液稀释剂肝素来防止患者或导管出现凝血。移动 X 射线，可呈现出动脉的多方位分布图像。同时，还会拍摄额外的用以评估心脏收缩强度的图像，同时对主要动力泵区左心室的压力进行测量。然后将导管移去，在腹股沟部位手动压迫 20~30 分钟帮助其股动脉闭合，以减低出血概率。

过去动脉愈合至少需要 24 小时，因此患者会被送回病房保持平躺状态，直到 3 天后基本恢复才能出院。观察所有手术中采集到的照片后，如果医生认为有必要做血管成形术来疏通血管，那么再需要提前数天或数个星期预约安排。

若医生认为需要进行冠状动脉旁通手术的话，也是类似的操作步骤。

现在让我们来看看 30 年后的今天，这个手术不仅可以在门诊完成，而且一般通过手腕上的动脉就能完成，而不再是大腿动脉，患者可以在术后马上起身行走。更重要的是，如果患者需要进行血管成形术或植入支架，也可以在同一手术中一起开展，患者在几个小时内就可以回家。

未来洞察 Future Insights ···

这样的进步在 10 年前是不敢想象的。慢慢地，恐惧被淡化，患者开始接受不住院也能进行治疗的模式。这些变化并不是由技术的突飞猛进带来的，而是很多低技术含量的细节共同进步并联合完成的，比如使用阿司匹林、运用不同的血液稀释剂、越来越小的导管、优先选择手腕动脉而不是大腿动脉进行手术，同时更低收缩、精巧的气囊和支架使得血管的疏通更容易和顺畅。手术器械采用的都只是与原来类似的材料，没有数字化的身影，但产生的改变却是巨大的。

冠状动脉造影术是心导管介入术的另一种说法，这是临床最常见的手术之一，在美国，该手术每年都会开展超过 200 万次，其中有几十万次需要结合血管成形术一同进行。现在，对大部分患者来说，这只是一项快速的门诊手术；尽管需要花上几十年的时间，带有一些蛮干的冒险精神，坚持进行不断的调整才得以实现这些手术操作上的进步，但这代表的是一种医疗颠覆性的改变。

··

这只是几百个临床操作或手术中的一个小案例，包括器官活检、椎间盘手术、疝修补术、胆囊切除术等一连串的手术，曾经这些疾病患者都需要住院，然而在今天，除了出现意外并发症的情况，它们只是一个常规的门诊手术。对于那些需要住院的手术，住院时间也已大幅减少。在 20 世纪 80 年代，心脏直视手术需要住院两周，而现在通常只需要短短几天。80 年代末，我们做了一

个关于急性心肌梗死的
患者提早出院的随机临
床试验，一般患者病发
后需要 7~10 天才能康
复出院，而我们提早到
3 天就出院。我的很多
同事都认为这种做法相
当牵强和危险，急性心
肌梗死属于很严重的疾
病，3 天就出院明显与
疾病治疗的本质是脱节

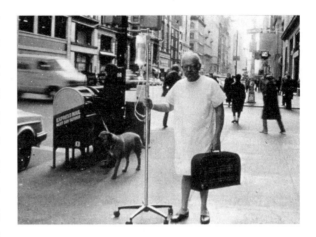

患者提早出院的情景

的。[4] 我们刻意减少住院天数，这一试验的结果促成了一幅有趣的画面（如图所示）。

尽管如此，患者在医院停留的时间还是在不断地缩短，一些住院的患者成了门诊患者，另一些患者的住院时间则大大减少。当我的女儿生下第一个孩子时，她在医院的时间刚刚超过 24 小时，其中大部分时间都被艰难的生产过程所占据。

这些原因或多或少可以解释为什么美国的医院数量在明显减少。1975 年，美国共有 7 156 家医院，数量达到了顶峰，随后一直在逐渐减少，2013 年的是 4 995 家，降幅超过 30%。[5] 不过，这只是医院数量缩水的开始，我们现在所了解的医院，在未来都终将消失。

伤害因素

1999 年，美国医学研究所的一份报告让我震惊，他们研究发现每年死于可预防性死亡事件的有 98 000 人。同时，还在不断更新的数据提示现状可能已经变得更糟糕。2013 年，来自美国患者安全组织的约翰·詹姆斯在《患者安全杂志》（*Journal of Patient Safety*）上发表了一篇综述，对 4 项最新研究进行了汇总分析，随后写入了医学研究所的报告里。他在文中总结道，每年在医院大概有 44 万例死亡事件是可以通过医疗来预防的，大约占据了美国每年 1/6 的死亡人数。[6] 在进入新千年之时，医院造成的伤害才开始被提及，整个医学界都沉默了。这又是普遍且根深蒂固的家长式作风的特征。为了保护患者免受这些伤害，采取适当的措施已成为当务之急。

不止我一个人在为目前的事态感到灰心和沮丧，约翰·霍普金斯大学的一名博士彼得·普罗诺弗斯特（Peter Pronovost）在《消费者报告》上写道，尽管院内死亡率相当高，可能是美国前三大致死因素之一，但令他感到震惊的是，竟然无一政府部门对此进行跟踪调查。[7] 他的同事马蒂·马卡利（Marty Makary）将院内死亡比作飞机坠毁，[8] 媒体头条刊登了飞机失事后，政府部门才会进行深入调查，以保证未来航空运输的安全。就像马卡利在他的新书《不可思议：医院不可能告诉你的秘密》中所指出的，一周内死亡的患者相当于 4 架大型喷气式客机；即使在医院内死亡或坠毁，既不会有公开告示，也没有任何实质性的医疗行为调查。[9] 他写道："医院作为一个整体，习惯于逃避责任，甚至是连很多公众最信任的医疗机构，其术后并发症的发生率也相当高。"[8] 不只有马卡利注意到了这个问题，最近有一项调研其对象是美国排名前 60 的医院，调查人员问他们的员工是否乐意选择在他们所工作的医疗机构接受治疗，超过半数的员工给出的回答是相当响亮的"不"！[10]

造成院内死亡的两个主要因素是院内获得性感染[10, 11]和医疗差错。[12] 2014 年，《新英格兰医学杂志》对美国 183 家医院发生的院内感染事件进行回顾性研究，结果显示，最常见的感染类型是肺炎、手术部位伤口感染、胃肠道感染，特别是抗生素过度使用所致的难辨梭状芽孢杆菌感染。[13] 这些感染中，超过 25% 都与器械相关（比如导管或呼吸机引起的感染）。作者估计，每年有近 65 万住院患者会受到感染，即每天的新发感染率为 4%。[14] 这些患者中，1/9 会因为感染最终死亡。众所周知，院内获得性感染非常难治，并且随着时间的发展，细菌的耐药性逐渐增强，成功治愈的概率就更低了。除了院内感染和严重医疗差错多发这两组令人不安的数据外，有份报告还透露了在重症监护室中常常出现的严重误诊问题，如急性心肌梗死、肺栓塞、肺炎等疾病漏诊，会导致每年产生超过 4 万例死亡事件。[15]

这些报道已经促使美国的一些医疗中心和体系作出了巨大努力，也取得了一些小规模的成功，但对整体提高患者安全性却很难产生立竿见影的效果。ProPublica 的记者报道了一些医院因各种非常严重或致命的错误而遭到公开警告的案例，但之后类似的情况仍在发生，ProPublica 发问："为什么看起来这么简单的错误，医疗界都无法修正？"[16] 这些事故给患者及其亲人都会带来极大的痛苦，在纽约州北部基督教青年会工作的玛丽·布伦南-泰勒（Mary Brennan-Taylor）便是代表：她的母亲就是由于医疗事故去世的，后来她成了一名医疗安全宣传者。她敢于向传统的家长式医疗发出挑战，鼓励患者维护自己的利益。她所做的一切都有原因："我以为我不需要保护她，可以完全信任医院。我从来没有要求进入她房间的医生和护士要先洗手，我也从来没有检查过她的药品。"[16]

在《消费者报告》中，一篇题为"住院期间的幸存者"的文章，对 2 591 家医院的安全性进行排名，结果相当令人意外。[17] 这篇文章对常见疾病的诊断和手术在不同医院的死亡率差异进行了分析评估，按照高低标准进行区分。评分要素包括死亡率、出院后 30 天内再入院比例、感染率、医护人员间的沟通情况，以及医疗扫描器械的使用状况。即便是评分最高的医院，结果也不容乐观。巧合的是，同样的问题也在这本期刊的专栏文章《摆脱线缆》（*Break Free from Cable*）里提到。也许这一期的杂志封面主题应该叫"摆脱医院"。

除了由医生和护士引发的医疗事故，雪上加霜的是，事实上住院患者都是由护工轮流进行照顾。爱达荷州的住院医生贾尼丝·鲍顿（Janice Boughton）博士为美国医师协会写了一篇关于医院功能失调的文章，题目是"医院仍旧很糟糕"，文中特别强调了由于太多医护人员进行轮班而造成的沟通不畅的问题。[18]

这当然不利于给患者提供一个安全的医疗环境。

成本因素

　　医院不仅仅会给患者带来伤害，而且收费相当高：美国民众每年的住院费用总额超过 85 000 亿美元，几乎占到美国医疗保健支出的 33%，平均下来美国医院每人每天的住院费用达 4 300 美元。（在此需要注意的是，世界上日均住院费用第二高的是澳大利亚为 1 400 美元 / 天，而美国是其三倍。）对于每天超过 4 000 美元的服务，人们能首先想到的是五星级酒店的总统套房，但确实医院和豪华酒店的价格已相差无几，它们的设计元素倒也相似。《纽约时报》曾刊登一项图形测验题，让读者判断图片上是一家医院还是酒店。[19] 建造现代医院的成本是不可思议的。在斯克里普斯，由于州法律要求建筑必须符合防震安全标准，因此医院主楼不得不进行整修，其所花费用高达 7 亿美元。这还不是从里到外地翻修，但也已经是对于建筑本身的一大笔投资，未来几年里，医院整修的根本目的可能都会逐渐发生变化。

　　庞大的医疗支出使得一些保险公司逐渐退出。随着《平价医疗法案》的实施，美国医疗保险计划为住院患者提供的报销水平在大幅度降低，这进一步阻碍了传统医院服务的利用率。直到最近，医院才将入院患者的医疗费用报销作为常规操作，这么做的原因很大程度上可归于不成熟的医疗付费体系和不尽如人意的医疗服务。更讽刺的是，由于患者住院期间产生的很多并发症可以为医院带来更高的利润，所以竟也将它作为医院的财政激励项。

未来洞察 Future Insights ⋯⋯⋯⋯⋯⋯⋯⋯⋯⋯⋯⋯⋯⋯⋯⋯⋯⋯⋯⋯⋯⋯⋯⋯

　　未来将会拥有全新的医疗保险制度，从现在"按码医疗"的报销方式逐渐向"没有疗效就不买单"转型。目前通用的"按服务付费"将会变为"按价值付费"。英特尔公司健康与生命科学部总经理埃里克·迪什曼（Eric

Dishman）说："在你开始'按疗效付费'的那一刻，就会意识到曾经人们是多么滥用医院资源。"[20]

这种转变会使大部分医院的领导人意识到扩建的医院会像气泡般破灭，至少 40%~50% 的床位会多余，医院承载能力将严重过剩。结果是，各种要求医院价格透明化的运动会使医院的财政更加紧缩。我认为，气泡破灭带来的后果可能会比医院管理者预计的更糟糕，因为这些预测并没有考虑到数字化医疗技术的发展会使消费者对医院的需求减少。

未来医院的雏形

当医院管理者对他们的未来忧心忡忡时，建筑师和设计师们已经为未来的病房样式设计做了大量准备工作。NXT 是一家非营利性设计公司，在美国国防部的支持以及与 30 家合作伙伴的共同协作下，设计出了一种全新的未来医院的雏形，这是自第二次世界大战以来的首次尝试，引起了热烈的争议。[21, 22]该项目的负责人之一大卫·鲁思文（David Ruthven）说："医疗服务必须无缝连接，成为一个整体，而技术就是连接器。"[21]《华尔街日报》也对这个未来医院的雏形进行了报道，评价它为："以患者为中心的设计，大大减少了感染、跌倒和出现医疗差错的风险，最终也降低了医疗成本。"这个设计有一些有趣的元素：患者的生命体征可以显示在床头的墙壁上；患者的头部上方有一个叫作"病人带"的软罩，可用于阻隔噪音；进行过编程处理的光环灯箱可用于情绪和光线治疗；底墙装有可进行娱乐活动的大屏幕，也可以与医生进行视频交流；橡胶地板和坚固的人造大理石台面可降低患者感染的风险。同时，设计中还纳入了游戏式的管理竞争系统：对医生和护士进行跟踪，统计一天内谁帮助了最多的患者。

一些批评家也参与了这场辩论，《连线》杂志将这个设计形容为"你永远不会去的最好的医院",主要的设计特征"让人感觉像是苹果手机"。[23]建筑师本杰·尼克姆(Benjie Nycum)对这个设计进行了剖析,他认为设计缺少患者的参与。[24]他强调了建立一个"能支持和促进个人身体、情感和心理康复的医疗环境"的重要性以及"高效率、具有成本效果、最小化医院获得性感染的发生率,这三者应该成为以患者为中心的设计方案的框架。越来越多的证据表明,亲生物的设计会为患者的健康带来益处,而缺少如日光、风景、大自然或柔软的物品是这个设计的巨大缺陷"。我最赞赏他的这句批评:"NXT设计的病房中,唯一缺少的是可以自动触发的激光束,用来杀死不受欢迎的访客送来的鲜花。"[25]总的来说,我认为,虽然设计者希望让房间充满科技感,但他们忽略了技术可以提供的最有吸引力的产品。

NXT设计的未来医院是以病房为中心的,与之形成鲜明对比的是韩国最大的医疗系统峨山医院,提出并开发了一系列的数字化的应用为医院开辟了一条捷径。[26]"智慧患者"和"智慧医院"两个手机应用程序(见图10-1)被广泛用于为患者和专业医务人员提供即时信息。

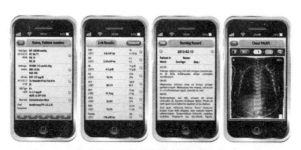

图 10-1　峨山医院的医疗 App

注:图示从左至右依次为基本信息、实验室检查结果、护理记录和扫描影像。
资料来源:摘编自 J. Park, "Lessons Learned from the Development of Health Applications in a Tertiary Hospital," Telemedicine and e-Health20(2014):215-222.

这两种对未来医院截然不同的展望都忽略了一个关键因素:未来人们对医院的需要会减少! 英特尔公司进行的一项关于未来医院的民意调查值得我们关

注：来自 8 个国家和 4 大洲的 12 002 名成人中，57% 的受访者认为传统的医院在未来会过时。[20, 27] 在丹麦，远程监控和视频会议一直在临终护理中发挥着巨大的作用，但目前逐渐出现了一个明显的变化：曾经有超过一半的患者在医院里去世；然而现在超过 92％ 的患者都在家中去世。尽管整体上两个国家的医院都存在床位的过剩，但美国的一些医院其实已经针对这种趋势进行了调整。[28] 例如，海军陆战队彭德尔顿营地的新医院占地 46 173 平方米，但只有 67 个床位。更有甚者，位于纽约布朗克斯区的蒙特法沃医疗中心（Montefiore Medical Center）占地 26 013 平方米，楼高 11 层，有 12 间手术室、4 个操作室、1 个高级影像中心，还有实验室和药房，但是没有病床！医疗中心的 CEO 史蒂芬·赛费尔（Steven Sayfer）医生公开说道："我们正在重塑门诊医疗，医院不设病房，准备建立一种由多学科团队协作来提供医疗服务的先进模式。"[28]

创新时刻 Innovation Time

患者的智能医疗之家

这种趋势带来的结果将是：卧室变成未来的病房。生物传感器可连续记录患者的生命体征及其他相关生理指标；小型移动设备和智能手机的体检附件可以帮助患者与医生沟通和进行扫描检查。智能药盒和其他工具可以监控患者接受治疗的依从性；个人紧急应答系统可以及时呼叫救护车；甚至地板也可以监控人的步态。对于体弱、容易摔伤的独居老人，这个系统也可以将个人紧急应答系统、药物依从性传感器，以及带有步态监视的运动传感器的瓷砖一并包含在内。

一个智能医疗之家完全可以很容易地被设计出来。瑞典的一个研究小组构想了一种对家庭进行长期远程医疗监控的传感器架构，[29] 已经进行了一年多的测试，它每天可获得来自约 1.5 万种不同传感器的近 10 万条传感数据。其中包括了可放在床垫下的传感器、安装在家里每个房间里的运动传感器，以及许多监测健康和医疗以外的日常活动的传感器。

尽管这个团队认为他们的监控系统极其容易复制推广，然而，要想成为真正的家庭医院系统仍不乏挑战。一套采用了多种数字化医疗工具的综合系统势必会导致数据泛滥，这便需要进行大量的数据整合和处理工作。除非有相当明确的警报需求，正常情况下不应让个人、看护人还有医生处于频频不断地接收各种预警的状态中。收集数据还相对容易，但将数据进行语义分析、挖掘其中的重要信息，采用可视化的方式提供给不同主体（比如个人或医生）并进行适当程度的提醒，这一系列过程却是难度极高的。显然，这样的一套智能医疗之家必须根据个人兴趣或关注点进行个性化定制，同时也需要硬件的支持。

未来洞察 Future Insights ···

医疗之家不像一般的娱乐系统那样配有多个对大多数人来说复杂的远程控制设备，而家庭医院的设备必须方便患者使用。另外，它的费用必须远远低于离谱的住院费才会吸引用户。比起一天超过 4 000 美元的非 ICU 病房，人们应能够负担得起家庭病房，这样患者在家中就可方便地接受多种远程监控，远离严重的医院感染。

···

家庭医院系统收集的医疗数据必须是精准的，而且必须保护个人的隐私和身份。隐私问题已经超出了保护数字化医疗数据不被黑客攻击或售卖给无数供应商的范畴，任何数据收集的时间和执行都必须在个体的控制下进行。当人们在家中被要求穿戴始终处于被跟踪状态的传感器时，很多人可能会感觉自己的隐私被侵犯了。出于这个原因，一套设备齐全的智能医疗之家不应该长时间使用，只是需要在规定的时间段内使用几个生物传感器，或者只是在数天或一周内连续进行监测。因此，系统的模块化和时间的掌控就显得尤为重要。大多数人并不希望自己的家笼罩着完全数字化的反乌托邦氛围，然而相比在医院住院，人们可能更愿意让医疗的"老大哥"加入。多么奥威尔式^①的医疗啊！因为正

---
① "奥威尔现象"象征着受严格统治而失去人性的现象；"老大哥"是其小说《1984》中的独裁者形象。——译者注

是乔治·奥威尔（George Orwell）把医院称为"通往坟墓的接待室"。[30]

如果这些挑战被一一满足，智能医疗之家便可成为现实，那么我们将会看到，扩建医院已经导致了严重的资源分配不均，比大多数医院系统预想的更糟糕。只有急性病患者别无他选，只能被送往重症监护病房或急诊室，由医生对其身体状况进行初步评估。同样，手术操作、医疗影像和实验室设施在未来的医院仍会有一席之地，但也仅此而已。目前占据大部分医院楼面布置图的普通病房，未来将不再是必要的。过去被安排在这些病房的患者未来可在家中接受远程监控。或许只有对无家可归的人是例外。

当未来智能医疗之家实现转型时，这些大体量的医院该怎么发展呢？有些医院可能会关闭，或进行不断的整合，这样的应对案例在 2011 年和 2012 年有约 200 例。[31, 32] 还有一些医院则会选择新增更多的重症监护病房、手术室和操作室，就像蒙特法沃医疗中心做的那样。除此之外，医院还有一个新的重大机遇就是成为医疗数据信息资源中心。如果我们回到第 9 章《细胞》一书中提到的数据中心，就会发现原来罗宾·库克已经将这样一个资源中心描绘得相当到位。这样的中心可以是不直接接触患者的，并且可由大型的专业公司进行运作，患者对数据中心的医疗数据可随时调取，这使它具有相当大的吸引力和优势。无论是住院服务还是提供基础医疗服务，医护人员对患者的照料会给患者一种亲切感。监控中心的工作人员经过医疗培训，并善于与机器和人打交道，会成为未来的"住院医生"。你可以将他们形容为具有同情心的天才,但这并不矛盾。

正如我们在利用数字化工具抹平世界，我们也可以推平这些传统医院的高楼大厦。如今的医院经营模式都注定将失败，它们的财政状况前途堪忧；它们并没有完全制止或是有效减少医疗差错带给患者的伤害，也没有极力追求治愈的可能性。医院的合并当然也是无济于事。[33] 除非有特殊情况发生，否则患者完全可以在自己的家中享受医疗服务，一定会比医院舒适很多。未来我们将在自己的智能设备上查阅健康数据，一切都会在自己的掌握中。

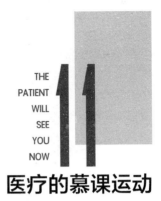

THE
PATIENT
WILL
SEE
YOU
NOW

11

医疗的慕课运动

出于职业义务，除了与患者和社会分享知识以外，为了给全人类带来益处，我们还有责任以更大众化的方式来分享脱敏的临床信息。

——尼米塔·利马耶、卡罗尔·巴拉什[1]

如何通过革命获得权利？并不是来自于领袖或是思想，而是当普通人开始想象他们能成为国王时。

——格雷格·萨特尔
《福布斯》杂志编辑[2]

医疗领域的大数据带来的影响是巨大且振奋人心的：从缩短药物不良反应的反馈环到发现下一个"零号病人"。

——迈克尔·哈登
Artis 资本管理集团联合创始人[3]

每个患者都将拥有上千兆甚至是几十万兆字节的数据，比几年前累积的所有临床试验数据的总和还多。

——马蒂·特南鲍姆
计算机科学家[4a]

　　著名的阿拉伯民间故事《一千零一夜》里，有一句神奇的咒语是"芝麻开门"。每次只要念出这句咒语，山洞就会打开，贫穷的樵夫阿里巴巴就可取用盗贼藏起来的一部分宝藏。对于今天的医学领域，我们每个人都是阿里巴巴，**但是被藏起来的宝藏不是黄金，而是信息**。现在面临的问题是，我们能否像阿里巴巴那样打破阻断我们获取医疗数据的大门，通往一个开放与透明的新世界。一直以来，公众和消费者都很难获取足够的医疗信息，很长时间都处于消息闭塞的时代。如今壁垒正在坍塌，数据将比以往任何时候都更能自由地流动。数字化时代成就了开放平台、开放获取和开放科学。现在我们就来探讨一下开放医疗带来的益处。

　　让我们从开放源代码软件的运动谈起。人们使用免费软件已经有几十年了，但是直到 21 世纪初，与火狐浏览器类似的网景浏览器（Netscape Navigator）和开源的 Linux 操作系统成为主流时，开源运动才算真正进入加速发展阶段。而开放部分源代码供其他用户继续开发的众多公司，如苹果、谷歌和 IBM 都从开源运动中有所获益。当苹果公司将 iOS 操作系统向全球软件开发者开放后，迅速带来了几十万个应用程序的开发，使苹果手机和之后上市的 iPad 功能得到了显著扩展。我第一次听说企业理念是 2012 年 6 月在旧金山举行的苹果全球开发者大会上。出乎意料的是，我见到了上千名 20 岁出头的年轻人，他们大部分都是小伙子（被称为"码农"[4b]），穿着 T 恤、牛仔裤和凉鞋的"极客"来自世界各地，他们的主要职业是为苹果公司开发应用程序。他们的工作通常都是使用应用程序编辑接口（简称 API）和系统工具包（简称 STK）之类的东西编写代码，这是一个相对较新的行业。他们已经成为名副其实的高能军队，一群与苹果公司共生的年轻才子。但同时，他们又不是共生体，因为开发者可以在对苹果公司不带来任何利益影响的情况下获益（反之亦然）。相反，苹果公司通过开放 iOS 操作系统这一重大决策，建立起了开发者和科技巨头之间真正的共生关系。谷歌以安卓的应用程序为范本紧随其后，甚至还对安卓操作系统进行开源，使得任何人都可以以其操作系统为基础进行开发。IBM 已经向开发者开放了沃森（Watson）超级计算机系统，而且公司还为基于沃森开发应用程序的自由职业者提供认证。Facebook、Twitter、亚马逊和许多其他公司争相效仿。现在已经很难想象，一个高科技公司如果不充分利用开放平台和平台上的开发者来推广自己，会是什么样。我们发现公司要想获得真正的成功，不仅应关注硬件和软件，还必须激起庞大规模的众包网络效应。

创新时刻 Innovation Time

慕课运动指引医疗开放

在同一时期，知识开放的第二个重要驱动力出现了。大规模在线开放课程慕课对运动（简称 MOOC）给上万的注册网民提供在线讲座。这当然不是像你祖父母那样教授的函授课程！麻省理工学院在 2002 年发起慕课运动，而"MOOC"一词最早是在 2008 年提出的，但真正起步是在 2011 年[6-11]斯坦福大学的人工智能课程上：公开宣布后，来自全球所有 195 个国家的 16 万人报了名，2.3 万人完成了该课程。[7]到了 2012 年，开放课程领域主要被三大机构所主导：Coursera、Udacity 和 edX（原为 MITx），这一年 MOOC 开始为公众所熟知。Udacity 的首堂课程，即计算机科学导论就吸引了 27 万学生的参与，近几年其数量还在不断攀升。目前 Coursera 已经拥有超过 800

万的注册用户。[10, 11]

MOOC 对医疗领域也有一些重要的借鉴意义。显然，这个平台把一流大学的高质量课程、讲座带给了世界上每一个人，从而实现了教育的民主化。这一过程是低成本高效率运作的。

Coursera 的创始人之一安德鲁·吴（Andrew Ng）简单地提到："当一个教授可以同时教 5 万人时，教育经济学被改变了。"[7] 佐治亚理工学院计算机科学专业的学生基于 MOOC 平台完成硕士学位的花费是 6 600 美元，而获得传统在校学习硕士学位的花费为 45 000 美元。[12] 此外，最近还出现了一种"切换"现象，即学生在家或在途中可以听讲座，在课上进行互动，而不再是单纯的讲座式学习。同时，因特网连接是双向通道，也就意味着 MOOC 拥有每个学生的详细资料。Coursera 平台可以监控学生每一次点击鼠标的行为：提交测试、论坛发帖、何时何地学生暂停了讲座视频、以 1.5 倍速度倒退或快进等。斯坦福专业发展中心的罗伊·帕（Roy Pa）老师说道："我们对学生的每一份作业、每一个测试，甚至是学生们喜欢的媒体都会进行统计分析。"[13] 事实上，这种线上对学生进行跟踪的教学方式开辟了"教育的大数据科学"或"学习信息学"的全新领域。

对于任何一个全新的模式，可以预期的是，其问世后一定都会引起广泛的批评和争议——关于在线学习和课堂学习的差异性、关于其评估模式和评价结果、关于一流教授及课程的商品化、关于高等教育最终的衰落。[8] 我们必须牢记这些批评者提出的合理且关键的问题，但将 MOOC 作为医疗领域变革的范本也是有理有据的。

教育和医学正在经历严重的经济危机，目前均不具备可持续发展的基础。但两者都可借助新兴的数字化基础设施实现广泛的民主化，而这些基础设备也已经到位，并在不断发展。教育和医疗都主张从个体身上采集大量数据，从而实现让个体受益。两者都需要应对紧迫的全新局势，包括在虚拟世界中应对经验的标准化所带来的风险；证明数字化方式实际上可以带来更好的结果；克服顽固的既得利益方的巨大阻碍。

未来洞察 Future Insights ···

　　大学教授和医生以及他们各自的团队，都受到了威胁。而 MOOC 可能有助于医生"反败为胜"，因为医生可以填补医疗教育中的巨大沟壑，比如在基因组学和数字化医疗等主题的教育方面。而那些没有达到可以开设 MOOC 课程标准的教授可能会因为压力病而需要更多的医生。

···

　　我创造了一个词来描述这次机遇：**MOOM**（massive open online medicine，大规模在线开放医疗）。但 MOOM 的任务不仅仅是对医生进行再教育或向公众推广医学知识。当 MOOC 收集数据时，大量的课程发布是主要焦点；但 MOOM 收集数据时，发布被分析过的健康数据是主要焦点，理解已经知道的内容则成为了次要的。这些在以前根本就不可能实现。要想开展医疗的慕课运动(MOOM)，则医疗数据共享势在必行。2014 年的 TED 演讲上，谷歌的拉里·佩奇（Larry Page）称："向所有的科研医生提供匿名病历，这难道不是件让人们惊羡的事吗？病历的公开共享每年可拯救 10 万人。"[14-16] 我不清楚他是如何得到这个数字的（无法通过谷歌搜索获得），但他的方向是正确的：**医疗数据的共享具有巨大的潜在价值。**

　　数据共享的第一步是去了解民众分享个人数据的意愿。最近的两份调查显示，大部分人非常愿意匿名分享自己的医疗记录数据。在 1 396 名英国成年人中，有 21% 的人表示非常愿意，39% 比较愿意——总共 60% 的人表示愿意分享。[17] 另一份是英特尔医疗（Intel Healthcare）对来自 8 个国家的 12 002 人进行了一项调查，超过 76% 的人愿意匿名分享健康数据。[18] 有趣的是，在收入较高的国家中，美国以外的国家（尤其是印度和印度尼西亚）似乎更愿意分享数据，当分享的数据被用于与帮助他人或降低医疗费用相关的研究时，人们的意愿会进一步增加。总体而言，84% 的受访者愿意分享他们的传感器数据和实验室检查数据，70% 的人愿意分享从智能"厕所"中收集的信息（分享一个人的排泄物是多么友好和无私啊，但我们目前掌握的技术还无法做到这一点！）。[18] 第三项调查有超过 1 000 人参与，调查结果显示，90% 的人愿意分享他们的数据。[19] 美国加州电信与信息技术研究所进行的另一项有 465 位美国人参与的小范围调查显示，也有约 77% 的人群愿意匿名共享健康数据用于医学研究。[20, 21] PatientsLikeMe 的报告称，94% 的美国社交媒体用户在适当地脱敏后愿意让人分享他们的健康数据。[22] 需要注意的是，这些调查的推断虽然不可能代表所有人，但也至少说明大部分人（约 75%）愿意在匿名的基础上分享他们的医疗信息。

我们也了解到，有些人甚至愿意实名共享自己的健康数据。一些研究项目实际上是要求个人同意以非匿名、公开共享数据的形式参加，如哈佛的个人基因组计划（简称 PGP）。[23, 24] 对于这种非匿名捐赠数据的"开放式同意"模式，极端来说它就是一种全新的参与研究的方式，但这样的方式似乎并没有阻挠大家参与的兴趣或降低参与度，PGP 项目自 2005 年启动以来，已有超过 1 300 人加入，该项目将公开个人全基因组序列及其他特征的医疗 GIS 信息。PGP 计划利用在线论坛、领英、Facebook、年度会议等途径为没有相关科学知识背景的参与者提供高度互动的体验项目和培训服务。[23]

创新时刻 Innovation Time

数据"开源"方式民主化

美国赛智生物网络（Sage Bionetworks）是一家致力于促进开放科学的研究所，他们通过"移动式法律知情同意书"[25] 的方式，使每一个签约参加临床试验的人答应向同意相关规定条款的科学家们分享他的基因和健康数据。实质上这是参与者承诺成为"开源"数据的一部分，不像 PGP 这个项目是匿名进行的。然而，匿名成功与否仍不确定；由于可能存在用基因组数据反过来验证参加试验者身份的情况，因此匿名性可能得不到保证，我们将在下一章中重点讨论这一点。

还有一些方案提议有偿分享个人数据，Datacoup 就是一家这样的公司。其公司网站上写着："我们旨在通过建立一个公平、公开竞争的个人数据销售市场，实现个人数据的民主化。在过去，大型企业为个人数据标价并从中获利，而我们作为消费者，仅仅是对企业而言微不足道的广告对象。消费者已经完全迷失在广告、技术和大数据中了。"[26] 另一个相反的案例是"数据捐赠者"（DataDonors），这是一个在维基生命基金会（Wikilife Foundation）扶持下运营的非营利性机构，旨在促进医疗数据的无偿分享，并已获得了超过 50 万人的数据捐赠。[27]

现在，我们已经确定，大多数人是愿意分享他们的医疗数据的。那是否有什么机制可以激发人们的这种意愿呢？问题的关键在于：这会给他们带来什么好处？让我们先来看看癌症的诊断和治疗，然后再来思考实现数据分享的途径吧。

癌症的大规模在线开放医疗

早在 2012 年，《科技博客》（Tech Crunch）上就发表过一篇题为"通过云计算来治愈癌症"的文章。[28] 这似乎有些操之过急了，但仅仅一年后，符合我所定义的第一项癌症 MOOM 就成型了。但是，并不像我所命名的"大规模在线开放医疗"那样，其文章标题为"为了治疗，患者分享 DNA"。[29] 4 个角色截然不同却完全互补的机构走到了一起：俄勒冈健康与科学大学（Oregon Health and Science University）作为协调学术单位、美国白血病与淋巴瘤协会（The Leukemia and Lymphoma Society）作为授权方与宣传机构、Illumina 公司负责测序工作，还有英特尔负责数据处理和信息资源开发。历时三年多，花费

820 万美元，这个联营企业共登记了 900 名白血病或淋巴瘤（或称为"血癌"）患者的信息，并对他们的癌细胞进行测序。

未来洞察 Future Insights ···

由临床诊断、治疗过程和结果等组成的整套数据，将形成一种全新的信息资源（见图 11-1），目的是描绘出肿瘤细胞的基因序列，以及个体的天然DNA，同时这些天然的基因是与数据库中收录的 900 名被感染者的 DNA 数据进行过比对的。其方法学的意义在于，当出现第 901 名患者时，医生可以很快在数据库中进行数据挖掘，根据患者年龄、性别和有关的特征筛选信息，找到相同或相似的肿瘤细胞突变病例，从而制定适合患者的最佳治疗方案。

···

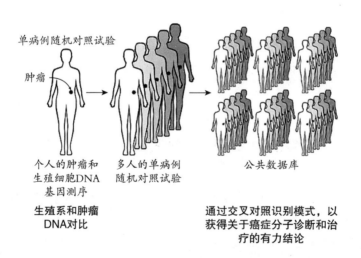

图 11-1　癌症 MOOM 的建立

资料来源：摘编自 A.Brannon，C.L. Sawyers，"N of 1 case reports in the era of whole genome sequencing"，Journal of Clinical Investigation，123（2013）：4568-4570.

目前，还有几个癌症 MOOM 正在建立。多发性骨髓瘤研究基金会（Multiple Myeloma Research Foundation）投资 4 000 万美元组织了一个与联营企业类似的千例患者研究项目。[30] 美国临床肿瘤学会（American Society of Clinical Oncology）也在支持类似的项目，学会总监艾伦·利希特尔（Allen Lichter）说："仅仅是将患者们简单地聚在一起，我们都能在这些病例中发现一座信息的宝库"。[31] 该学会的一项叫作"CancerLinQ"的项目对全美各地 27 个肿瘤小组中的 10 万名乳腺癌患者的治疗和预后记录进行筛选录入。[31, 32a] 尽管数据库尚未囊括基因组学信息，但是项目反映出"对于大数据是未来医学的大势所趋的认同"。[31] 仅仅几年时间，美国的 Flatiron Health 公司已经能获得来自 200 多家癌症中心的超过 55 万名患者的数据，公司希望通过分析和共享数据来优化治疗决策。[32b, 33] 虽然该信息库中并不包括肿瘤基因序列或基因组学的数据，但这家软件公司已将这部分数据纳入未来的计划中，并获得了来自谷歌风险投资公司的巨额投资。

其实，癌症 MOOM 的作用绝不应该只是为医疗锦上添花，还应当帮助实现基因组学医疗。对癌组织进行测序，就能找到数千的突变基因。理想的情况是，通过对个人的天然 DNA 进行测序，并与人类参考基因组比较，可以标示出数以万计的突变基因。一组癌症基因组通常拥有很多不具有致病性的变异基因，若只关注一个肿瘤基因组，无法辨别出其是否具有致病性；而这种数据库的建立，使得在基因组中辨识出引发癌症的信号（具有致病性的突变基因）成为可能。因此，目前还无法为患者定制一套基因组的癌症治疗方案。所有的这些挑战都可以通过信息库积累完整数据的方式，来有效地解决。2014 年，曾有一项名为"梦想：体细胞突变识别挑战"（DREAM Somatic Mutation Calling Challenge）的全球众包项目，正是为了应对这种复杂性而开展的。[34, 35] 该项目利用谷歌云平台和云计算引擎给测序基因建立了"标杆"。这只是整个项目中的一小部分，一个平台必须获得尽可能多的基因突变样本、治疗方案、疗效等信息，才有可能发挥效用。随着诸如此类各种各样的小型 MOOM 逐渐活跃起来，开放医疗的势头才可能变得更强劲。

畅想全球癌症知识库

设想未来有一天，所有被诊断为癌症的患者都将成为全球癌症知识库中的一员，每个患者的 GIS、影像扫描、治疗方案和治疗结果的信息都将被收入 MOOM。其数据库将包括数百、数千，乃至数以万计的不同血统的人类基本特征信息。在数据库中，不同种类的癌症及其亚型、不同的突变基因和通路，以及它们的组合都将得以呈现，同时，随着新增的个人治疗方案和治疗结果的输入，数据库就会自动更新和升级。由于 MOOM 的开发和维护，我们已经从单个患者的随机对照发展到全球癌症患者的对照模式，我们正加倍努力实现癌症数据的民主化：从单个病例的试验到数以百万病例的试验。可以肯定的是，MOOM 知识库的建立对提高患者的治疗效果来说是一次里程碑式的进步。生命终将逝去，我们都是凡人。依托于这种模式的精准医疗，可以有效地维持人类生命的质量和长度。

的确，目前这还是一个幻想，一个不太可能完全实现的梦。完整的癌症知识数据库的建立，需要推倒不同国家与文化之间的所有围墙，这样的全球协作和数据共享的举措史无前例。（对于隔阂的消除，在 MOOC 中已经有所体现，其平台吸纳了来自世界各国的注册用户。）在美国，许多癌症中心会强制对患者的肿瘤组织进行测序以获得数据，我们甚至还没找到有效的方式来应对这一做法。刊登在《纽约时报》上的一篇题为"各癌症中心竞相绘制患者的基因信息"（对肿瘤细胞进行测序，找到致病性的突变基因，再制定治疗法案）的文章提到："在这场与癌症对抗的战争中，纽约以及全美各地的大型学术医疗中心用大量耗资和雇用大批军队人员的方式将它变成了军备竞赛。"[36] 正如美国国家科学院精准医疗小组的负责人苏珊·德斯蒙德·赫尔曼（Susan Desmond Hellman）认为："随着电子医疗档案和低成本高通量 DNA 测序等的发展，在临床常规实践中获取的 DNA 片段数据将有可能用来进行生物医学和临床医学的研究。然而，大部分的数据都未被收集和汇集，甚至从未与分子数据的激增联系起来。"[30] 如果我们真的希望战胜癌症，那么建立 MOOM 可能就是取得胜利所需的战术和通行证。关于如何从多种信息源中创建一个 MOOM，有一些可扩展的想法，比如图 11-2 所示的模式。

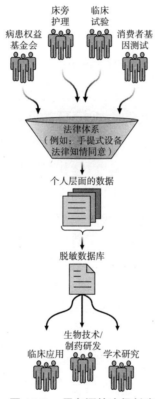

图 11-2　用多源的途径创建 MOOM

资料来源：J.Kotz, "Bringing the patient data into the open", Science Business eXchange 5（2012），http://www.nature.com/scibx/journal/V5/N25/full/scibx.2012.644.html.（经同意，允许转载）

医疗数据不仅仅可以来自于医生，也可以从患者处大量获取，或是来自于直接面向消费者的检测公司（如 23andMe）、患者权益基金会、在线医疗社区（如 PatientsLikeMe），以及那些生成的数据尚未被充分利用的大量临床试验。有一个经常提起的关于患者倡导组织和生物技术之间高效率协作的案例就是福泰制药公司（Vertex Pharmaceuticals）开发药物 Kalydeco 这一事例：由囊性纤维化基金会（Cystic Fibrosis Foundation）提供所有的患者信息，5 年内福泰就研发出了基于基因组学指导的治疗方案，其所用时间是正常新药开发所用时间的约三分之一。[30]Abraxis 生物技术公司的创始人陈颂雄是个亿万富翁，他表示："在过去，科学、技术和数据呈碎片化，并未形成一个整体，而现在我们做到了。我喜欢寻找科技与生活结合的模式，这就是我所做的事。只有互联的、即时的、从分子一直贯穿到制造商的医疗管理体系才能促进技术发展，节省资金。"

其他大规模开放医疗

癌症 MOOM 的概念同样也适用于医疗的其他各个领域。该模型的一个早期应用案例是优化类风湿关节炎的治疗。传统采用坏死肿瘤因子的靶向药物，如用类克（Remicade）、恩利（Enbrel）、修美乐（Humira）进行治疗的方案，其一个疗程的花费至少为 10 万美元。然而，更糟糕的是，该治疗方案整体的临床反应率只有 30% 左右，而且无法判断哪些患者能获益。从大样本人群中获取众包数据，将基因数据、治疗方案、治疗效果等信息进行整合，"类风湿关节炎响应挑战"（Rheumatoid Arthritis Responder Challenge）项目旨在改变这种传统状况。[38] 该挑战项目将有助于为未来的患者和医生提供更精确的指导，它甚至可以确定弱反应下的生物学基础，为新药的开发奠定基础。

创新时刻 Innovation Time

畅想医学影像资料库

MOOM 的概念也可以用于医学扫描方面。加拿大多伦多大学的医学影像系主任艾伦·穆迪（Allen Moody）认为："大多数医疗影像都只被看一次，然后就束之高阁。临床检验的资料宝库应该贡献给生物医学的研究人员。"束之高阁是礼貌的说法，其实这是暴殄天物。数以百万计的患者在进行 MRI 或其他扫描后，被诊断为记忆丧失或疑似阿尔茨海默病，对这部分患者来说，其他人群的影像数据资源是相当有用的。穆迪主张，收集这些数据可以使亚临床疾病所发出的微弱信号"浮于背景杂音之上从而显现出来"。基于人群层面，通过医学影像来发现疾病前期和早期阶段的特征，是现有医学知识库中实实在在的黑洞，这项应用显然有着诱人的前景。

所谓的"临床意义不明的变异"（简称 VUS）[40] 是另一个黑洞，它是癌症生物学的一个关键难题，已扩展到其他的疾病领域。带有 VUS 的患者被囚禁在"基因炼狱"中，而 MOOM 承担着解救这些患者的重任。对罹患未知或罕见疾病的患者来说，在信息资源库中，若掌握了所有人类基因组中变异序列的相关数据（包括插入、缺失、结构变体、基因多态性等），并与个人基因表型的相关具体信息联系起来，就能使这些未知或罕见疾病的诊断更快更容易。[41-43] 尽管人类对基因的深入研究已经有 25 年之久，然而诸如囊性纤维化跨膜电导调节体（CFTR）导致的囊性纤维化疾病，由于该基因有着几千种的突变类型，且很多都是 VUS，因此很多患者仍然处于"基因炼狱"中。[40] 解开这些 VUS 之谜的最好途径是将数据汇总。同时，数据的集中可以帮助追踪罕见的或未知的疾病。发病率极低的属性使得这些罕见病通常被作为次要关注点，但仅在美国，就有 3 000 万患有罕见或未知疾病的患者，累计发病率接近7%，而癌症的累计发病率也仅仅是 5% 以下。若所有的罕见病患者聚集起来，这就是一个严重的疾病诊断问题，然而却一直没有找到解决方案。我们所期待的是人们能够整合所有的医疗成果和资源，破除界限，来揭开这些疑难杂症的面纱。

我特别感兴趣的关于 MOOM 的一个应用是对猝死者进行分子解剖。[44, 45] 在 1~35 岁的人群中，每年猝死的人数达 100 万。这几年来，尸检领域正不断衰退，超过 40% 的医院根本不进行尸检。[46] 对一个可能因心血管问题而猝死的患者来说，即使医院对死者进行尸检，通常情况下医院仍无法对大部分病例的死亡原因进行确认。也就是说，即使对死者进行了解剖，很多时候法医仍无法确定其死因。对于死者家庭成员来说，这真的是一件难以承受的结果，因为虽然他们还活着，却不知道是否或者何时会遭受同样的命运。但是，现在有一个值得一试的潜在解决办法，那就是依靠 MOOM 模型来提供有效信息。

通常，解开这些猝死病例之谜需要三部分信息：死者的 DNA 序列、直系亲属（最好是父母）的 DNA 序列，还有一个包含尽可能多的猝死个例和他们家人信息的全球 MOOM 数据库。很多家庭成员共同携带约 1/100 的罕见典型基因突变，可是这些基因导致了患者猝死，这些将有助于其家庭成员快速获得有效的信息。但是，绝大多数的基因组变异仍是不确定的。现在，我们不会一直处于这样的状态了，MOOM 可以帮助我们揭开患者猝死的神秘面纱，给出确切的断定。

创新时刻　Innovation Time

"众包"与"众筹"开创医疗新模式

MOOM 是一种大规模的、乃至理想情况下是在全球范围内进行的众包信息形式，但到目前这一概念的成功应用范围还比较有限。在科技领域，"黑客马拉松"（Hackathon）非常受欢迎，现在这种模式正在进军医疗领域。[47, 48] 一个由医生、企业家、软件开发商和工程师组成的跨界团队，聚集起来一同为收集和攻破医疗领域未被满足的需求而努力着。这种开放医疗模式诞生出的一个案例就是 PillPack 公司，公司在一场医疗的"黑客马拉松"中成形。通常那些需要服用多种处方药的患者，都面临着一个头痛的难题，那就是极其复杂的用药时间表。PillPack 为这类患者提供预提醒服务，清晰地标记用药时间来保证良好的用药依从性。[48] 虽然这是一个相当简单的方法，但它开创了一种实用且低成本的全新医疗模式。

开放医疗的模式也发展出了大量各种各样的众筹项目。罕见病呼吁各类组织通过众筹的方式来为一些有需要的患者支付治疗费用。Consano 和 Watsi 分别是非营利基金会为医学研究和医疗服务筹集资金的两个案例。[49, 50] 个人甚至也可以完成众筹：一个 7 岁的男孩靠卖他的书《巧克力棒》(Chocolate Bar)，为他的患糖原贮积病的朋友筹集了超过 75 万美元。[51, 52] 医疗设备的企业家们不断在互联网上鼓吹自己的创新项目，来筹集资金。通过众筹的方式，一些企业兴许确实取得了实质性的进展，然而也出现了一些被称为"诈骗活动"的项目，这是一种新型的医疗环境。[52-54]

一些公司往往将自己的产品宣传得天花乱坠，好得感觉让人难以置信。Healbe 公司开发了一款名为"GoBe"的腕带设备，他们声称这是"自动测量卡路里摄入量的唯一方法"，并通过 Indiegogo 众筹平台筹集了超过 100 万美元。[54]Airo 公司以同样的方式为一款声称也能够精确跟踪热量摄入的腕带进行募资，但由于没有达到目标而被撤回。另一个案例是 TellSpec，它为一个能够告诉你所吃食物的所有营养成分的手持式食物扫描仪筹集了 40 万美元。但这些创新设备究竟是否像宣传的那样有效仍是未知数。[52-54] 尽管"开放"通常被认为是正面的，但显然它也有消极的一面。在下文，我们将来讨论从开放医疗中获取数据并出售数据的阴暗面。

政府和开放医疗

从美国食品药品监督管理局向公众开放（Open FDA）、美国医疗保险计划数据库的发布、其他数据源的公开等举措中，我们已经可以看到美国政府开诚布公的趋势。[26, 55-62]FDA 向公众开放获取过去 10 年里 400 万种药物的不良反应和药物滥用的信息。[63] 多来年，在道琼斯公司（《华尔街日报》的母公司）的施压后，美国医疗保险计划公布了从 2012 年以来，来自 88 万名医生和一些医疗机构的医疗数据信息。

在互联网上可以轻松地搜索到所有可由医疗保险计划来支付就诊和医疗操作费用的相关医生，为消费者选择医生提供了额外参考信息。例如，通过专门的平台，现在可以查看到某一位外科医生曾开展了多少例由医疗保险计划覆盖的某一项具体手术。这是一种相对粗略地评估医疗服务质量的方式，但已经跨出了与其他疗效指标的数据相连的第一步。

政府还赞助医疗研究人员发起了一个新的项目，即以患者为中心的临床疗效研究网络（Patient-Centered Outcomes Research Network）[64, 65]，该项目旨在向 3 000 万民众收集病历、生理数据，以及保险索赔信息。事实上，在开放医疗领域的尝试，美国是落后于其他一些国家的：丹麦的 MedCom 已收录了自 1977 年以来详尽的患者数据资源；芬兰和爱沙尼亚也已经作出类似的努力，旨在不断完善医疗信息资源。

开放科学

MOOM 的关键是开放数据，我所定义的 MOOM 是强调将患者的医疗保健服务引导至一个新的前所未有的水平。虽然我们还没有看到在医学上的全球数据共享，但在生命科学研究中已有一些著名的先例。早在 20 世纪 90 年代，国际人类基因组计划的测序项目就为机构之间的协作性和开放性奠定了重要的基础，尽管直到最近该项目才获得更显著的发展。全球基因组学与健康联盟（简称 GA4GH）在 2013 年宣布，来自 41 个国家的 70 个医疗机构、科研机构和宣传机构共同参与其中。[66-71] 它的使命是建立一个收录基因变异和医疗信息的数据库，不仅面向参与者，同时也对所有人开放。2014 年 GA4GH 组织了第一次联盟会议，共有 150 个组织代表出席，其中也包括参加 GA4GH 的新基因组学分支工作的谷歌公司。对于癌症和罕见病来说，前期至关重要的是要提高对基因组异常的认识，以及这些变异是如何与具体的疾病症状相连接的。[67] GA4GH逐渐发展得越来越全面，以科学、合法的方式绘制了医疗新大陆的图景。随着技术、伦理、法律标准等的发展，要达到广泛协作的目的，必须获得患者同意参与的认可。

关于开放科学的这一原则是如何加速开发进程的，一个典型的案例就是阿尔茨海默病。apoε4基因早已被发现与迟发性痴呆相关，但其原理一直难以确定。通过访问各种公开的数据库，包括与基因表达、高通量基因分型和脑成像有关的知识，来研究apoε4基因的携带和非携带患者，哥伦比亚大学的一组研究团队已经能够解释患病的分子途径，并找到了与这种类型的痴呆相关的其他关键基因。[72, 73]

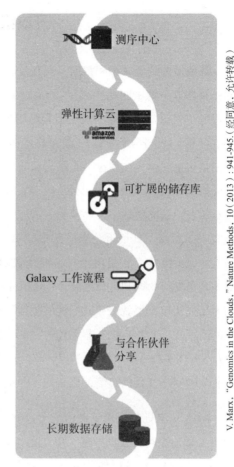

测序中心

弹性计算云

可扩展的储存库

Galaxy工作流程

与合作伙伴分享

长期数据存储

基因组数据的共享路径

V. Marx, "Genomics in the Clouds," Nature Methods, 10（2013）：941-945.（经同意，允许转载）

在过去，发表文章是实现数据共享的常规方法。然而，这种方式已完全成为过去式；在这个拥有巨大数据集的时代，通过数字化的基础设施就能实现数据共享，包括安全云服务器、开源协作的软件平台，如Galaxy。[74] 其数据共享的路径需要大量前期成本，同时，随着数据资源的不断聚集，会带来明显的经济规模效应。未来，一旦有了如此广阔的信息资源，医疗领域很可能将以全新的方式来分配研究经费和预算。

开放获取

　　既然谈论到了成本和数据，现在是时候去解决关于民众对生物医学出版物的可及性这一棘手问题了。[75-82] 全美医学研究院或其他政府机关的公共资金已经资助了大量此类研究项目。但是，当研究报告被刊登一流的同行评论期刊，如《自然》《科学》《细胞》《新英格兰医学杂志》《美国医学会杂志》上之后，哪怕是单篇文章，往往也会收取高额的订阅价，这使公众无法阅读到那些由税收支持取得的科研成果。另外，文章的定价与实际的出版成本几乎没有关系，这意味着出版商赚取了巨额利润。例如，爱思唯尔是一家主流的医学与其他科学文献出版商，其最近公布的年报显示，公司的利润率是 37%，净利润超过 25 亿。[75]2013 年，正是由于对这种现状的长期不满，超过 12 000 名研究人员对该公司发行的期刊进行抵制。[75] 同年,《纽约时报》的编辑发表了一篇名为"我们为研究买单，那就请让我们能够阅读"的文章。[83] 为了改变这种占据主导地位的旧模式，这些年来已陆续出现一些开放获取期刊，包括《公共科学图书馆》（PLoS）和《BioMed Center》《PeerJ》和《eLife》等；同时，还有一些可以上传文献的网络公共档案馆，如 arXiv 和 bioRxiv。

　　2013 年诺贝尔生理学或医学奖公布后不久，医学奖的荣誉获得者，来自加州大学伯克利分校的兰迪·谢克曼（Randy Schekman），在《卫报》上发表了一篇专栏文章：《诸如〈自然〉〈细胞〉和〈科学〉等杂志是如何损害科学的》。[84] 他写道："像许多成功的研究者一样，我同样在知名杂志（比如《自然》）上发表过文章，其中也包括让我荣膺诺贝尔医学奖的文章，我会很荣幸地收藏起来。但未来不会再这样，现在我承诺我的实验室拒绝这些奢侈的杂志，同时我也鼓励其他人这么做。"[84, 85] 这篇文章在学术界引发了热烈的争议。[86] 开放获取杂志《eLife》的主编谢克曼用"奢侈品杂志"这个蔑称，对此进行了谴责，这似乎代表着两派明显的利益冲突。谢克曼获得了诺贝尔医学奖，不再在"奢侈品杂志"上发表文章无可厚非,但这种观点受到了年轻科学家的严厉指责，因为他们若不在"奢侈品杂志"上发表文章,那么势必会影响到他们未来的就业。

创新时刻 Innovation Time

多途径实现论文分享

尽管如此，倡导开放获取的动力在不断加码。两个医学本科生开发了一款名为"开放获取按钮"（Open Access Button）的软件，专门提供给下载文章时撞上众所周知的"付费专区"（通常一篇文章的费用为 30 美元到超过 100 美元不等）的用户。[87] 当经常遇到这样的状况时，按钮就会提出一个方案：找到由作者上传的免费版本，或是向作者发送电子邮件获得该文章。[88, 89] 其他的点对点分享平台还有 ResearchGATE，这是一个专门为科学家提供论文分享和寻求合作者的在线社交平台；类似的还有 academia.edu，尽管这个网站曾收到来自爱思唯尔公司扼令其下线的通知，遭受了一定的打击，但仍有超过 900 万名研究者在上面注册并分享他们的文章。开放获取期刊还在继续增长。[90] 开放获取文章的数量已从 2000 年的 20 702 篇增加到 2011 年的 340 130 篇。[79]

开放获取期刊的目录列表（http://www.doaj.org）中列出的条目已超过 8 000 条。该网站分别用绿色和金色这两种颜色为期刊进行编号。绿色表示该文章在开放获取的资源库，比如学校或类似生命科学期刊全文数据库（PubMed Central）这样的资源库中可以找到；金色则代表该文章发表在开放获取期刊上。尽管政府、高校，以及被开放获取期刊征收费用的作者们都已投入巨额资金，但是，开放获取期刊的发展仍任重而道远。麻省理工学院的安·沃伯特（Ann Wolpert）在《新英格兰医学杂志》上对未来普及开放获取的必然性进行了阐述，他写道："毫无疑问，由资助机构、大学、图书馆和作者贡献的公共资源，结合互联网的影响力和影响范围，将为开放获取带来不可抗拒的动力。虽然这不是件容易事，其成本也相当高昂，但实现开放获取，只是时间问题。"[91]

与呼吁开放获取期刊相关的，还有其他一些类似的声音。如要求所有的参考资料向公众开放，使其能够和开放引文语料库形成回响。最近的调查数据表明，我们距离这样的目标还很远，那是因为在 5 000 万篇学术性期刊文章中，只有约 4% 的文章有书目引用的获取信息。[92] 此外，在公开专利运动中，新问世的 Lens 数据库希望将全球范围内 90 多个专利司法管辖区的信息聚集在一起。[93]（尽管还未涉猎医疗或生命科学领域，但近期公布的关于特斯拉电动汽车制造商的所有专利，还是印证了"开源运动精神"，这的确值得一提。）[94, 95] 同时，对开放获取药物的呼吁尽管还没有发展到政府可将之免费提供给有需要的患者的地步，但也得到了联邦政府的资金支持，并进行了官方注册。就好像研究和出版是由政府出资的，开放获取的前提是纳税人尊重这些知识产权。[96]

"五项开放"推动医学研究

当你把开放医疗、开放科学、开放获取、开放资源和开放数据放在一起时，就形成了"五项开放"（Open5），各种各样新的渠道提高了人们对医学最新研究进展的可及性，同时，传统渠道获取研究信息的能力也会呈指数级地提升。其中一种呈现形式便是全民医学，它使得相关发明与创新的普及、解放、即时获取成为可能。这不仅仅关乎民众对信息的可及性，更推动了发明与创新。"五项开放"[5] 使所有的参与者聚集起来，比如来自阿根廷的汽车机械师设计出了在汽车中这么严苛的条件下为新生儿接生的方法 [97]；美国高中生杰克·安佐卡（Jack Andraka）提出了一种潜在的低成本全新的胰腺癌诊断方法 [98]。这就是像金·古德塞尔（在第 2 章中提及过）这样的人已经能够自我诊断复杂疾病的原因。未来开放医疗的盛行正在为消费者、患者倡导组织、医学研究基金会、生命科学行业等增添前所未有的活力。

创新时刻 Innovation Time

患者发起的在线医疗平台

凯瑟琳·莱昂（Katherine Leon）在 38 岁时，患上了一种极其罕见的心脏病即"自发性冠状动脉夹层"（简称 SCAD），需要进行心脏搭桥手术，她发现人们对于这个疾病所知甚少。于是，她上网开始寻找其他有过相同诊断的患者。[99]与梅奥医疗研究中心的合作，她找到了曾在谷歌上搜索 SCAD 信息的人。她建立了一个网络患者社交平台，患者们可以在网上提交他们的病历和扫描信息。过了一段时间，有超过 70 名 SCAD 确诊患者在平台上注册，而现在这支队伍已壮大到 200 人。梅奥的心脏病专家沙伦·海斯（Sharon Hayes）曾与莱昂合作过，他说："这项研究不是由研究者发起，而是由患者发起的；在一定程度上，这是一项持续进行的患者研究项目。"[99]

埃琳娜·西蒙在 12 岁时，被诊断患有一种罕见的肝癌，随即进行了治疗和手术，后来作为学校里的科学项目参与者，她找到了导致她罹患癌症的基因组原因（在第 1 章中提及过）。在她高中毕业之前，她在《科学》杂志上以共同作者的身份，发表了一篇文章，揭示了诱发纤维板层型肝细胞肝癌的突变基因。[100,101]她建立了"纤维板层型肝细胞肝癌注册平台"（Fibrolamellar Registry），作为信息存储库和发现其他患者的一种方式，她找到了 14 个罹患这种罕见癌症的患者。她在文章中以这些人为例，证明了她在肿瘤测序中发现的突变基因真实存在。西蒙说："这是他们的信息，这是他们的健康状况，所以他们有权利用它做他们想做的事。也许对于患者来说，他们最想做的莫过于将他们的数据免费开放，使这些数据逐渐发挥作用，直至找到有效的治疗方案。开放获取运动已经在软件和遗传学领域进行了验证，未来它同样可以在医疗领域发挥价值。"[100]

通过互联网搜索和在线社交平台，利用开放的数字化基础设施，这些患有罕见病的患者正推动着医疗向前发展，也让我们对这些疾病的本质有了更深的理解。全民医疗也可能为疾病的治疗带来一些突破。我们再谈谈开放信息未必就是经过深思熟虑后的一方面。肌萎缩侧索硬化症（简称 ALS，即卢伽雷氏病）是最可怕的疾病之一，其特点是会使患者神经系统连续退化。患者的肌肉逐渐失去控制，最终呼吸和进食系统严重受损，确诊后的存活期为 2~5 年。虽然目前还没有发现，且 FDA 也没有批准任何有效的治疗方法，但已经有一些早期小规模的研究报告向公众开放。

通过对这些报告的研究，一名 ALS 患者得出了一个结论：这些早期的疾病治疗研究中有一种活性药物是亚氯酸钠。一些患者便开始采用这种通过漂白纸浆获得的化学制品来进行自我治疗。随后形成聚集效应，通过在线医疗社区 PatientsLikeMe 的传播，临床试验的快速众包模式形成，尽管无法设置对照组（不采用亚氯酸钠治疗的患者），但这种药物还是没有显示出任何疗效。甚至服用亚氯酸钠还会引起不良反应。[102, 103] PatientsLikeMe 利用他们的数据库结合巧妙的算法模拟随机试验，并用这种方法证明了 ALS 的另一种候选药物碳酸氢锂同样没有疗效。这一发现后来被一个昂贵又耗时的传统随机试验所证实。

虽然医疗信息开放无法保证能得到好的结果，但是有了可参考信息后，相似病症的在线患者社交网络确实比传统的临床试验更具有优势。更重要的一点是，它们提供了来自真实世界的有关联的众包医疗信息。"真实世界"这一特征需要特别强调，因为这与传统的临床试验是截然不同的，后者必须根据标准来严格筛选患者，并且需要对患者进行频繁和密切的随访。总之，传统的临床试验患者就是在一套做作的且无法针对具体疾病症状的医疗环境中接受治疗。正是因为这个原因，即使药品或医疗器械进入商业化阶段，其真实疗效也仍无法通过临床试验来准确预测。相应的，在自然状态下，跟踪个人的在线医疗社区也许会发现相当有用的可选资源。

虽然拥有 25 万名会员的 PatientsLikeMe 已是能够提供此类资源的最大在线医疗社区，但近年来，网络上又出现了数百个这样的社区，有累计超过 100 万的患者注册。有些社区是相当专科化的，比如由 25 岁的肖恩·阿伦斯（Sean Ahrens）创立的"年代网"（Chronology），是专门针对克隆氏症和溃疡性结肠炎患者所建的平台。患者在网站上分享药物方案、饮食疗法和其他可替代性的疗法，阿伦斯说道："我逐渐意识到，他们可以并且需要采取主动的态度来管理自己的健康，而不是坐在一旁，等待与医生会面。"[104]

创新时刻 Innovation Time

多方合作开启医疗服务新模式

生命科学行业，特别是制药公司，显然留意到了这些资源。近年来，PatientsLikeMe 已先后与默克集团和赛诺菲制药有限公司合作，帮助招募开展临床试验的患者。2014 年，这种合作形式实现了飞跃性的发展，美国基因泰克公司宣布与 PatientsLikeMe 签订一份五年协议，这也是病患社交网站首次与制药公司进行广泛的研究合作，它们会在多方面进行探索和协作，而不局限于网站简单地向制药公司提供募集患者的途径。[22, 105, 106] PatientsLikeMe 的 CEO 杰米·海伍德认为，参与的患者"不只是为个人理解疾病而使用这个平台，他们也明白自己的数据确实可以提供更有意义的使用价值，来影响美国医疗卫生服务的提供模式，找到一种以患者为中心的途径"。[22]

超过 70% 的美国人表示，如果医生推荐，他们愿意参加临床试验。[107] 但事实上，只有极少部分的人曾正式参加过临床试验，人数远低于 1%。尽管人们对此很难理解，也难以找到解决方法，但是公众可以访问临床试验网站（ClinicalTrials.gov），上面列出了 50 个州甚至涵盖了乡村的共计超过 15 万人的临床试验。制药公司逐渐通过在线信息资源来缩短新药的临床开发周期。曾经，赛诺菲和雷杰纳荣制药公司为了给他们的新型实验药品 alirocumab（一种针对 PCSK9 蛋白的抗体）加快招募到高胆固醇的患者，而在美国心脏病学会进行注册。[108]

另一种由美国凯斯西储大学的研究人员开发出的途径，是一个被称为"试行勘探者"的软件工具，它可以深入临床数据系统，将临床试验与患者相匹配。[109] 它结合了人工智能和自然语言处理两种功能以自动筛选患者并完成招募，而传统上这是限制新药开发速度的一个环节。为特定疾病制定的自动临床试验匹配项目正在激增，比如阿尔茨海默病协会的"选拔赛"项目[107]。多家公司开始提供数据挖掘的服务来协助临床试验的募集，例如蓝筹公司和 Acurian 公司。[110] 著名作家本·戈尔达莱（Ben Goldacre）也是知名的独立评论家和医药研究领域的革新者，他开发了一种叫作"自我随机化"（RandomiseMe）的工具，目的是让"自己或朋友参与随机临床试验变得更容易"。[111] 因此，尽管目前参加临床试验的人群还是少数，但未来通过各个方面的努力将慢慢改变这一局面。如果我们能从每一个患者身上了解一些情况，就有可能帮助到下一个患者，这是不是太理想化了？

如果数据一直被围在生命科学行业的栅栏里，那么定将造成最大的数据储存浪费，并失去很多医学研究中的应用机会。一半的临床试验从未被公开，而即使被公开，其数据也往往是相当不完整的。直到 2013 年，当开放科学的浪潮终于席卷到生命科学产业时，长期束缚的桎梏才开始逐渐松开。

创新时刻 Innovation Time

开放浪潮推动校企合作

耶鲁大学的研究人员与"耶鲁大学公开数据访问项目"（简称 YODA）团队进行合作，最后被美敦力公司授予数据的访问权限，允许他们从该公司的骨形态发生蛋白 –2（简称 BMP-2）数据库中获取患者的所有医疗数据。[112-114]

早在 2011 年，《脊柱杂志》（*The Spine Journal*）便希望取消 BMP-2 脊柱融合术（对进行背部手术的患者，将药物与器械的组合融入脊椎）。[112, 113] 其多篇文章都表明此项手术会引发多种严重并发症，包括骨生长无法控制、感染、膀胱神经系统受损、不孕不育和癌症等。在十几年前（2002 年），曾经有一项关于 BMP-2 的研究项目使得 BMP-2 获得了 FDA 的批准，其中一名研究人员收取了美敦力超过 1 000 万美元的特许权使用费和咨询费，因利益冲突受到了指控。鉴于十几年前的这场争论，2013 年的数据公布很有可能不止是单纯的利他目的，但它仍然值得关注，特别是考虑到它为医疗领域带来的影响。这个项目的系统评价由俄勒冈健康与科学大学（Oregon Health and Science University）和约克大学独立开展，耶鲁大学进行协调，最终得出的结论是 BMP-2 没有带来整体的疗效，可能只是对个别患者有效，例如那些无法从其臀部获取骨头的患者。[114] 该评价还提出，在之前发表的文章中，BMP-2 的副作用被严重忽视了。

耶鲁大学的哈伦·克鲁姆霍尔茨（Harlan Krumholz）是这项研究课题的主要负责人，他在《纽约时报》发表了一篇题为"把数据交给民众"的专题评论，文中把 YODA 描述为是"给社会的一份馈赠，颠覆了传统医疗将数据视为一种资产的态度，否定了原先认为的如果数据公开，让公众进行监督，就会失去价值的观点。"[115] 美敦力的代表人里克·孔茨（Rick Kuntz）博士认为这一实践的成果将会使"我们摆脱单一研究主体的模式，比如行业内的企业或某一学术机构不再是排他性地掌握和分析临床试验得到的数据，来针对某项医疗干预的利弊得到一套单一的结论和解释"。[116] 当然，如果他们在 2002 年就开始分享他们的数据，那么很有可能民众也不会计较 2011 年发生的丑事了。

创新时刻 Innovation Time

推动患者层面的数据共享

紧随这个先例，强生集团和耶鲁大学签署了一项协议，来共享患者层面的数百种药物和其他产品的临床试验数据。强生制药全球董事长说道："为了确保数据真实可信，我们勇于尝试，带头建立了一种保证人们可获得数据的独立方法。"[117] 朝着公开透明不断努力的制药公司还包括葛兰素史克（Glaxosmithkline）和罗氏（Roche），这两家公司都已宣布将要对那些已上市产品的数据进行共享。美国国家过敏病和传染病研究所是全美医学研究院的一个下属研究所，它将其中一个包括了参与者数据信息的资源库向公众开放，同时"并不需要特定的研究计划或研究资格认证"。欧洲药品管理局已发布相关的政策来强调患者个人层面的颗粒数据的重要作用，来推动相关的具体实践。

2014 年，美国医学研究所发表了一份报告，希望通过临床试验的数据共享来推动医疗开放的发展。[118] 诸如比尔与梅琳达·盖茨基金会和全美医学研究院之类的资助机构正在尝试推动临床试验的数据共享和公开。基于长远考虑，斯坦福大学的阿图尔·巴特（Atul Butte）希望在未来这会是强制性的："在去除身份识别的细节信息，保证患者隐私的前提下，要求企业公布原始的临床试验数据，在提高医疗透明度的同时也可让我们更好地了解人类生物医学。"[119]

创新时刻 Innovation Time

多形式合作引领医疗"开源运动"

在临床研究方面，公开数据并不是唯一的最新主流趋势。令人惊叹的是在 2014 年美国政府和大量制药公司之间展开的合作。全美医学研究院总监弗朗西斯·柯林斯（Francis Collins）宣布了"加快医疗合作"项目：旗舰医疗集团与 10 家大型制药公司将专注于 4 个疾病领域，开启长达 5 年的合作。此项目的合作涉及科学家、组织和血液样品以及数据的共享。[120]

由于此次合作的主要目标是确定 4 种疾病的分子图谱和生物靶点（即 GIS），因此，其中一家参与项目的制药企业，即辉瑞（Pfizer）公司的药品研发部门的负责人将这个项目概括为人类疾病的谷歌地图描绘。就像兰利和洛克奥夫在《华尔街日报》上报道的："借鉴软件领域风靡的'开源运动'，参与的团队与公众分享所有的结果，任何人都可以随意开发、进行实验。"[120] 针对癌症，由美国国家癌症研究所[5]、制药公司和基础医疗公司（之前曾提及过的癌症基因测序公司）共同发起了一项大型研究，致力于探索肺癌的最佳治疗方案。[121]

目前已有几个基因测序项目在通过互联网众筹，招募参与者并募集资金[122]，比如"病理地图"（PathoMap）项目，在纽约市的地铁站、火车、公园、出租车、公交车、机场等地收集 DNA 信息；还有"自由基因组"项目，专注于药物基因组相互作用的研究。[123] 以加拿大人为主的"科学菜单"网站（http://sciencemenu.ca）会跟踪所有科学研究的众筹项目，包括与基因组学相关的项目，在这方面该网站做得相当好。

这种日益流行的医学研究新形式不仅仅局限于药品或基因组学，[124-126] 同样，在医疗器械行业，也在进行大量的尝试来推动开源系统的使用。宾夕法尼亚大学正在与 FDA 合作，利用"通用型输液泵"项目，实现"通过快速成型机打印输液泵，下载开源软件后，数小时内即可让装置运转"。[127] 威斯康星大学发起了"医疗器械开源"项目，其目标是"零成本提供从无到有制造器械的必需品，包括硬件规格、源代码、装配说明、零部件，甚至包括销售地点和定价的建议"。[127] 堪萨斯州立大学（Kansas State University）也建立了"医疗器械协调体系"，构建一个开源的硬件平台，包括了被广泛应用于多种器械的元素，比如显示器、按钮、处理器、网络接口和操作软件等。[127] 这些开放医疗器械的举措具有相当的潜力来推动设备之间的互操作性和移动设备的医疗化运动。

勒美和巴拉什在《社会学杂志》（*Journal of Socialomics*）中解释，共享医疗数据是道德需要和职业责任。他们写道："知识是我们为患者提供高质量医疗服务的基础。如果医疗机构和专业人士不公开分享知识，那么从业者就没有履行与社会之间的社会契约，普通人没有履行普世性的善行责任。"[1]

由于数字化基础设施的不断巩固，数据分享、透明、公开都是目前医疗行业快速发展的趋势。Open5 运动的快速成型令人振奋，尽管它仍处于早期的发展阶段。它使我们真真切切地着眼于高处，想象未来有一天，将从大多数"现代人"（Homo sapiens）①身上采集到的医疗数据进行汇总和挖掘，从而相互促

———————————
① Homo sapiens 为拉丁文，为"现代人类"的学名，通常指"智人"。——译者注

进人们健康发展，同时使后代们得益（突然想起"sapiens"的字面翻译是"明智的"，所以 MOOM 也会带来一定帮助）。现在，我们可以把握实现医疗共享的机遇，这在以前是不可能的，但如今已具有无限可能，而且出于道德的要求势在必行。通过将我们每一个人的 GIS 和治疗信息汇总起来，为民众开创一条新的医疗路径，便可在一个更高的层次上实现医疗的民主化。随之而来的关于庞大的数据集如何进行分析的挑战，也是我们后续需要解决的关键问题。为了实现开放医疗，除此以外还有一个同样重要的因素，那就是去解决目前尚未解决的医疗安全和隐私的问题。若这些无法做到，那么将严重影响实现开放医疗的可能性。这也是我们接下来要谈论的话题。

THE
PATIENT
WILL
SEE
YOU
NOW

12

如何保障医疗数据的稳私与安全

我不希望生活在一个所有做的事、说的话都被记录在案的世界里。

——爱德华·斯诺登
2015 年诺贝尔和平奖提名者 [1]

网页上所有启动的小工具都应该有一个数字化的"米兰达警告"：你在网上所说的和所做的一切，从更新状态到上传自拍照，都能够用来作为控告你的证据。

——尼克·比尔顿，
《纽约时报》专栏作家，《翻转世界》作者 [2]

在这样一个环境里，朱利安·阿桑奇开创了维基解密；爱德华·斯诺登继而揭露了美国国家安全局的秘密计划，我们逐渐再也无法容忍政府的不透明做法。[1, 3] 与此同时，大规模的互联网安全漏洞正在出现或者被发现，无论是美国塔吉特公司这种零售商店的信息安全漏洞，还是"心脏出血"（Heartbleed bug）漏洞。所有的一切变得越来越数字化，极其便携和易于获取，这使我们进退维谷。我们希望开放，但也想保护自己的隐私。我们希望有一个透明的政府，但我们无法以安全为代价，不允许掠夺者存在。[4,5] 我们希望拥有完全的使用权，但我们同样需要保证个人信息的全面安全。我们生活在一个黑客和"数字掮客"（quantrepreneurs）[6] 老练世故的世界里，他们通过售卖我们的数据来挣钱，用"老练世故"来形容未免还有些轻描淡写。

尽管这些进退两难的情况很复杂，但是我们必须解决这些问题。我们已经探讨过很多数据分享的方法。目前医疗服务的一个基本前提是大数据最终会带来"大疗效"，[7, 8] 或至少让人们更健康。但到目前为止，人们在医疗方面还是规划很多成效很少。大部分的规划仍取决于预测性分析，这将是下一章的话题。在下一章中，我们将探讨基于什么层面的预测分析，其结论才是有效的，但对于大数据的潜在价值，我们很难进行衡量，就好像无法量化一个人多维持一个月的健康状态产生的价值增量，或是无法量化对于癌症晚期患者来说生存的重要意义。要实现对价值的估量，我们必须对个体数字化和全民互联网化产生的负面影响有清晰的认识。所以，数字健康和医疗数据的隐私和安全问题将是我们接下来要转向的话题。

我们的"数字面包屑"和"数据经纪人"

自从可以用信用卡买东西以来的几十年，我们已经把数字的面包屑撒得到处都是。在过去的 15 年，谷歌和互联网搜索引擎、亚马逊和电商平台、Facebook 点赞和社交网络站点访问等快速崛起；我们的无线移动设备更是如雨后春笋般生长，可实时提供我们的精确位置和更多其他信息。另外，美国国家安全局，为便于未经授权的搜查，将我们的电子邮件和手机通话记录都保存在庞大的数据库里。[9, 10]"面包屑"已逐渐累积成"大面包"。

避免这种监视的途径充其量就是生活非常不方便罢了。独立非营利性新闻工作室 ProPublica 的记者朱莉娅·阿妮温(Julia Angwin)，在一篇题为"法网国家：在冷酷监视的世界里请求隐私、安全和自由"[11]的文章中，解释了她不再使用谷歌进行搜索的原因："我搜索的是与我相关的最敏感的信息。"[12]谷歌会从各种服务项目中整合信息，比如搜索关键词和谷歌电子邮箱，给广告商更多的机会来推广个性化的产品。阿妮温为此感到很恼火，所以转战 DuckDuckGo，这是一款不会存储用户的 IP 地址和其他数字化痕迹的搜索引擎。[12-14]正是由于人们对私密搜索的需求与日俱增，这款与月搜索量达千亿的谷歌相比年搜索量才十亿的"微型"搜索引擎才得以迅速成长起来。[15]这款搜索引擎只会根据你的搜索关键词推出相关广告。

当你在键盘或移动设备上打字时，保护个人隐私是非常困难的。为了保护隐私，你可以尝试购买一些工具，比如 Blackphone，它是一款价值 628 美元的安卓系统的智能手机，[16]它设有为用户通话和短信加密的专业软件，或是购买 85 美元的 OFF Pocket 手机壳，通过阻隔手机发出的信号来防止定位监测。[17]

"阅后即焚"（Snapchat）这款应用程序承诺，在数据阅读后 1 到 10 秒内，系统会自动删除来自接收者和服务器上的数据、文字、照片和视频等。（Secret、Confide、Younity、Gliph、Wickr 等都是"转瞬即逝"的应用程序。）[18]

人们在全美范围内限制数据收集的努力收效甚微。为消费者设计的可以自主决定退出网络跟踪的 Do Not Track 工具，根本不奏效；最初由奥巴马总统在 2012 年提出的《消费者隐私权法案》（*Consumer Privacy Bill of Rights*）[19-24] 也仅停留在构想层面。亚历克西斯·马德里加尔写下了他在网络上被 105 家公司追踪的经历。他指出，尽管奥巴马总统的提案是为了让用户"对那些记录个人数据的公司进行数据采集和使用的控制"，但是，"民众还始终无法掌握那些公司从他们身上收集和交易了哪些数据"。[25] 如今事态已每况愈下。

信息学家斯蒂芬·沃尔弗拉姆，证明了当我们在 Facebook 上注册时，给潜在的黑客和电子大鳄们透露了多么巨大的信息量。[26] 虽然共享是自愿的，但是用户并不知情。极少数用户才知道，即使在隐私设置上设定了很多限制，检索曾经输入的数据仍然非常容易。同时，还有一些网站总是受到黑客攻击，例如通过计算机程序猜测用户的密码来入侵网上银行。类似 Wireshark 这样的网络分析工具程序能发现这些危险，[27] 此程序能够显示出所有明确指向将要攻击你的计算机的互联网数据包，将它们捕获然后进行过滤，因此你可以检查到这些数据包，同时也让你变得更加沮丧。

当你离开这种不安全的台式机或笔记本监控环境，决定去商店或商场转转时，你肯定已经习惯了闭路电视监控系统的密切监视，[28] 但这些还没占到你所受监视的一半。举个例子，你的智能手机其实会和很多零售商和杂货店进行对话，让它们知道你已经进入了商店。[29-32] 随着对你个人资料的了解，这些公司可以以文本或者优惠券的形式生成针对你个人的定制化的促销方案。尽管你可能开启了你的位置隐私设置，但这并不起作用。当消费者在购物中心里穿梭，通过智能手机寻找 Wi-Fi 信号时，这一过程发射出的声脉冲就给商家提供了丰富的信息；手机的倾斜传感器也可以这样运作。[33a] 你知道吗？有些商店的货架装有隐藏摄像头，可以跟踪你的眼球运动、探测你拿起的商品，然后他们就可以通过算法来生成优惠券或其他诱导购物的手段，发送到您的智能手机。这还挺个性化的吧？还有一些软件可以通过面部识别的方法来监测你的情绪，为你提供量身定制的建议。如果你愿意放弃隐私，Placed 这款移动设备应用程序可以通过你所在商店的相关信息来为你赠送优惠券。

当你走出商店，来到城市的街道和公共场所，你从未像今天这样置身于大量的传感器、闭路电视、庞大的无线网络中，来监测你的动作、感应你的车、记录你的车牌、捕获你的关键生物信息，如面部表情识别。而与这些相连的都是低成本的卫星，使得"整个地球保持实时的镜像状态，可见红外线和其他类型数据的颗粒度将不断增加"。[33b] 哇，我们这些人曾经被观察到过吗？

我们不仅仅处于被观察的环境中，还可能被识别出身份。谷歌眼镜的用户可以使用 NameTag 这款应用程序给陌生人拍照，并通过 FacialNetwork 公司收录的职业和社交媒体资料的数据库中识别出陌生人的身份。[34] 类似的，日本电气公司正在开发一种能使酒店和企业自动识别重要访客的工具。[35] 这些尝试都依赖于将每个人的面部数据转化成一个"面纹"的数学代码，并建立一个大型数据库来进行匹配。Facebook 用户已经对"面纹"有一些感觉，因为像"标签建议"（Tag Suggestions）这样的人脸匹配软件可以做到自动对图片中人物的称呼建议标签。[34-36]

虽然目前还没有一个囊括了地球 70 亿人口的面纹数据库，但这并不意味着没有公司正在从事这项工作。

创新时刻 Innovation Time

智能路灯的"小心机"

美国新泽西州纽瓦克国际机场在 2014 年时，安装了 171 个新型 LED 照明设备，很少人知道，这种照明设备是能够在终端监测人类所有活动的新型无线传感网络中的一部分。[37] 这种"智能路灯"已遍布世界各地的城市，从中国的重庆，到阿拉伯联合酋长国的迪拜，再到巴西的里约热内卢。在英国，每11人即配备有1个视频监控摄像头。[38] 在下曼哈顿区，通过脸部和物体检测技术，可以对行人与车辆进行全面跟踪。在美国，监控摄像头曾被用于鉴定波士顿马拉松爆炸事件的肇事者焦哈尔和塔梅尔兰·察尔纳耶夫。[28,39] 随后，面部识别软件被证实了能够迅速识别焦哈尔。

在类似情况下，这些软件、算法、传感器和全方位监视的价值毋庸置疑，但是也不可忽视"智慧城市"对于监控的一些忧虑。《经济学人》写道："它们（智慧城市）可能变成一个人人都在被监视的电子监狱，而不是成为民主的典范。黑客攻击或复杂软件里的漏洞可能会使整座城市瘫痪。"[38] 同样地，在戴夫·艾格斯的著作《圈子》中，[40] 有一家虚构的硅谷公司，代表的是把 Facebook、谷歌和苹果这几家公司邪恶的一面结合起来，将个人电子邮件、银行信息、购买信息、社交网络，以及通用操作系统拼凑在一起，以此来描绘隐私可引发的极端损失，比如为避免孩子被绑架，在儿童身体里放置芯片。[41, 42] 在《智慧城市》[43] 一书中，安东尼·汤森（Anthony Townsend）有着更为乐观的看法：他认为，电子监控是伟大的，我们正在用智能手机这个平台来重塑城市。

随着数据的流动，其中伴随着巨大的商业利益。"数据经纪人"指的是那些收集和分析我们的个人信息，并未经授权就进行出售的公司。[44] 安客诚（Acxiom）公司用23 000个计算机服务器，每年处理超过50万亿的交易数据，在这个资产量十亿级的行业中，它是目前世界上最大的一家公司。它拥有2亿美国人的每人1 500片的碎片数据，以及2亿份移动手机信息资料。[44, 45]《纽约时报》上有一篇对于这些公司的描述，标题是《消费者基因组信息的描绘和分享》。[46] 安客诚和其他"数据经纪人"不仅拥有用户的名字、收入、宗教信仰、种族、受教育程度、性取向、政治立场、住房估价、机动车所有权，还有孩子的数量、最近购买的东西、股票投资组合，以及是否是素食主义者等信息，甚至还有家族病史和用药信息。Exact Data 公司还出售性传播疾病的患者姓名。互联网浏览器和移动设备上的应用程序助长了很多侵犯隐私的行为。《60 分钟》（*60 Minutes*）新闻节目中的一个片段指出，通过"愤怒的小鸟"和"最聪明的手电筒"这两款免费的应用程序，超过 5 000 万的用户给予企业完全的行动自由，来跟踪用户的信息以及向其他公司销售这些监测到的数据。[44]

安客诚被认为是不言自明的隐私侵犯者。零售商塔吉特公司将这些数据与它们所收集到的信息相结合，以精确定位目标客户。一位监管方曾说道："他们是无形的'网络狗仔'，正收集我们所有的信息。"是的，这就好比我们是名人，就总会有狗仔队跟着我们，但只是数字跟踪。[46]安客诚的 CEO 斯科特·豪伊（Scott Howe）说："我们的数字将很快覆盖几乎美国所有的互联网用户。"[44]如今，这些已经够糟糕了，这可能预示着数字化噩梦的到来，数据带来的恐惧正在不断升级和蔓延。

并不是说所有的数据都是安全的。信息服务机构 Choice Point 公司存有个人和企业的 170 亿条记录。[45]他们将这些数据卖给了 10 万个客户，其中 7 000 个客户是联邦、州或地方机构。该公司由于向身份盗用团伙出售了超过 14 万条个人记录而受到了调查。Court Ventures 公司出售整套个人识别信息，包括社会保险号、母亲的婚前姓氏、预付信用卡所需的个人信息等，公司后来被三大征信所之一的益百利（Experian）公司收购。

除销售个人数据以外，一些数据经纪人也会受到恶意攻击。如果黑客想故意制造麻烦，那就会非法入侵大型数据储存库。艾司隆公司的一个大型安全漏洞导致数以百万计的来自花旗银行、JP 摩根大通、连锁药店沃尔格林和塔吉特等客户的电子邮件被泄露。[46]塔吉特成为 2013 年末一次黑客攻击的牺牲品，它在攻击事件中泄露了 4 000 万客户的信用卡和借记卡信息。

未来洞察 Future Insights ··

> 很多捍卫数据采集的尝试都过分注重在数据和元数据之间，个人身份和数字标签之间的区分。然而，随着元数据正不断与更多个人信息进行融合，我们已成为"元人"。[47] 我们真正的身份并不重要，但从一个数据着手集中建立起一个身份系统着实容易。

··

当斯诺登揭露了美国国家安全局的秘密计划后，美国总统奥巴马说道："没有名字，数据库里就没有内容。"[48] 这大错特错。斯坦福大学的研究人员证明，用一个人的电话号码就能非常容易地识别出一个人的身份。[49]

这些关键的非医疗领域的简略概述可以说是医疗卫生发展方向的一个前奏。很多医院正在使用视频监控，来观察那些可能会摔倒或自杀的患者，或是确认医生和护士是否洗手。[50] 就零售业来说，存在着无限的商机。当我访问斯蒂芬·科尔伯特时，我向他介绍了我们在斯克里普斯研究所开展的工作：在血液中嵌入纳米传感器，它可以在发生急性心肌梗死前的几天到几个星期内就检测到信号，并把这个信号传到你的智能手机里。科尔伯特迅速回复道："我敢肯定，一旦拥有这些信息，如果你为了保持健康在身上置有一个监视器，保险公司肯定会给你打折。但随后，他们可能会出售你目前的健康信息，不久你会接到一个电话询问'棺材八折出售，您需要吗？'或像推销给你可定（Crestor）药物，或是其他类似的情况。"科尔伯特相当幽默，无意间道出了真相。不幸的是，量化自我的同时，我们变得非常脆弱，不仅仅是面对市场营销，还会有其他更多情况。

医疗身份的盗用行为已经甚为猖獗。[51, 52] 皮尤研究中心（Pew Researchinstitue）的一项研究表明，美国的身份盗窃案近年有明显增加，并在各年龄段都有发生。[53] 根据身份盗窃资源中心在 2013 年发布的一项报告中显示，美国 43% 的身份盗窃是与医疗相关的。[52] 波耐蒙研究所（Ponemon Institute）在 2012 年发布了一项关于医疗身份盗窃的报告，文中将"医疗身份盗窃"定义为"一个人使用他人的姓名和个人信息，以骗取医疗服务、药品处方或提交虚假账单等行为"，并估计有 184 万的美国受害者，比上一年增加了 20%。研究所的主席拉里·波耐蒙总结道："医疗身份盗窃是医疗产业生态系统的污点，就好比对小镇的供水系统投毒，每个人都会受到影响。"[51] 自 2009 年起，美国卫生部（简称 HHS）开始对此类盗窃行为进行跟踪，已经发现多达 6 800 万美国人的医疗记录有违规现象。[52]HHS 曾要求医疗机构，在患者病历数据泄露涉及超过 500 名患者时，必须通知患者，但这只是冰山一角。如果泄露事件影响到的人数不足 500 人时，就不用通知个人了吗？美国大量的医疗中心，以及大多数拥有完善卫生信息系统的一流医院，都遭遇过电子病历泄露的经历，这实在是太糟糕了。尽管一部分（14%）是由于黑客攻击，然而更多的情况（50% 以上）是由于医生的笔记本电脑或 U 盘被盗。此外，根据爱德华·斯诺登的调查，美国国家安全局曾破坏过保护美国民众电子病历的加密系统。

随着远程医疗和在线咨询的使用越来越普及（在第 9 章中曾探讨过），必须开始考虑这些电子交换器的安全问题。虽然很多公司在他们的宣传资料中频频提及"安全"一词，但是，只要人们还没有质疑其数据传输的安全性，这些公司将做的不过是通过网络来广泛传输，实现完全虚拟的访问罢了。当很多访问者和雇员将他们的无线设备接入进来，访问医疗系统"安全"的内部网络，诊所和医院的网络被入侵的可能性也将大大增加。

随着医疗保健的费用增长失去控制，冒名顶替的动机会大大增强。但这只是问题的一个方面，更严峻的是信息销售，它是冒名顶替的动机。身份盗窃资源中心的法律专家山姆·伊曼岛斯特（Sam Imandoust）表示："几个按钮一点，你就能获得 10 000 条患者的记录。每一条信息可以以 10~20 美元的价位出售。"

医疗身份盗窃作为一个棘手的问题，不仅仅在于它产生的财务后果。对于普通的身份盗窃来说，当受害者使用被盗窃的身份时，可能只是在自己名下多了一张新的驾驶执照和信用卡。而医疗盗窃则完全是另一种严酷的考验，正如一位专家所言："一旦发生医疗身份盗窃事故，清除医疗记录几乎是不可能的。如果有人在你的医疗记录里混入虚假信息，他们的病例就与你的紧密相连，想分清哪些信息属于你，哪些属于他们，压根是不可能的。"[52]

关怀数据 vs. 疏忽数据

英国国民健康服务体系（简称 NHS）的医疗数据被大规模处理不当的案例，确实富有启发性且发人深省。[54-60]NHS 是世界上最大的公共卫生体系，它为 5 300 万人口提供服务。2013 年 8 月，为支持和鼓励公众与科研人员分享医疗记录，英国政府发起了一项名为"关怀数据"（Care.data）的大型运动。当时英国医生的办公室里贴满了海报，惠康基金会、英国癌症研究中心、英国糖尿病协会、英国心脏病基金会等一些大型慈善机构对此给予特别支持，像本·高达可这样的主要领导也参与其中。英国首相戴维·卡梅伦说："每个 NHS 体系的患者都应该是研究的参与者。"[57]

癌症幸存者理查德·斯蒂芬斯（Richard Stephens）是参与"关怀数据"运动的一名患者，也是这项运动中一个很好的范例。他说："作为一名身患两种癌症的幸存者，我看到了健康档案是如何直接帮助人们改善生活的。如果研究人员一直无法访问其他癌症患者的健康档案的数据，也就不能为我找到有效的治疗方法、提供最好的护理，今天我也就不可能还活着。我把我的健康档案提供给研究人员，我知道这是在帮助其他的患者。"[61]

英国政府给 2 600 万户家庭派送了小册子（如图 12-1），主题为"更优的信息，更好的护理"。[54] 当然，NHS 的目标"通过建立世界上最全面的患者数据库来取得更好的医疗服务"是值得称赞的。这是全球首次以一个国家为单位，将整体历史医疗记录进行数字化，并存储在同一个数据库：英国健康与社会护理信息中心（简称 HSCIC）的中央资料库。

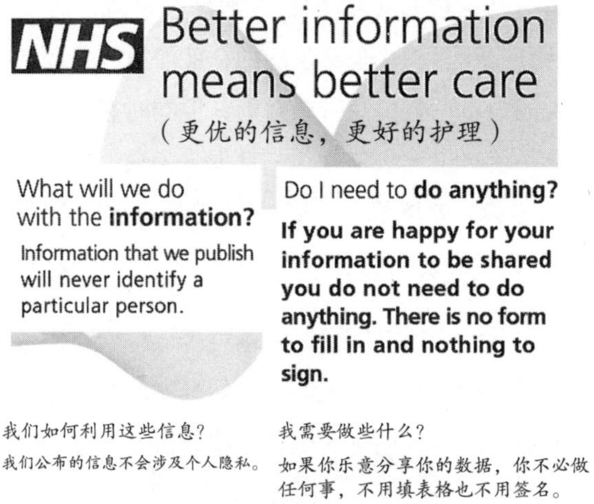

NHS **Better information means better care**
（更优的信息，更好的护理）

What will we do with the **information?**
Information that we publish will never identify a particular person.

Do I need to **do anything?**
If you are happy for your information to be shared you do not need to do anything. There is no form to fill in and nothing to sign.

我们如何利用这些信息？
我们公布的信息不会涉及个人隐私。

我需要做些什么？
如果你乐意分享你的数据，你不必做任何事，不用填表格也不用签名。

图 12-1 "关怀数据"运动的宣传册

资料来源：摘编自 "Better Information Means Better Care," NHS, January 14, 2014, http://www.england. nhs.uk/wp-content/uploads/2014/01/cd-leaflet-01-14.pdf.

然而，还是存在一些对隐私泄露产生担忧的声音。这项运动实施了几个月之后，就有一些组织公开反对，其中包括英国医学会和英国皇家全科医师协会（Royal College of General Practitioners）。不幸的是，这些担忧由于一些概念解释错误被反驳了。例如，伦敦卫生与热带医学院的教授利亚姆·斯米斯（Liam Smeeth）说道："我无法保证不发生任何纰漏，但这种风险很小。这不是关于一个人的事。"[61] 准确地说，这确实是关乎个人的事。"关怀数据"包含每个人的私密医疗档案，包括其家族史、诊断、处方、血液检查和医学扫描结果等信息。若发生个人医疗身份盗窃，那就直接关乎个人的利益。对于零售企业和数据经纪人来说，重新进行身份认证毫不复杂，但做到真正保密是不可能的。用更准确的术语来形容，那就是"假名化"（pseudonymized）。[59]

医疗数据是个人相当敏感的数据，医疗身份盗窃可能带来潜在的骚扰影响。但令人担忧的远不止于此，2014 年 2 月下旬，该数据库里的一大部分资料，包括 13 年来收集的 4 700 万被伪装身份的患者的医院就诊数据，被售卖给了一家保险公司。本·高达被 HSCIC 的行为激怒了，他发表文章说，这种行为违背了 NSCIC 的管理章程："这是不正确的，就像核能一样，医疗数据的精炼和压缩代表着强大的力量可为民众带来益处，但同时它也具有巨大的风险。一旦这些数据被泄露，就再也无法复原，一旦失去公众的信任，是需要几十年才可能恢复的。"[56] 乔纳森·弗里德兰（Jonathan Freedland）医生在《卫报》上写道："关于健康数据，我们现在已经不相信任何人，包括我们的医生。"[62]

尽管"关怀数据"的运动搞砸了，但不可否认它给我们带来了相当重要的启示。它代表着一把双刃剑：开发大型医疗信息库的本意是要帮助患者，但同时，让不怀好意的信息购买者也可能得到这些数据，使患者不幸受到了攻击。

医疗数据和移动设备

个人健康数据的最大来源并不是 MOOM，也不是国家医疗健康信息库，而是智能手机。好消息是，互联网浏览记录和移动手机的配合并不好，所以无法根据信息做到从计算机浏览器到手机浏览器跟踪个人。坏消息是，电子广告公司、电子巨头公司、数据经纪人等已经找到了一种用智能手机或平板电脑来追踪个人所有活动和行为的绝妙新方法。[63-65]Drawbridge 公司已经可以通过数据处理来匹配个人用户的多种设备，数据包括用户曾访问过的网站、下载过的应用程序、日期和时间、地理位置等。[32]

隐私权信息交流中心（Privacy Rights Clearinghouse）对 43 款可能会为用户带来"巨大"隐私泄露风险的移动健康类应用程序进行了深入研究。[66] 对不了解相关知识的用户来说，这意味着信息在不安全的网站上以未加密的形式相互传输，信息可以被应用程序的开发者以及第三方机构使用（也许我们该称信息"被应用"）。只有 43% 的免费应用程序发布了隐私保护政策。[67] 科罗拉多大学的一项研究表明，消费者愿意支付一定的费用来确保应用程序里的数据被保密。MyFitnessPal 是一款被广泛使用的帮助用户减肥、促进健康的移动应用程序；曾经有个机会，我和 MyFitnessPal 的开发者及 CEO 迈克·李（Mike Lee）讨论过这个问题。他向我保证，他们不会向第三方透露任何个人信息。这可能是真实的，但显然不具代表性。移动应用程序在健身行业并没有取得良好的开端。早在 2011 年，FitBit 就不经意间暴露了他们用户的性行为统计数据。我们清楚地知道，下载移动应用程序时，用户从不读取相关条款和条件，只是简单地点击"同意"。

雇主是移动设备隐私功能的重要使用者。卡车司机通过 GPS 跟踪装置追踪地理位置和行车时间，这种方式已持续数年。[68, 69] 这只是一个开端，未来雇主将普遍把穿戴式传感器应用于雇员身上。[70, 71]

用可穿戴设备追踪雇员

日本日立公司开发的商业显微镜（Hitachi Business Microscope）是一款面向大型雇主以提高工作效率的设备。设备装有红外传感器、加速计、麦克风传感器和无线通信设备，可以将它放入员工的 ID 工作证中。员工进行相互沟通时，该设备即开始记录并传输给管理部门，其中包括"谁和谁交流，多久一次，在哪里，沟通的积极程度"等信息。[70]

另外一款可以用来跟踪员工的可穿戴设备是智能眼镜，例如 Vuzix 制造的智能眼镜同时带有麦克风、GPS、加速计和数据显示器。类似 Saga 这样的"生命记录"（life-logging）应用程序，集气压计、照相机、麦克风和智能手机的定位传感器于一身，可以提供"更全面的自主生活记录"，[72] 并且通过它可以精确地知道你在哪里，在做些什么。气压计可帮助你辨别具体位置，并根据环境条件提供声频与灯光信号。

日常生活中最被普遍使用的可穿戴传感器还是无线加速计，如 Fitbit 和

Jawbone。[73-75] 这些公司为几千家雇主提供了企业健康项目，出售他们的运动追踪器等相关产品。[75] 一家大型健康保险公司指出，"从这些工具里收集到的数据，最终可能会影响团险的定价"。团险？那个人呢？除了你的雇主，还有谁有兴趣追踪你的健康？你的健身房或健身俱乐部也应该在内。对很多人来说，他们只是购买了会员，但并不经常使用，未来他们可能无法藏身。Life Time Fitness 健康与健身公司在 24 个州都设有健身俱乐部，它们拥有"可作为全国项目经理的设备"，[76] 并鼓励每个会员允许健身房的这些设备来监视他们的一举一动。这些会员不用有所顾虑，他们可以选择与朋友分享数据，也可以选择"拉斯维加斯过周末中"这样的完美盾牌。[76]

医疗设备的黑客攻击

虽然我们还没有看到消费者大规模地对血压和生命体征进行连续性的监测，但已有相当一部分患者植入了医疗设备，来实现一些潜在的监测功能。[77-81] 牛津大学网络安全领域研究员萨迪·克里斯（Sadie Creese）提出："如果你认为试图阻止小偷窃取你的信用卡信息以及黑客攻击你的 Facebook 只是一件琐事，那么试想一下，阻止他们进入你的胰腺将会是怎样的一件事。"[82] 事实上，胰岛素泵和心脏除颤器都已经被证明入侵可能会发生，因为通过无线连接它就可以跟踪记录和更新软件。[83] 传统上，厂家不会在这些设备上采取任何安全措施，但目前已经有新的设想提出，即采用患者自身的心跳信号，或是用其他方式来传输数据，为除颤器进行加密。[80] 世界三大医疗器械制造商：美敦力、圣犹达医疗（St. Jude Medical）和波士顿科学（Boston Scientific）的数据库都曾被黑客攻击过，据称黑客来自中国，而且直到美国联邦当局通知这些企业，他们才意识到这个问题。[77]FDA 已经提高了医疗器械的网络安全意识；由于医疗器械与互联网、医院网络、智能手机和其他医疗设备紧密相连，所以医疗器械的网络系统尤其脆弱。[78]

发现于 2014 年的"心脏出血"漏洞，提醒了我们广泛使用的大众开源软件是多么脆弱。[84-86]OpenSSL 代码包可用于各类嵌入式设备的加密，但同时也使这些设备变得更容易受到攻击。代码中这样的漏洞当然也可能在任何一个封闭源代码的软件里存在，比如，美国各个医院和卫生信息系统使用的电子病历系统，如 EPIC、Cerner、Allscripts 等都可能存在漏洞。

一项针对美国医院和医疗服务机构的网络安全状况的深度调查，对包括虚拟专用网络、防火墙、呼叫中心、放射成像软件、闭路电视监控系统和路由器等在内的医疗设备和软件进行审查后，得出的结论是医疗网络安全状况"惨不忍睹"、"令人担忧"，"说明医疗健康行业远远落后"。报告中引用了尚不完善的现行法律，如《健康保险流通与责任法案》（HIPAA）和《卫生信息技术促进经济与临床健康法案》（HITECH），都是为了给医疗服务主体制定安全标准而提出的法案。

直到 2014 年开展了"医疗健康行业首次网络安全模拟攻击"后，网络安全才被进一步强化。[87, 88a, 88b] 事实是，2014 年进行的第一次模拟本身就能说明问题，而且还有其他更糟糕的问题。与会者列举了有关医学实践、设备制造商、医院信息系统和支付方之间协调的不足之处。[88a, 89] 这次模拟的领导人之一吉姆·凯尼格（Jim Koenig）希望曝光的攻击只多不少。[87] 所以，不足为奇的是，黑客活动分子对医院和医疗体系的攻击已经开始，甚至比预测的更快、规模更大。2014 年 4 月，波士顿儿童医院的外部网站被一群匿名黑客攻击，使得服务器几乎无法运作，迫使医院暂时关闭了电子邮件的通信系统。[88c] 短短几个月后，社区卫生系统（Community Health Systems）206 家医院的 450 万患者因被一名中国黑客进行网络攻击而丢失了个人资料、姓名、地址、社会保险号码等数据。[88d] 这是迄今为止记录在案的最大一起医疗数据的泄露事故。

你的基因组

每当进行关于基因组学的公开演讲时，我被提问的第一个问题一定与隐私有关。目前最大的基因组数据库在 23andMe 这家个人基因服务公司。23andMe

的使命是建立一个"可用于比较分析和研究的、安全私密的大型基因型和表型信息的数据库"。[90]这项使命听起来不错，但是，当你读到公司的使用条款里，有关如何"对于你共享的基因信息被用作与你的利益相违背的用途"，或公司向制药行业出售匿名数据的计划方案，你就不会这么想了。

事实上，当关系到你的 DNA 时，就会让你产生一系列与隐私和安全有关的顾虑。我们先从基因检测说起，检测的范围可以是一个简单的基因型，也可以是全基因组，抑或是构成一个人 GIS 的任何基因组学。是否进行基因检测的选择权在于个人，个人是自身基因的所有者；当然儿童除外，儿童的基因检测行为需要监护人作决定。然而，在不告知被测者的情况下，基因检测仍相当容易开展，就像从你使用的酒杯、餐具或者玻璃上窃取你的 DNA 那样容易。这种秘密进行基因检测的方式应该被禁止，这是一种直接的侵犯隐私行为。

接踵而来的问题是，谁有权获得你的 DNA 检测结果？你的保险公司吗？医生们对此表示非常担忧。美国哥伦比亚大学的一项研究显示，在受访的 220 名内科医生中有 5% 会故意隐瞒或伪装患者的基因组数据。美国医学会发布的医疗行业道德准则中，认为医生应该把基因检测的结果保存在一个单独的文件中，不应该让保险公司获得。当然，你也完全有理由担心那些保存在你的病历档案中的基因测序结果。我们之前已经提及过，因为电子病历可能受到黑客的攻击或破坏，或者保险公司可以利用这些基因组信息来拒绝承保或要求支付超高的保费。[91]

美国国会经过 14 年的审议直到 2008 年，才通过《反"基因歧视"法案》。该法案旨在保护个人的基因数据，避免被雇主或医疗保险公司翻阅和滥用，然而，这项法案却遗漏了人寿保险、残疾保险和长期护理险等其他保险类型。法案豁免这些主要的保险类型，不对其施加有关保证基因信息隐私和反歧视的责任，这种做法带来了巨大争议，让人们很是困惑。[92]

麦吉尔大学（McGill University）基因组学和政策中心的主任巴萨·玛丽亚·诺珀斯是相关领域的专家，她指出："没有研究明确地证实过，保险公司存在系统性的基因歧视行为。"并总结道："通过制定额外的相关法律法规来覆盖人寿保险、残疾保险和长期护理险等险种，究竟是否能够避免歧视，这一点值得怀疑。"[93] 事实上，乔利和他的同事们进行了一项研究，对所有已发布的关于基因歧视和人寿保险的资料文献进行系统性地回顾分析，得出了这样的结论："除对亨廷顿病的研究外，其他纳入分析的研究均没有发现任何强有力的证据来证明基因歧视的系统性问题会对社会产生严重的负面影响。"[94]

目前，在 15 家大型人寿保险公司中，只有西北互助人寿保险公司（Northwestern Mutual）一家会向特定州的潜在客户问及是否进行过基因检测，以及基因检测的结果。[94] 公司指出，若客户不报告基因检测的结果，可能会导致公司拒保或客户须支付更高保费。一位人寿保险经纪人指出，如果用户未透露他具有罹患阿尔茨海默病性痴呆的高风险因素，比如携带两个 apoε4 等位基因拷贝体，那就会被视为影响保单有效性的一项关键疏忽因素。[95]

所幸的是，除了《反"基因歧视"法案》，一些州已经采取措施，来提供一套更全面的遗传隐私法律保护。美国有 16 个州已经出台针对人寿保险和残疾保险的基因隐私相关法律，10 个州已经出台针对长期护理险的相关法律。在某些州，比如加利福尼亚州和马萨诸塞州已同时拥有这三种类型保险的基因隐私保护条例。[96] 在英国，迄今为止，由于会产生重大影响的遗传病相对少见，所以保险公司还没开始重视基因检测的结果，离是否同意不把测序结果纳入保险计划的考虑还相当遥远。

尽管如此，美国一些知名保险公司仍旧认为掌握申请人的所有健康信息是合适的，其中也包括基因组数据，因为这是公正准确地评估申请人患病风险的唯一途径。可见，这场辩论在很大程度上是没有定论的。

未来洞察 Future Insights ···

关于如何解释获得的基因组信息，我们正处于不断更新认知的状态。毕竟，会导致罹患某些严重疾病的突变基因并不多见；在人类个体的自然发展中，更常见的是那些具有不确定性的广泛的基因组变体，携带这些变体也只意味着具有一定的概率，并非必然性地会发展成某些疾病。

以 apoε4 为例：apoε4 基因的携带者比较常见，大约占到所有人群的 14%，这部分人群罹患阿尔茨海默病的概率比普通人多 3 倍，但仍只是 20%~25% 的发生概率，而非 100%。保险公司很可能希望对此进行精确统计，而 apoε4 只是为数不多的已确认其自然发展过程的等位基因。未来几年里，我们会对修饰基因了解更多，那时候就可以解释为什么有些人携带 apo ε 4 两个拷贝体，却从未患上阿尔茨海默病了。

只有当无数的患有不同疾病、具有不同血统的个体进行全基因组测序后，我们才有可能获得更多关于疾病风险的信息。在这之前，我们一直处在不确定的状态中，同时也会阻碍基因组学研究的进展，因为已有 25% 打算参与基因组研究项目的人最终决定放弃参加，理由是担忧保险问题。是的，大多数人都愿意在匿名的前提下，以研究为目的分享他们的 DNA 信息，但是，这个前提条件是有问题的。多项研究表明，利用个体大量的基因组数据，就可以进行二次身份认证。虽然这并不容易实现，但也并不是没有可能[97]。关键在于，没有人能够向自愿参与基因组研究的参与者保证，不会发生二次身份认证的情况。最近一些研究显示，重建一个人的面部识别的可能性在日渐增大——从基因组测序中获得的"基因头像"又为患者在隐私方面增加了一些顾虑。[98]通过面部识别的算法，遗传基因异常也可以被鉴别出来。[99]

创新时刻 Innovation Time

三种方案应对基因信息隐私问题

还有一些不同的解决方案可用于应对这种困境。来自美国杜克大学的米沙·安格里斯特（Misha Angrist）总结出三种方案：完善加密，将二次身份识别定为非法行为，公开基因型和表现型信息。[100] 他参与了哈佛大学的个人基因组计划，这是一项完全开放的研究项目，他承认大多数人都会对最后一种选择方案感到不舒服，因为你的个人 DNA 信息可以被用来陷害你，同时也可能会为你带来揭露出非亲生关系等其他的风险。

为基因组加密相对来说更有可能实现。密码学家主张"同态"原则，通过乘法和加法来操控数据，但这意味着更长的计算时间。这个问题也是可以解决的：西雅图的赛智生物网络公司的隐私权专家约翰·威尔班克斯（John Wilbanks）说道："如果你的基因组副本被严格加密，那么我只好与你握手并带走你的一些遗传物质。"我们已经提到过这种可能性，但这种行为是非法的。二次身份识别同样违反了法律规定，但就这一点而言，强制执行会是一件异常艰难的事。

特别是对于聚集了无数人群的大型基因组数据库而言，在维护隐私方面受到的挑战，或许可以解释加州大学伯克利分校的史蒂芬·布伦纳在《为基因组信息的大泄露做准备》一文中发表的观点。[101] 尽管他认为信息的泄露不可避免，但他坚信，对个人层面的影响"比一次在谷歌上的常规搜索所泄露的信息更少"。在今天看来，他可能是对的；但当我们进入下一个阶段，基因组数据库能够提供更多的信息时，这个结论也就与之前的相去甚远了。

还有一种可供选择的方案，那就是销售你的基因组序列。一家叫作"Miinome"的创业公司搭建了一个平台，消费者可以向营销人员和研究人员出售他们的 DNA 数据来赚钱。[102] 该公司的 CEO 说道："我们是首个由会员掌控、移动化的人类基因组学交易市场。"[102] 当购买方每次访问你的特征信息时，公司就会收取一定的费用。让我产生质疑的是，这家公司的商业模式是否只是在引诱消费者，因为研究人员通常不可能有足够的预算来支付这笔费用，但至少这种模式已经认可了个人 DNA 的所有权及其具有的商业价值。

最后，我们来总结一下这几种方案，似乎只有其中两种具有相当的可行性：完善加密和将二次身份识别定为非法行为。尽管它们都还不是完美的解决方案，但在未来，随着基因组数据信息量的剧增，这两种确实是有价值且可行的方案。

凡是能更好地保护个人基因信息隐私的方案，都值得尝试。

前进的道路

对于医疗数据的隐私与安全问题，我们已经探讨了很多，但为了让这些想法付诸实践，我们还需要对一些关键的概念和可行动的事宜加以关注。

请允许我再次重申一遍：你必须拥有你所有的医疗数据。如果你通过可穿戴传感器、智能手机实验室、成像设备等将它们集中起来，你就拥有了你的数据。这是你的身体，你付了钱来获得这些信息。

未来洞察 Future Insights ···

> 对你而言，这些数据提供的价值比世界上的任何人、任何东西都更重要。在你的一生中，你可能会在许许多多不同的医疗系统和诊所中拜访几十个医生，除非你当场拥有这些信息，否则无法确保你的信息是便于获得的。我们所说的不仅仅是你的最终医疗报告或小结，而是原始数据，比如你的全基因组序列、从传感器中获得的结果、超声图像的连续视频等。这是你所有的健康数据，以最小的颗粒度进行收集。即使你认为暂时没有用处，或是不知道如何理解这些数据，但是，在以后的评估中，掌握你自身的原始医疗数据将会被证明对你是格外有帮助的。

···

我们还需要经过一段很漫长的医疗发展道路。正如伦肖弗（Lunshof）和他的同事在《科学》杂志上强调获得原始数据的重要性："美国总统委员会（U.S. Presidential Commission）最近审查了来自美国和世界各地的 32 份不同背景下的调查结果报告；令人吃惊的是，没有一项报告中提到参与者可以获得自身的原始数据。"[103] 英国《自然》杂志上的一篇社论明确地表达了保护研究参与者的责任："人们能够决定如何使用他们的个人医疗数据是一项基本人权，具体的知情同意书存在例外情况，但不能视为理所当然。知情同意不是一项需要去克服的障碍，而是一项需要去尊重和爱护患者的原则。"[55]

接下来，你的个人 GIS 数据集，也就是被医疗数字化的你，需要采用适当的防火墙来对你的个人云盘进行全面的保护。由于 GIS 文件太大，无法保存在本地。云储存方式，是保证从出生到死亡的所有个人医疗数据可以被轻松访问和保护的唯一途径。按照"单病例随机对照"（N-1）的原则运作，将会对个人有利。当你满怀希望地积极参加临床研究，并在匿名加密的前提下，在一个大型数据库里共享数据时，我们已经对这些数据如何被黑客攻击进行了评估。信息资源越多，对黑客就有更大的吸引力。如果你使用私人云盘，那么这些数据泄露的概率就会减小。今天的医疗信息系统已经不合时宜，需要进行重新配置，以方便你的每一条数据都可以自动存储，并方便你在私人云盘里进行有序的管理。

同时，我们还需要政府的帮助。所幸，FDA 已经明确消费者对于基因组学的权益："人们应当可以自由获取个人的原始基因组数据。"我们之前已经提过，这种观点尚未被其他医疗组织认可，比如美国医学会。美国联邦政府在应对数据隐私和安全性方面的不足，让我们看到政府立法的进程远远落后于数字化医疗的发展。我们急需《健康保险流通与责任法案》和《卫生信息技术促进经济与临床健康法案》以外的新法案，来探索推动医疗研究与保护个人隐私之间的关键平衡点。[89, 104] 白宫发布的《消费者隐私权法案》和《不追踪》（*Do Not Track*）协议迫切需要立法。

美国利物浦大学的教授斯蒂芬·费尔克拉夫（Stephane Fairclough）提出的观点相当正确："应该对那些追踪我们情绪、心率和脑电波的电子设备加以监管，以确保个人隐私的安全性。"[105] 这使我们回到了本章的主题：医疗数据的隐私与安全。我们无疑需要促进开放医疗、开放科学和 MOOM 的发展，从这些机遇中收获成果，但同时，也要意识到可能存在的风险。医疗信息的规划，需要兼顾安全性和开放性，将它们进行有机结合才有可能在未来使之成为疾病治愈的基石，至少应该是维持健康的基石。我猜想人们最终能够实现这种平衡，当然对不同的人来说这个平衡点也是不同的。以此平衡点作为基础，我们已经做好了准备，即利用数据实现疾病预防的梦想，而不仅仅是单纯地治愈疾病。

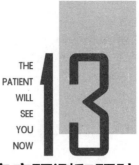

THE
PATIENT
WILL
SEE
YOU
NOW

13

即将实现的疾病预测和预防

与一流的技术专家一起工作了一段时间，看着势不可挡的技术创新扑面而来，那些坚定地崇尚人类独特性的捍卫者们经历了再次跌落，我越来越难以相信，还有什么特定的任务能无限地抗拒自动化。

——埃里克·布莱恩约弗森、安德鲁·麦卡菲，
《第二次机器革命》作者[1]

在接下来的几年里，你会发现到处都将充斥着预测技术和智能助手的身影。它们不仅将出现在你使用的大多数应用程序里，还将出现在你的车里、你的客厅里、你的办公室里。它们还会出现在医院里，帮助医生更好地为患者治疗。

——蒂姆·塔特尔
Expect Labs CEO[2]

最终，我们将不再需要医生。机器学习技术将使得家庭医生比豪斯医生还厉害。

——维诺德·科斯拉
全球"技术领域"投资之王[3]

在医疗领域，最难实现的愿景就是慢性疾病的预防。在美国，每年近3万亿美元的医疗卫生费用总支出中，约80%都用在了医治慢性疾病上。我们是否有方法阻止这样的趋势呢？

当然，医疗还有其他的大梦想。虽然已经过了20多年，但《经济学人》上的一张图表（如图13-1）仍深深地印在我的脑海里。[5]1994年该杂志预测，到2040年时癌症和心脏疾病可被完全治愈；到2050年时其他严重的疾病也将能被治愈。以这样的趋势，人类的预期寿命将达100岁。这些听上去似乎是一系列极为大胆的期望，且其中大多数在1994年的时候看来几乎是不现实的。如今，一些预言已经部分实现，比如对某些类型的囊性纤维化疾病来说，已经可以进行机器人手术和找到了有效的治疗方案。但是，目前尚无法做到"治愈"。这不足为奇，治愈一般指"恢复健康"、"从疾病中康复"或"疾病和症状得到缓解"，在医学上绝对治愈的情况相当少。例如，心房纤颤患者的颤动（一些幸运的患者）、抗生素治疗肺炎，或是丙肝治愈率为99%的最新疗法（对最常见的1型基因型病毒亚型丙肝）等。

通常情况下，一旦疾病来袭，就是如何管理疾病的问题了。事实上，不管《经济学人》怎样预测，大多数研究者都在积极地寻找治疗癌症的可能性，即使无法完全治愈，也希望能将癌症转化为一种慢性病，对它进行有效控制。患者一旦出现充血性心脏衰竭、慢性阻塞性肺疾、肾衰竭、肝硬化、老年痴呆症，或严重的器官功能衰竭，那就真的没有治愈的可能了。似乎这是一项相当无情的预测。

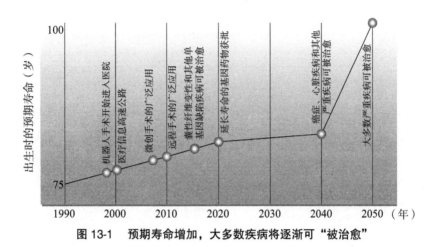

图 13-1　预期寿命增加，大多数疾病将逐渐可"被治愈"

资料来源：摘编自 "A Survey of the Future of Medicine," *The Economist*, March 19, 1994, http://www.highbeam.com/doc/1G1-15236568.html.

未来洞察 Future Insights ··

　　医学正在演变为一门数据科学，大数据、无人监督的算法、预测分析、机器学习、现实增强、神经形态计算等正在快速崛起。同时，医疗还面临着疾病预防的机遇，或者至少是拥有预防的机会。也就是说，如果在疾病发作前就能发出可靠的预警信号，同时针对预警具有相应的可应对方案，就可以实现疾病的有效预防。

··

　　然而，这个梦想不是简单地将数据优化得更科学，它与实现医疗民主化也密不可分。如果个人无法精确地追踪自身信息，这个设想就不可能实现，这让我想起了"个体化医疗"的双层含义。[6] 在出现任何症状之前，就早早地发现相关信号，而不是在进行年度体检看医生时才发现，这需要依靠个人的 GIS 信息。借助手持式小型无线设备和物联网，我们正在提升对自己身体进行连续、谨慎和实时监控的能力。它终将实现，而《经济学人》对医疗在未来 30 年发展的预测也就不再牵强。

1994 年，《经济学人》作出这样的预测则是有些鲁莽的。"数据挖掘"和"预测分析"这两个术语在当时还不流行，甚至可能还没被发明出来。但是用数据来进行预测的理念已经非常成熟，比如人寿保险产品的精密统计。和以往不同的是，现在的数据集已经数字化，数据量在呈指数级增长，数据集也变得更大更丰富了，同时人们也掌握了非凡的计算能力和算法处理能力。正是因为这些，塔吉特公司才能够预测哪些客户可能怀孕了[7a]；美国国家安全局才能够通过手机记录来锁定恐怖分子；医院才能够判断在患有充血性心脏衰竭的患者中，哪些是需要住院接受治疗的。[7b, 7c] 依赖于这些，曾经的预测在今天看来，才不再是信口开河。

人群层面的事物预测

有些事情的预测其实是非常简单和直观的。举个例子，若一名公众人物生病了，那么一定会有一部分人在互联网上搜索与其相关的病情或治疗信息。[8] 你可以很容易推测出这样的结果会发生；数据挖掘只是在对这一效果进行量化。

但是，假如你用谷歌搜索来智能地预测一种疾病，而不仅仅是搜索的量化，将会怎样？这让我们想起谷歌流感的故事，它作为医疗卫生领域预测方面的案例，曾被多次引用。[9-16] 谷歌流感趋势（简称 GFT）项目开始于 2008 年，人们对 45 种与流感相关的搜索词进行跟踪，对 29 个国家数十亿次的搜索趋势进行监测，[10] 通过无人操控的算法寻找它们之间的关联性，从而预测流感的爆发，这被称为"大数据分析的价值典范"。非操控性意味着这一过程不会预设任何假设和偏见，只是让前 5 000 万的高频搜索词和算法来完成工作。在《自然》[12] 和《公共科学图书馆·综合》（*Public Library of Science ONE*）[11] 期刊里被广泛引用的论文中，谷歌的几个作者（见图 13-2）介绍了采用网络搜索日志来估计每日流感传染的能力，而传统的方式通常会存在 1~2 周的滞后。随后，在 2011 年时"谷歌流感趋势系统可以针对美国的流感活动，提供及时和准确的预测，特别是在流感活跃的高峰期，甚至是新型流感到来期间为人们提供帮助"。[11]

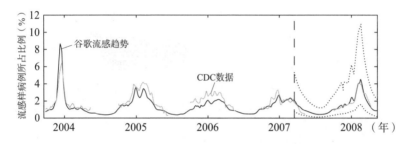

图 13-2　美国东岸地区流感疫情与预测趋势比较图

资料来源：J. Ginsburg et. al,"Detecting Influenza outbreaks in the mid-Atlantic United States,"*Nature* 457（2009）：1012-1015.（经同意，允许转载）

　　然而，2013 年初，爆发了一场大的争论，谷歌流感趋势项目被认为严重高估了流感疫情（如图 13-3）。后来，4 名业内备受尊重的数据科学家在《科学》杂志上发表言论，指出从 2011 年 8 月起，谷歌流感趋势就高估了每周流感的患病率，他们指责这是"大数据的狂妄"，并对"习惯了把大数据当作传统数据收集和分析的替代，而非补充"的行为进行了批评。[17] 他们抨击了谷歌流感趋势的"算法动态"，指出找不到任何与用来分析流感趋势的 45 个搜索词相关的记载，同时，一些关键的元素，例如核心搜索词也没有在发表的文章中提供；最初的算法并未经过不断调整和重新校准的过程。另外，谷歌流感趋势系统的算法是静态的，但搜索引擎本身应该是在不断变化的：其每年都会进行多达 600 次的调整，但预测过程中并没有将这一点考虑在内。

　　很多社论作者都对这件事发表了个人看法。[13-15, 18, 19] 它饱受批评的理由是：

谷歌只是分析了相关性而非因果关系，以及关键的背景因素的缺失。同时，作为众包模式的采样问题，样本仅限于谷歌的搜索是不合理的。此外，还有一个重大的分析问题：谷歌流感趋势系统对数据进行了大量的多重比较，可能会导致结果的不真实。当我们试图通过数据来了解世界时，这些都可以被看作是常见的陷阱。[13]

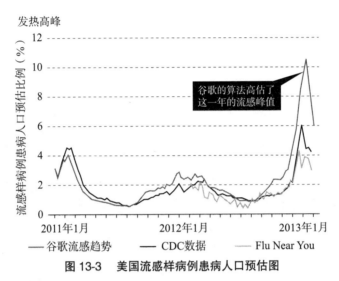

图 13-3　美国流感样病例患病人口预估图

说明：谷歌流感趋势系统对流感的预测有所高估；"Flu Near You"是 2011 年提出的另一项流感预测方案。

资料来源：D. Butler, "When Google Got Flu Wrong," *Nature*, 494（2013）：155-156.（经同意，允许转载）

克伦切尔和马德斯杰格在《连线》杂志上写道："大数据的真正狂妄之处并不在于，当一套算法和方法论还没有完全建立起来时，我们就已经对它满怀信心，而是在于我们盲目地相信，坐在电脑屏幕后面捣弄数字对于了解周围的世界就足够了。"[19] 我们希望知道答案，不仅是数据。蒂姆·哈福德在《金融时报》上坦率地说道："大数据已经来临，但大洞察还在路上。"[18]

也有一些人团结起来为谷歌流感趋势项目辩护，指出其数据可以作为美国疾病控制和防御中心（简称 CDC）的补充，而且谷歌从来没有声称这是一个神奇的工具。加里·马库斯和厄尼斯特·戴维斯在他们的专栏文章《大数据的8（不，9！）个问题》中表达了最中肯的观点。[20] 我对他们提出的大部分问题进行了审阅，但马库斯和戴维斯有关大数据炒作现象以及大数据能做什么（不能做什么）的观点确实值得一提："突然到处都是大数据。每个人似乎都在收集和分析数据，利用它赚钱，或是推崇（或害怕）它的威力……大数据确实就在这儿。但是让我们面对现实：对于任何分析数据的人来说，它都是重要的资源，而不是唯一的杀手锏。"[20]

尽管谷歌流感趋势系统存在一些问题，但像这样的努力并不多见。最近有另一种预测传染病爆发的方案，即利用长期处于 Twitter 中的用户作为一个较小的人群基数，这叫作"中心节点"：主要利用这些个体作为传感器。[21a] 这种方法使得检测病毒爆发的速度比调查总人口还要快 7 天。同样的算法对成千上万的社交网络和新闻媒体进行搜索，从而能够比世界卫生组织预测 2014 年西非的埃博拉疫情爆发还要抢先 9 天。[21b] 我曾深入研究过谷歌流感趋势的案例和相关传染病的爆发，因为它们代表的是，在使用大型数据集预测医疗事件时，我们早期前进的方向，以及我们是如何脱离轨道的。如果我们希望继续在轨道上前进，那么了解其偏离的过程同样重要。

个人层面的事物预测

比谷歌流感趋势这类全人群数据库项目更强大的是将个人的颗粒数据[21c]和人群的颗粒数据进行组合。之前你一定遇到过这样的情况。例如，潘多拉（Pandora）音乐电台维护了一个大型数据库，其中收录了超过两亿注册用户对歌曲的喜好信息，通过用户对"喜欢"和"不喜欢"的点击来做统计。[22] 数据库可以知道哪些用户开车时会收听，用的是安卓的设备还是苹果设备，并且知道每一个听众的地址。因此，它不仅可以预测每位用户喜欢听什么，甚至还包括预测其政治倾向，因此电台可以在总统和国会竞选时将这项预测结果运用于精准投放政治广告。潘多拉的首席科学家埃里克·比施克（Eric Bieschke）将他们的数据程序总结为：提供对用户"魔术般的洞察"。他们之所以能做到这点，是因为他们集成了两个大数据层——你个人的数据和其他数百万人的数据，从而提炼出了这些见解。[22]

挖掘消费数据，识别高危患者

通过使用诸如安客诚（在上一章中提及过）这样的数据经纪人，美国匹兹堡大学医学中心对它们的患者进行了数据挖掘，包括他们的购物习惯，来预测他们使用急诊室设施的可能性。[23]卡罗来纳州医疗保健卫生系统也采取了类似的方法，即通过对该地区 200 万消费者的信用卡数据进行挖掘，来识别高危患者（采集购买快餐食品、香烟、酒精和药物的人群的数据）。[24]匹兹堡的预测模型显示，经常使用邮购和网购的家庭更容易要求紧急医疗服务，而这是医疗系统不鼓励的行为。

数据挖掘具有自我完善的能力，随着时间的推移，存量患者会重复一些行为，增量患者会新进入医疗系统，从而不断优化对于某些行为特征的预测。但同时，隐私和道德问题总是伴随左右。

以上这些案例可以说是人工智能（简称 AI）的雏形，即通过机器或软件来表现与人类相似的智能。你的身边可能还有一些例子，比如 Google Now、Future Control、微软小娜（Cortana）[25] 和 SwiftKey[26] 这样的数字助理软件，从电子邮件、短信、日历、地址簿、搜索历史、位置、购买记录、你的同伴、艺术品位、你过去的行为等来源获取和整合信息。[27] 对这些信息进行学习后，这些应用程序会在你的屏幕上弹出提示内容，提醒你早点去赴约、为接下来的驾车路径提供交通实况，或是告知你即将搭乘的航班状态。Future Control 通过阅读你的通讯录联系人的 Twitter 订阅信息，来采集你的联系人的情绪状态："你的女朋友很伤心，送她一束花吧。"[28]SwiftKey 甚至能了解你的输入习惯，即使频频戳错字母，也能为你自动纠正过来。Google Now 与航空公司和活动组织机构进行合作，来获取你的票务信息，甚至还可以根据你家的电视声音来提供节目预告信息。[29] 你也许已经知道，这些能力远远超出促成谷歌流感趋势系统所需的对相关性搜寻的能力，而且它们与医学息息相关。

这种预测能力依赖于机器学习，这是人工智能的一个重要方面。输入程序或计算机的数据越多，数据学习也就越多，由此计算机的算法会更精确，预测就会更智能。

正是机器学习和人工智能技术，使沃森超级计算机变得无比强大而在《危险边缘》（*Jeopardy*）挑战节目中得以战胜人类。在这场较量中，机器需要具备快速回答复杂问题的能力，而谷歌搜索并不需要这种处理方式。[30-32] IBM 的沃森超级计算机从《危险边缘》往期节目中接受了无数个问题的训练，并拥有维基百科的所有信息，科学家还对其编程建立了预测建模。这里不是对未来进行预测，而是预测沃森超级计算机是否知道正确答案。其预测能力的基础是一系列机器学习系统，包括贝叶斯网络（Bayesian nets）、马尔可夫链（Markov chains）、支持向量机算法和遗传算法。[33] 关于这个话题我不会再深入下去，我的脑子还不够完全明白这所有一切，幸好它们与我们将探讨的方向并不是特别相关。

人工智能和机器学习的另一种亚型 [2, 20, 34-48] 被称为"深度学习"，其对医学来说意义非凡。Siri 能够识别语音的背后便是深度学习，"谷歌大脑"（Google Brain）进行图像识别试验也是依靠深度学习。

创新时刻 Innovation Time

"谷歌大脑"的深度学习

Google X 的研究人员从 YouTube 视频中提取 1 000 万静像，并导入 1 000 台计算机网络系统，来验证有着 100 万模拟神经元和 10 亿模拟突触的谷歌大脑是否可以自我学习和认知。[35, 36] 最后机器通过学习成功地识别出了猫。在互联网中，至少在 YouTube 中（占有很大比例），充斥着和猫有关的视频。对于机器可识别出猫的这个发现，证明了计算机的认知运作能力，也被称为神经形态计算。[49a] 若计算机可以模拟人脑，那么从理论上来说，它们的感知能力、行动力和认知能力应该比人类更高。

神经形态计算在以令人炫目的速度发展。在过去的一年中，电脑"眼力"的精确度，如对行人、头盔、自行车和汽车的识别能力已经从 23% 提高到了 44%，而错误率从 12% 下降至 7% 以下。[49b]

不管谷歌大脑取得了多少成就，目前明显还没有达到人类的水平。人类大脑运作时处于低功耗状态，大约只有 20 瓦，但超级计算机却需要数百万瓦。[35, 49a-57] 而且，人脑不需要程序控制（即使有时候看起来像是被程序控制了），一个人一生中失去的神经元并不伴有太多功能性的消耗，但计算机一旦丢失任何一片芯片，立马就会出问题，同时计算机一般无法通过交流适应这个世界。[50] 纽约大学的神经学家加里·马库斯，对这项神经形态任务的看法是："在这种情况下，我认为应该记住一个基本道理：人的大脑是宇宙中最复杂的器官，我们几乎还不知道它是如何工作的。有谁敢说很容易模仿它那令人惊叹的能力？"[58] 即使实现这件事情难度极高，在语音、面部、手势和图像识别方面，目前已取得很大进展，而这些原本是人类的长处计算机的短处。

创新时刻 Innovation Time

音、像识别技术引领医疗创新

我出席过很多国外配有同声传译的会议论坛，有一次经历给我留下了尤为深刻的印象：理查德·拉希德（Richard Rashid）是当时微软公司的一名顶级科学家，他在中国进行演讲时，计算机在将他的话翻译成中文的同时，还模拟了拉希德自己的声音。[36]Facebook 的一项脸部识别计划 "DeepFace" 拥有世界上最大的照片库，它可以判断出两张头像照是否出自同一个人，准确率达 97.25%。[59,60]这对医疗的借鉴意义已经越来越明显。学术研究人员已经证明，计算机可以比人类更准确地检测到面部表情，比如痛苦，这促进了计算机面部识别功能的卓越进展。[61-63]

斯坦福大学的计算机科学家们曾利用 16 000 台计算机对 20 000 个不同物体进行图像识别训练。与我们讨论的话题更相关的是，他们已经使用这些深度学习工具来确定乳腺活检结果是否发生了癌变。[37]哈佛大学的安德鲁·贝克（Andrew Beck）开发了一套计算机系统来诊断乳腺癌，并基于图像的自动处理来预测患者的生存率。凭借无监督学习技术，计算机的预测可能比病理学家更加准确，同时它还能发现多年来病理学家们忽略的新特征。[64]同时，我们不能忽视令人惊叹的人工智能技术已经可以推动视觉和听觉设备的发展。奥卡（Orcam）是一款安装在眼镜上的相机传感器，它可以通过骨传导耳机来传递信息帮助视障人士重新看见东西。[39]瑞声达听力集团（GN Resound）的 Linx 和 Starkey 是两款与智能手机的应用程序相连的助听器，它们"能为听力受损的人提供超越正常听力的能力"。[65]与这种未来仿生学类似的是，我们已经能够看到为四肢瘫痪的人设计的可以通过思维控制的轮椅。[39]我们绝不能错过任何可以通过人工智能对医疗作出改变的机会。当然，人工智能技术还可以和机器人进行结合。在加州大学旧金山分校医院的药房里，已实现全自动化，由机器人负责拣选药物，并且从未出过差错。

个人和医疗物联网

现在，我们已经全副武装，希望借助数字化设备和基础设施飞速发展的智能力量来解决医疗问题。目前，一个人一年平均产生的数据量大约是 1 TB 字节。在第 5 章中，我们展开讨论了个体医疗的 GIS 信息，在未来个人的组学数据至少会增加 5 兆字节,这其中还不包括实时的生物传感器产生的数据流,一旦加上这些数据,那么人体所产生的数据会立刻"排起长队"。如果把个人 GIS 信息的其他部分也考虑进来,尤其是像素巨大的医学影像数据,以及接踵而至的医疗物联网的数据洪流,那么现在的数据流便不过是渺小的开始而已。

但是,这显然不只是"单病例"(N = 1)的故事。在第 11 章中我们讨论过,尽管你的很多个人数据是有用的,但使数据的信息价值最大化的理想条件是对地球上所有人的数据进行比较(如图 13-4)。或许我们可能永远无法得到所有人的数据,但不管怎样数据还是越多越好,像 Facebook 这样的公司已经向我们展示了数据集可以为人类做哪些事。

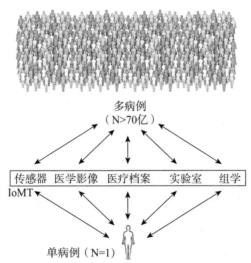

图 13-4　个体产生的大数据及与全球人口进行比较

注:IoMT= 医疗物联网;数据采集、数据比较和机器学习的两个层面,即个人和人群在个体 GIS 信息的所有组成部分中都很关键。

这种比较方法的关键是,机器学习使得人类可以同时往横向(N > 70 亿)和纵向(N = 1)发展,就好像是沃森超级计算机以及其他的系统不仅仅是在检索知识,同时也在理解和预测。对于每个个体,我们需要了解什么是触发器,以及基因组学、生物、生理和环境等多层次间复杂的相互关系，理解了这些，就可以解释罹患疾病及其发作的根本原因。

未来洞察 Future Insights ···

简单地估计一个人一生的患病风险并不是最终目标，而是希望通过研究知道其在特定的时间段或时刻的风险。我们通过深入的研究，探索尽可能多的关键线索来不断丰富我们在疾病显现和预防方面的见解。现在开始，只有我们有能力捕捉到个人数据的全貌，以及人群数据的集合，同时也具备了管理和处理大量数据集的能力，才能处于疾病预测的优势位置——也许，只是也许，我们一旦善于利用数据，就可以在一些人身上做到永远阻止疾病的发生。

···

疾病预测的对象、时间、方法、原因、内容

首先需要确认的是，我们能够区分"预测"和"诊断"。现在，在线问诊[66]拥有越来越多的网络流量和关注度，它们可以帮助人们进行"自我"（计算机协助）诊断，但并不预测疾病。一般情况下，根据患者输入的一连串病症，系统就会提供针对性的诊断。这种模式无疑是有用的，且具有可操作性，但它无法做任何疾病预测。同样开发者为沃森超级计算机建立了一个应用程序，帮助实现"当孩子生病时，母亲可以在凌晨 4 点向沃森机器人咨询孩子的病情，并得到 100% 准确的回复"，[67a] 这种医疗模式可以创造一些价值，但依然做不到疾病预测。

误诊，是指对患者的疾病作出错误诊断，或太晚给出正确的诊断。目前，误诊的问题在美国非常严重，每年有 1 200 万人会因此受到影响。[67b, 67c]

创新时刻 Innovation Time

解密豪斯医生的绝技

科学技术和环境运算（contextual computing）计算将如何帮助减小误诊的高发率。关于这个问题，深受大众喜爱的电视剧《豪斯医生》相当具有启发性。剧中主角格雷戈·豪斯（Gregory House）医生是一位杰出的诊断专家，几乎能够诊断所有困扰其他医生的疑难杂症。[68-71] 他之所以能拥有这样惊人的诊断能力，是因为他采用了贝叶斯分析方法来处理所有的信息，包括患者的疾病史、体格检查、实验室检查、扫描影像等，他将这些信息与以往所有已知的相关信息进行语境分析（采用贝叶斯定理的假设概率预测法）。通过这种方法，并不会得到"是"或"不是"的答案，相反会得到患者患有 X 疾病或 Y 疾病的可能性。这种比较以概率方法论为基础，根据概率统计（如 $P<0.05$）再得到"是"或"不是"的结论。豪斯医生的诊断模式非常适用于医疗领域的计算机自动化。[70, 71] 超级计算机验前概率已经囊括了所有已发表的最新医学文献。当你向沃森超级计算机提交关于某一患者的所有临床证据，希望能获得诊断信息时，你会得到几种可能的诊断结果。每种诊断都附带权重或其概率。

此外，将贝叶斯分析方法用于计算机辅助诊断正在快速成为临床医学的一部分，并有望拓展到治疗方案的推荐中。电子医疗平台"现代医疗"（Modernizing Medicine）是一个网络信息资源库，其已经积累了超过 1 500 万患者的就诊信息，以及 4 000 名医生对每个患者的治疗方案及其疗效的综合信息。[72] 因此，嫁接于沃森超级计算机的鉴别诊断能力，将当下的患者与患者数据库里的信息进行匹配，即可生成利用概率加权法分配的治疗方案。（顺便说一下，这个领域的数据科学家并不喜欢将他们的医疗信息资源描述为数据库。）这些案例证明了人工智能在疾病诊断和治疗方面的应用价值。需要再次重申的是，这仍不是疾病预测。

我们需要明确的是，收集大量健康数据并不意味着你就能够进行一些有意义的预测。在艾伦·图灵的百岁诞辰之际，《科学》杂志连续刊登了一系列文章，其中有一篇文章提到："一个家庭通过配备摄像头和音频设备，连续记录了孩子从出生到三岁的生活、录音和录像记录共计 20 万小时，占了孩子清醒状态时间的 85%。"[73] 尽管这是一次数据收集的胜利，但它并没有任何预测疾病的可能性。它也不是一次自由假设的医疗练习或试验。类似的还有很多全新的达十万人级别的大规模基因组测序项目，如 Geisenger-Regeneron 公司、人类长寿公司（Human Longevity）、英格兰基因组公司（Genomics England）和美国系统生物学研究所（Institute for Systems Biology）的各种测序项目。尽管这些项目会对基因组科学的发展作出贡献，但是参与项目的个体可能并无具体的表现型，也没有真实假设。不过，这些努力都是可能有结果的、值得的，也许在数据中一个小小的发现就会促使新药的诞生。然而，为了预测疾病，我们必须提出具体的假设和深思熟虑的目标，就像进行研究那样。否则，我们会被那些微小的噪音信号所蒙蔽，产生以为我们已经看到了数据宇宙全貌的错觉，或是被虚假的关系所误导。

另外，还有一个关键点是，我们需要尝试预测疾病，而不是进行生物标记物的预测。我们不希望仅仅判断出一个人的胆固醇水平可能会有问题，或是肝功能可能会异常；一般这些蛋白信息或基因标记的含义都特别容易被误解，有太多关于生物标记物的医学文献出版，但只有极少数合乎临床要求。[74] 这是因为，尽管实验室检查的结果可能对疾病发作前的预测有一定帮助，但其终究不是决定性因素。

在通过大数据来理解疾病进展的道路上，丹麦的研究者已经迈出了一大步，丹麦已拥有其 620 万公民 15 年来的医疗数据。[75] 他们利用这些数据，绘制出很多与疾病相关的曲线，他们称之为"疾病轨迹"，基于这些信息，很容易发现一种与另一种症状之间看似无关的关系。这些都是不基于任何已确定的因果关系的时态关联①。[75]

---

① 时态关联是数据挖掘的一种模式，是指带有时态约束的关联规则，每个关联规则都有成立的特定时间区域。——译者注

我们希望达到的目标是预测疾病，从而做到疾病预防。如果没有任何可行性，那么预测不过是一种学术研究。例如，为了能在表现出认知缺陷前就早早预测出罹患阿尔茨海默病的可能性，已经开展了大量工作。毋庸置疑，这是我们面临的最重要的公共卫生问题之一，但迄今为止，尽管付出了相当多的努力，仍没有找到针对阿尔茨海默病确切有效的预防策略。

预测的时间和区域也相当重要。在我住的城市圣迭戈，每天都会看到很多冲浪者乘风破浪于太平洋中，完全不必担心鲨鱼袭击。一年中，鲨鱼会攻击地球上 70 多亿人口中的 10 个人。因此，我们可以得出一个普遍性的预测，即在圣迭戈，冲浪者死于鲨鱼攻击的平均风险无穷小。但是，偶而还是会出现"杀手"鲨鱼，在那些日子里就会很少看到海面上有冲浪者。对于事物的预测，时间和地点相当关键。

未来洞察 Future Insights ··

> 对于预测疾病来说，时间就是一切。我们可以确定的是，人们终将死亡。如果你和一个人说："你将死去，但不知道是在两个星期内，还是 20 年内。"那么，这种信息是没有任何价值的。事实上，这比毫无价值更糟糕：虽然可能是真实的，但由于没有确切的时间，它会给患者带来巨大的精神摧残。因此，在追求疾病预防的过程中，时间和疾病对象是相当重要的。

··

对于如何成功预测医疗事件，可以借鉴这样一个有价值的预测，即将它与预测喷气式发动机的故障作类比。[76, 77] 诸如通用电气这类公司会对他们的飞机引擎进行不间断的监测。每架航班上都有数百名乘客，必须要求预测是零差错的。他们利用相当复杂的无人监督算法、人工智能和多维分析来识别预测性的先兆，比如机器的发丝状裂缝。大多数的医疗状况，如急性心肌梗死、哮喘发作、中风、自身免疫攻击等，好比是人体内部发生了空难。因而，我们可以使用类似的计算工具来进行疾病预测。最大的区别在于，医疗监控将挽救的是"人"

这架飞机，而每次只有一名"乘客"。

现在，我们来看看未来有哪些可以预测及避免的医疗事件。先从可穿戴传感器可以监测的疾病类型说起，此类传感器为处于风险中的个体提供了具有针对性的实时流动数据，从信息量和预测的角度考虑，这可能就是最好最精确的定位工具。[78] 首先，我们需要评估可穿戴传感器能否在短时间内快速广泛应用，然后再找到可以依靠血液嵌入式传感器进行预测的疾病。

创新时刻 Innovation Time

戴上传感器便可预防哮喘

哮喘发作是导致儿童死亡或使患者生命受到威胁的首要原因之一，同时哮喘也是无数成年人的一大健康问题。对于每一个哮喘患者来说，都有不同的因素能诱发其呼吸道痉挛。对于一部分人来说是空气污染，而对另一部分人则可能是寒冷、运动、花粉或其他过敏源。如果我们能在第一次哮喘发作前就早早地感知到气道中的肌肉在变化，发作就可以被阻止。

感知可以通过一组传感器实现，即利用可穿戴设备监测空气质量、花粉、吸入器的使用、患者的地理位置、呼吸量和一氧化氮含量等，并利用智能手机的麦克风或合适的附加装置来测量肺功能指标。由于免疫功能与肠道微生物组学密切相关，所以对微生物组学的采样和分析相当有用，这项技术值得研究。同时，对呼吸速率、体温、血氧饱和度、血压和心率的监控可以通过一个手腕设备来控制。然后从所有输入的数据中，对个人体征进行机器学习，找到其哮喘发作的征兆。这种模式一旦被接受，就可以用于提醒个人需要服用的药物、避免一些特殊的环境暴露，或是应该及时采取某些举措。此外，一旦成千上万甚至更多哮喘患者都采用此方案，那么所收集到的信息将会变得更有价值：以前我们根本无法做到对处于"放养状态"的个人进行监测，然而通过这种模式，必然会发现新的触发模式和数据之间的关联。最终，从未发作过哮喘但具有发作高风险因素（由基因组测序、家族史和免疫系统筛查可判断）的个人可以利用传感器进行监测，从而避免哮喘发作。

我们再来了解下抑郁症和创伤后应激障碍（简称 PTSD）。让我们先从一个参加过阿富汗战争的退伍军人说起，他正在筛查自己是否患有创伤后应激障碍。目前，这种筛查主要通过个人主观回答调查问卷的方式进行。除此之外，其实还有更多人体健康的客观方面可以被追踪，包括人的音调和语调的抑扬变化、呼吸模式、面部表情、生命体征、皮肤电反应、心率变化和心率恢复、交流模式、运动和能动性、姿势、睡眠质量和持续时间，以及脑电波等。这一套指标可以用来诊断创伤后应激障碍的易感性。同样，抑郁症已影响了 2 000 多万美国人，也对他们的生活质量及身体机能产生了重大影响。如果我们能从个体和人群两个层面同时切入，了解是什么因素使人突然抑郁，什么能够缓解抑郁，那么我们就可以在预防抑郁症，或至少可以在预防严重类型的抑郁症方面提高很多。同时，对于接受治疗的患者，我们还可以通过追踪患者的用药依从性来判断依从性是否也是一种诱发因素。

同样的逻辑思路还可以应用到充血性心力衰竭中。现在我们用这种办法连续地追踪患者的心脏周期性能、液体流量、睡眠质量、窒息风险，以及生命体征和体重等指标。智能手机可以用于进行脑钠肽检查和肾脏检查，如血尿素氮和肌酐可以反映液体流量和心肌收缩力两个指标。药物依从性则可通过数字化药丸进行追踪。基于以上方式，根据这些数据应该能够在易感个体出现呼吸急促症状之前就判断出患者即将发生心脏衰竭。一旦患者监测到将要发生心脏衰竭的预兆，可立刻服用几种用于预防肺水肿的药物。

同样，癫痫也已经被证明，部分患者可通过"皮肤电"传感，采用腕带来对心率变异性和皮肤电反应进行监测，从而预测癫痫的发作。需要补充的是，利用可穿戴式脑电图（EEG）、睡眠质量指标和生命体征监测仪，来提早预测癫痫的发作也已被证明是可行的。而且，当成千上万的癫痫患者被全面监控时，实现预测的可能性也就可以得到大大提高。

创新时刻　Innovation Time

机器学习帮扶老幼群体

阿尔特弥斯项目（Artemis）的总部设在安大略省大学，其已经收集到了数千名早产儿的数据。[79] 早产儿受到严重感染的风险接近 25%，其中 10% 的新生儿会因此死亡，但是到目前为止，依然难以预测哪些婴儿是易感人群以及其发生感染的时间。利用心率传感器可以描绘出监测对象的心率变化趋势。现在，世界各地新生儿的心率监测数据都可以通过云端实时传输给阿尔特弥斯项目基地的研究人员进行分析，以不断更新概率及统计数据。同样的，也有一些程序可以用来探测哪些身体虚弱的老年人更容易跌倒，以及监测其跌倒的时间。[80, 81a] 通过在地板，或是"魔毯"上安装各种传感器，就可以识别出一个人是否有步态不稳的趋势和即将跌倒的风险。易于跌倒是老人面临的最大风险之一，过于频繁的跌倒会导致老人髋部骨折和死亡。为了防止此类事件的发生，机器学习在这方面的应用可能会被证明是相当有价值的。

现在，我们将目光转向那些可能需要植入传感器来进行监测的疾病（表 13-1），这是因为目前还没有有效的办法可以从体外获得重要的信息或实时监测（至少现阶段还无法实现）。[81b] 通过在血液中植入小型传感器，例如在手腕的静脉中放入一个微型支架，就可以不间断地监控患者的血流情况。对于一些自身免疫性疾病，比如 1 型糖尿病、多发性硬化症、狼疮、类风湿和银屑病关节炎、克罗恩病和溃疡性结肠炎等，无论是所谓的自适应还是先天性免疫通路，其免疫功能都可以被监测到。以个体为基础，通过对淋巴 B 细胞和 T 细胞以及所有自身抗体（是指直接针对自身的抗体）进行测序，从而确定免疫攻击的模式。对数以万计的免疫紊乱的个体完成测序后，对于那些已经被诊断出患病或尚未患病但具有高风险因素的个体，如何对他们进行血液监测，我们将具有更广阔的视野。

类似的疾病还有哮喘，对间歇性的微生物组测定，特别是肠道，可能会对疾病的发作预测有所帮助。如果刚好在症状显现之前，或者在 β - 胰岛细胞、神经组织或关节（针对糖尿病、多发性硬化症和类风湿关节炎）等组织遭到破坏前，就能预知免疫系统遭到攻击的情况，那么我们就可以提前采用多种不同的治疗方法来及时关闭免疫系统的相关部分。这类对疾病进行预测的方法是一种比现有的危机干预或慢性治疗更聪明的方法，即使是在免疫系统静止的情况下，也能减少这些疾病造成伤亡的概率。

表 13-1　　　　　在个人和人群层面进行多维度监测的 7 种疾病实例

疾病	S	测量指标	实验室检查	影像	应对方案
心力衰竭	W	心输出量、心搏量、体液状况、生命体征、体重、睡眠	脑钠素、肾功能测试	超声	降低心脏容量（放水）、增强心肌收缩力（降低负荷）、药物治疗依从性
抑郁	W	声音、生命体征、呼吸、交流活动、面部表情、睡眠、HRV、HRR、GSR	神经激素	脑电图	咨询、抗抑郁药、药物治疗依从性
哮喘	W	FEV_1、空气质量、吸入器、GPS、过敏源、生命体征	一氧化氮、微生物组	—	处方药进行预防、避免疾病的触发因素
癫痫	W	HRV、GSR、睡眠、活动、生命体征	—	脑电图	药物治疗、避免易损
自体免疫疾病	E	血液淋巴的B细胞和T细胞基因序列	微生物组	—	免疫调节
癌症	E	ctDNA和CTC阳性	呼吸扫描、分子听诊	—	测序以确定是否给出/何种处方适合
心脏病	E	ceDNA或者RNA阳性	CT血管造影术、分子听诊	—	抗凝药物

　　注：S = sensor type（传感器类型），W =wareable（可穿戴设备），E= embedded（植入式），HRV = heart rate variability（心脏心率变异性），HRR = heart rate recovery（心率恢复），GSR = galvanic skin response（电皮肤反应），FEV1 =一秒用力呼气量，ctDNA = 循环肿瘤细胞 DNA，ceDNA = 循环内皮细胞 DNA，CT= 计算机断层扫描，CTC = 循环肿瘤细胞。

分子检查和机器学习

之前已经提到过，传统的听诊器对于人体数据的收集是相当有限的。通过对人体的观察和探听，听诊器已经成为个人体格检查不可或缺的一项工具。尽管实际上，它并没有进入体内，但至少为我们提供了人体内部的声音，并使听诊成为 200 年来医疗实践的常规操作。

对于真正进入身体内部的检查我们十分好奇，它也许会带来一些令人惊讶的信息，尽管这一操作过程难以解释或者过于冗杂。例如，孕妇进行非侵入性产前检查以确定胎儿是否有染色体异常时（比如检测胎儿是否患有唐氏综合征），所采集的血样中会同时含有孕妇和孩子的 DNA。如今已经出现过很多在血样中发现肿瘤 DNA，进一步检查后确认孕妇已罹患癌症的案例。因此，一项简单的为了了解胎儿信息的血液检查，可能就会发现关于母亲的意外分子检查结果。但这只是冰山一角，因为随着技术的向前发展，人体循环血液里的非细胞游离 DNA 和 RNA 极有可能成为一种常规的实验室检查对象，即分子检查。我们将进入人体进行探测，这在以前是不可能做到的。有一天，如果真的实现了，那么越来越多的人的肿瘤 DNA 就会显现。但是，他们真的都得癌症了吗？

肿瘤 DNA 可能只是人体正常老化过程的一部分，它充当着健康机体中管家的角色，只有部分细胞发生突变后才可能最终导致癌症。但由于人体内防御机制的存在，比如当免疫系统发现一定数量的异常细胞后，会自动调节阻止其进一步发展。不过异常的游离"肿瘤"DNA 也会在血液中被发现，目前我们还不知道这种状态是什么原因造成的，因此需要额外大量且昂贵的扫描评估来确定人体是否有肿瘤，以及肿瘤所在的位置。除此之外，我们可以借助机器学习来解决这个问题。通过获得来自单个个体的不同时间点和大样本人群的不同组学样本，包括他们的 DNA 和 RNA，就有可能解决这个难题。

通过深度学习，我们最终应该可以告诉任何一名特定的患者说，这个肿瘤 DNA 是无关紧要的，只是我们的身体正在健康运行的一个标志而已；或者说，它代表着对于疾病最早期的探测。可能有人会问，为什么我们现在要采取这种过度诊断的模式？答案是，如果我们希望通过影像扫描来发现癌症或在出现相关症状前就检测到，这可能是目前最佳的路径，尤其是在能够证明早期癌症患者若及时治疗会产生不错疗效的情况下。

这只是众多分子检查应用中的一个例子。一个人进行器官移植后，会存在排斥的风险，而且这种并发症难以察觉，通常需要进行活检。但是，对于那些感觉良好的患者，我们并不想为他们进行活检，尽管我们知道，在最早阶段发现的排异，远比在发现之后再治疗更容易。最近几项研究表明，只需要取患者的血样进行检查，就能判断其体内是否存在器官捐赠者 DNA 的迹象，这可能是跟踪排斥过程的最佳方式。然而，和肿瘤 DNA 一样，如果接受移植者的血液中含有捐献者的一些低水平肿瘤 DNA，会意味着什么呢？我们仍需要依赖机器学习来解开这个难题，我们要从大量不同类型的器官移植患者身上采集尽可能多的信息，从而理解这个信号的意义。随着越来越多的信息被添加到学习过程中，某一时间点得到的假设也会被不断证实或推翻。

游离 DNA 可能是分子检查技术中最具有深远影响的一部分，它可能会被用于监测人体的任何器官。[82] 以前，监测一个健康的人的身体器官是难以想象的。谁会想到，脑部或肝脏活检可以成为常规检查的一部分呢？通过对血液中的游离 RNA 进行高通量测序，以及运用复杂的生物信息学方法来分析数据，斯坦福大学的斯蒂芬·奎克（Stephan Quake）和他的同事们证明了利用简单的血样即可跟进人体器官基因表达。每时每刻，我们每个人器官的基因表达都在发生变化。这是深度学习的一个理想案例，通过深度学习，我们得以理解了这些动态基因组特征的含义、发现如何对疾病自然发展过程进行干预，同时可找出预防疾病的具体途径。此外，除了血液检查可以随时进行，这种分子检查也可通过植入式传感器实现。但是，这个有望看到人体分子运作的窗口究竟能否成功，还是会像之前项目的那 15 万种生物标志物中的大多数那样没有任何进展，仍需拭目以待。[74] 我们不必担心人类生物学有多复杂，但深度学习系统医学则需要理解所有关联的相互作用，这对于每一个人来说可能都是一块难啃的骨头。

未来洞察 Future Insights ···

　　这些都代表着应对严重疾病的尚未被实践应用的全新方案。当大量患者产生的数据在相连的智能手机上显示出来，并可经过人工智能的处理时，所遇难题的解决方案都可顺其自然地出现。同时，当我们可以在个人层面以及人群层面获得这些数据，并进行预测分析时，医学将发展成为一门数据科学，甚至我们都将成为半个智能人。

···

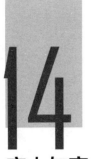

14

THE
PATIENT
WILL
SEE
YOU
NOW

穷人与富人的平等医疗

　　对于我来说这是很明显的：要想改善世界上最穷人民的生活，最大的障碍之一就是实时且准确地评估疾病负担。如果我们都无法衡量这些负担，又该怎么去改变呢？

——塞思·伯克利

全球疫苗免疫联盟（Gavi Alliance）CEO[1]

　　我们相信，数字化医疗技术将是一个强大的平衡器，它能改善少数民族和低收入群体的卫生教育状况和提升其对医疗服务的可及性。只要我们愿意融入少数民族和低收入群体，去他们经常聚集的地方，如学校、教堂、社区等，并积极提出能及时改善他们日常生活的解决方案。

——加思·格雷厄姆（Garth Graham）

美国安泰基金会理事长[2]

当你听到或读到穆雷和洛佩兹的名字时,你可能会想起网球比赛里的安迪·穆雷(Andy Murray)和菲里西亚诺·洛佩兹(Feliciano Lopéz)。但每当我看到穆雷和洛佩兹这两个名字时,我会想到"全球疾病负担"(Globel Burden of Disease)研究项目[3,4]。该项目由世界卫生组织和世界银行于1991年共同发起,其研究成果可作为全球健康数据的重要来源,为全世界人口健康状况的稳定发展提供了一个长远的视角。

图14-1展示了2010年全球人口主要的死亡及伤残原因。另外,当我们评估疾病负担时,不应该只考虑到疾病死亡因素,伤残带来的负担可能更大。表14-1展示了以伤残调整生命年(简称DALYs)为指标来衡量的全球疾病成本,同时将过早死亡和衰竭性疾病的影响纳入考量,估算出了95%置信区间(UI)内的数据。[3]

你可以发现,在过去20年内,发展中国家人口的死亡原因和伤残原因有相当大的重叠,但同时疾病谱也发生了显著的变化,其中糖尿病、癌症和心脏病等非传染性疾病明显增加(图14-2)。相反,传染性疾病明显减少,比如下呼吸道感染、腹泻、结核和脑膜炎等导致疾病伤残的比例减少了20%~50%;同时,艾滋病和疟疾是两个例外,艾滋病增加了3.5倍,而疟疾的增量超过了20%。[4]

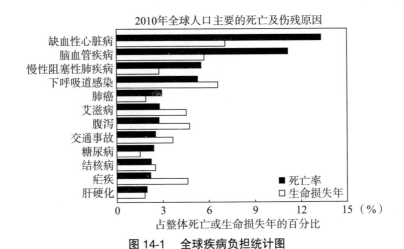

图 14-1　全球疾病负担统计图

资料来源：摘编自 C. Murray et. Al，"The Global Burden of Disease: Generating Evidence，Guiding Policy，" Institute for Health Metrics and Evaluation，July 23，2013，http://www.healthdata.org/sites/default/files/files/policy_report/2013/GBD_GeneratingEvidence/IHME_GBD_GeneratingEvidence_FullReport.pdf.

表 14-1		全球人口伤残的主要原因	
原因	排名	DALYs(单位：千)	(95%UI)
缺血性心脏病	1	129 795	(119 218~137 398)
下呼吸道感染	2	115 227	(102 255~126 972)
中风	3	102 239	(90 472~108 003)
腹泻	4	89 524	(77 595~99 193)
艾滋病	5	81 549	(74 698~88 371)
疟疾	6	82 689	(63 465~109 846)
腰痛	7	80 667	(56 066~108 723)
早产并发症	8	76 980	(66 210~88 132)
慢性阻塞性肺疾病	9	76 779	(66 000~89 147)
交通事故	10	75 487	(61 555~94 777)
重度忧郁症	11	63 239	(47 984~80 784)
新生儿脑病	12	50 163	(40 351~59 810)

续前表

原因	排名	DALYs(单位：千)	(95%UI)
结核病	13	49 399	(40 027~56 009)
糖尿病	14	46 857	(40 212~55 252)
缺铁性贫血	15	45 350	(31 046~64 616)
新生儿败血症和其他传染性疾病	16	44 236	(27 349~72 418)
先天性异常	17	38 890	(31 891~45 739)
自我伤害	18	36 655	(26 894~44 652)
跌倒	19	35 406	(28 583~44 052)
蛋白质能量营养不良	20	34 874	(27 957~41 662)

资料来源：摘编自 C. Murray，A.Lopéz，"Measuring the Global Burden of Disease，"New England Journal of Medicine，369（2013）：448-457.

也就是说，之前发达国家的肥胖、高血压和吸烟等日益普遍的致死因素，现在正成为发展中国家越来越重要的死亡原因。[4] 接下来的一幅图描述了与死亡和伤残有关的危险因素（见图 14-2 和图 14-3）。[5] 由非传染性疾病导致的死亡率是传染性疾病、妇科疾病、新生儿疾病和营养类病的 3 倍（见图 14-3）。

另外，我们仍旧看到了发达国家人口特有的问题：血压值、身体质量指数、空腹血糖值等数据量在剧增。吸烟、缺少水果或钠摄取量过高的饮食以及缺乏运动对人体健康带来的影响尤为明显。

发展中国家的疾病危险因素和疾病谱的变化相当重要，不仅因为它们代表着核心的公共卫生问题，同时，这些比较类似的趋势往往有助于我们在预防和治疗中找到同质的方法。在未来，经济的发展会直接波及全球，尽管这意味着可能会带来新的医疗风险，但同时也意味着新的机遇。其实，这也意味着我们会有机会实现医疗的完全民主化，使之不仅为西方富人所享有，而是真正面向世界上的所有人。

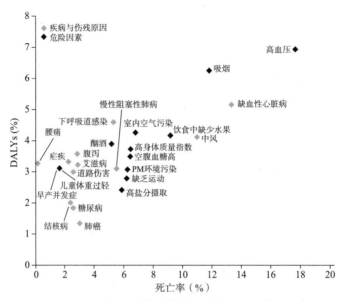

图 14-2　导致死亡和伤残的主要疾病原因和危险因素

资料来源：C. Murray et al., "The Global Burden of Disease: Generating Evidence, Guiding Policy," Institute for Health Metrics and Evaluation, July 23, 2013, http://www.healthdata.org/sites/default/files/files/policy_report/2013/GBD_GeneratingEvidence/IHME_GBD_GeneratingEvidence_FullReport.pdf.

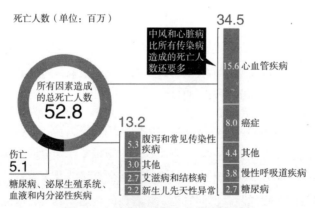

图 14-3　被忽视的致命非传染性疾病

注：2010 年，如癌症和糖尿病等非传染性疾病比传染性疾病造成的死亡和残疾人数更多，然而只得到了比例失衡的低经济投入。

资料来源：L.O. Gostin,"Health Living Needs Global Governing," Nature,511（2014）: 147-149.（经同意，允许转载）

应对传染性疾病亟须新工具

慢性疾病确实已经成为一个棘手的问题，但传染性疾病仍然很重要。排名第 2（肺炎）、第 4（腹泻）、第 5（艾滋病）和第 6（疟疾）的传染病在世界上仍是导致疾病伤残的主要原因。[3, 4] 15 岁以下的儿童感染结核病的数量是先前认为的两倍，每年全球大约有 100 万例。[6] 另外，前 20 名的医疗状况中还有几种其他传染病。在大部分发展中国家，如非洲，传染性疾病仍是导致人们死亡和致残的首要原因；在低收入国家，非疟疾性发热是导致儿童死亡的主要原因。全球 196 个国家中，22 个国家（约占 11%）具有相当高的结核病死亡率，这是抗生素使用不当以及出现多重抗生素耐药菌株的综合结果。世界各国并未对此漠视，2014 年，美国与 26 个国家一同制定了"全球卫生安全议程"（Global Health Agenda）计划以应对传染病的暴发，这份议程的重点更偏向于工业化国家的流行病预防。[7] 可以说这是一个相当艰巨的目标，因为全球范围内都存在资源的错配：医疗技术的发展需要依托于大量基础设施及高水平的资源配置，但世界上大部分国家通过接受捐赠获得的基础设施往往无法真正发挥作用，他们的医疗服务资源配置处于较低的水平。

传染病的应对问题亟须新型工具，那便是手机的使用。截至 2013 年，在非洲有超过 6.3 亿手机用户，其中有 9 300 万智能手机用户。而这些数据，特别是连接移动互联网的人数，都在迅速上升。例如，尼日利亚 2000 年时只有30 000 名手机用户，但现在已经超过 1.4 亿。[1] 手机的普及促使了教育的发展。例如，南非的艾滋病教育 Masiluleke 项目，每天向 1 000 万人发送短信鼓励人们积极检测和治疗艾滋病。[8] 在疟疾盛行的农村地区，手机短信起到了监督和提高药物依从性的作用。手机的应用，让家长轻松地给刚出生的孩子进行注册，让各国政府规划疫苗接种计划。通过发送短信进行教育的方法已被用于预防肺结核、疟疾和性传播疾病等。这个项目已经开始显现出了不错的效果：由美国儿科学会发起的"帮助孩子呼吸"（Helping Babies Breathe）教育项目，降低了坦桑尼亚 47% 的早期新生儿死亡率。[9] 肯尼亚 15 万人的手机数据被用于绘制地理时间格局以及疾病携带者的移动轨迹，以了解疟疾的传播途径。[10] 全球疫苗免疫联盟的 CEO 塞思·伯克利（Seth Berkley）指出："即使手机数据只能帮助改善现在医疗形势的 1%，那也已经代表着每年能够使 69 000 名 5 岁以下的儿童避免死亡。"[1]

近期，人们一直致力于让手机不单单作为一个交流媒介，还要将其作为一个仅需一个附件就能检测疾病的高性能显微镜。通过简单的光学显微镜，就能准确地诊断出有疟疾感染的红细胞；通过荧光显微镜，可以诊断肺结核。[11a] 通过为智能手机摄像头添置一个激光二极管附件，加州大学洛杉矶分校的艾多更·奥兹坎和他的团队已经能够拍摄到人的巨细胞病毒（简称 CMV），巨细胞的直径仅约 150~300 纳米，是人的头发丝（100 000 nm）直径的千分之一。[1] 加州理工学院进一步推动了以智能手机为基础的显微镜的发展，致力于让显微镜不再需要专用光源。[11b]

微流体装置，也就是大家所知的芯片实验室或微型全分析系统（简称 μTAS）[12]，在辅助感染性疾病诊断方面已获得巨大成功。美国康奈尔大学的工程师们使用这样一个基于化学分析的系统，借助于智能手机，可诊断出引发卡波济氏肉瘤的相关疱疹病毒。[13] 卢旺达共和国有一种价格低廉的光电探测器，运用光学进行数据读出，20 分钟内可诊断出 70 例（只缺少一例）艾滋病患者，与经典的酶联免疫吸附测定相比，它们的敏感性和特异性不相上下。[12] 采用纸基分析设备，也就是所知的折纸显微镜"μPAD"，是一种成本极低的高性能诊断方法，[12] 通过毛细作用方法进行体液取样，如采集血液或尿液，可快速获得传染性或非传染性疾病的相关检查结果。[14]

同时，对于纸张的创新应用已不仅仅在微流体领域，它还逐渐被应用于显微镜的制作中。

低成本的折纸显微镜

由斯坦福大学的马努·普拉卡什（Manu Prakash）发明的"折纸显微镜"，是一项了不起的低成本创新（见图 14-4）。[15-20] 人们 10 分钟内即可用一张光滑的纸组装成一个折纸显微镜，可刚好放入口袋，无需外接电源，重量不及 2 枚镍币，并且可以使物体放大超过 2 000 倍。这个显微镜只需要一个成本 56 美分的显微镜头、6 美分的三伏按钮电池、21 美分的 LED 显示屏，以及加起来总计 1 美元的一些胶带和转换器。该装置已经证明可以运用于杜氏利什曼原虫、克氏锥虫、大肠杆菌、埃及血吸虫、贾第鞭毛虫以及其他许多细菌和寄生虫的成像上。[19]

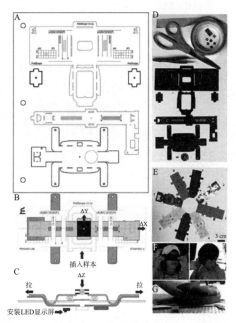

图 14-4　成本为 50 美分的高性能折纸显微镜

资料来源：J. Cybulski，"Foldscope: Origami-Based Paper Microscope，"arXiv，2014，http://arxiv.org/pdf/1403.1211.pdf.

疟疾每年会导致大约 60 万人死亡，未来通过价格低廉的手持式诊断工具来对疟疾进行快速诊断是必然趋势[10, 21-23]。当疟原虫消化分解血红蛋白后，就会产生疟原虫色素铁晶体。[24]当被感染的细胞受到近红外激光能量照射时，就会产生纳米气泡，通过这些瞬间形成的纳米气泡可以检测到这种晶体。这种特有的声音使疟疾检测（见图 14-5）与驱逐舰检测潜艇的方式无异。[24]这种皮肤测试方式不需要试剂或采血即可在疟疾生命周期中的任意点进行检测，并立刻获得效果，同时它具有出色的灵敏度，可以从 800 个红细胞中检测出单个被感染的红细胞，不会出现假阳性。这一过程只需要 20 秒和 50 美分。目前这一检测方法在小白鼠身上试验后，已进入临床试验阶段。还有另外一种可佩戴在手腕上的疟疾检测设备，它由磁性和光学传感器组合而成，可重复用来监测疟疾引起的疟原虫色素。[25]

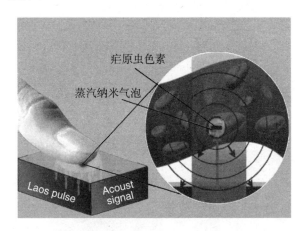

图 14-5　疟疾的纳米气泡皮肤测试

资料来源："In This Issue: Transdermal Detection of Malaria," *PNAS*, 111（2013）: 877-878, http://www.pnas.org/content/111/3/877.full.pdf+html.

还有一些其他的新式疟疾诊断方法，比如丹麦的创业公司 Amplino，可利用一滴血进行定量聚合酶链反应（简称 qPCR）。创新的是，该反应还可与手持式移动设备结合起来，比如 Nanobiosym 公司的"基因雷达"（Gene Radar）[26]，QuantuMDx 和 Biomeme 公司的手持式 qPCR 设备（见图 14-6 和图 14-7）。[27-30]

床旁测序的应用已发展到可以对多种病原体进行手持式的 DNA 测序，包括淋病和其他性传播疾病、西尼罗河病毒、登革热和结核病等。剑桥大学开发了一种更简便的方法，即直接使用试纸和智能手机的摄像头，采用比色测定法来对肺结核、疟疾和艾滋病进行检测（见图 14-8）。[31, 32]

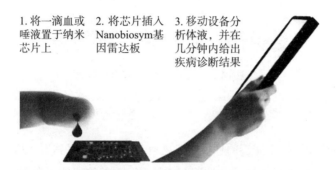

1.将一滴血或唾液置于纳米芯片上　2.将芯片插入 Nanobiosym基因雷达板　3.移动设备分析体液，并在几分钟内给出疾病诊断结果

图 14-6　"基因雷达"诊断结核病、疟疾和艾滋病示意图

资料来源：M. Farrell，"Blood Tests in Minutes, Not Days or Weeks," *Boston Global*，September 29，2013，http://www.bostonglobe.com/business/2013/09/29/rapid-blood-test-device-could-game-changer/ZEQQzCzwfNoFATUIW2Le3M/story.html.

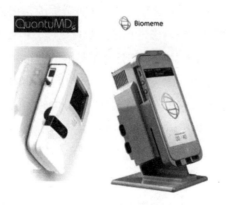

图 14-7　qPCR 设备

资料来源：http://www.quantumdx.com，http://bio-meme.com.

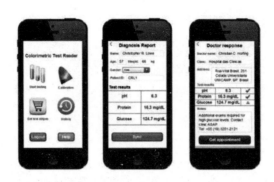

图 14-8　Colorimetrix 应用程序

资料来源：A. Yetisen，"A Smartphone Algorithm with Inter-Phone Repeatability for the Analysis of Colorimetric Tests"，Sensors and Actuators B: Chemical，196（2014）：156-160.（经同意，允许转载）

在基础设施较不完善的环境中，还有其他工具可以利用。基因组测序所需的成本和时间急剧下降，为抗菌药物的耐药性检测提供了全新的技术支持，通过对培养的病原体甚至可能是更快速的痰样本进行测序，即可进行诊断。体液检测是进行分子诊断的重要途径，对呼吸检测同样也如此。[33] 对呼吸进行质谱分析已经被用于诊断结核病，且已经证明其与传统的痰涂片镜检得到的结论并无差异。[33] 传统的痰涂片镜检并不是一个黄金标准，它会产生 40%～60% 的病例漏诊。虽然呼吸分析还尚未进行过大规模试验，但已有一项称为 Xpert 的床旁检测，采用了 DNA 扩增技术来诊断结核病，并可辨别病毒是否对利福平耐药，这项检测技术已在南非、津巴布韦、赞比亚和坦桑尼亚的共计 1 500 多人身上进行了随机对照试验研究。[34] 虽然 Xpert 并没有改善整体的发病率（主要研究点），但这项检测带来了更高的治愈率，并降低了治疗过程中的退出率，且非专业人士也可很容易完成这项检测。[34]

不仅病原体（包括病毒、细菌、真菌、寄生虫等）值得关注，还有大量的关键证据表明寄主（人）的重要性。发展中国家的政府对营养不良相当重视，因为营养不良的个体极易被感染，同时许多感染都与患者体内的肠道微生物密切相关。[35-39] 全世界有超过 2 000 万儿童严重营养不良，而患有夸希奥科病（严重蛋白质热能营养不良）的住院儿童死亡率更是高达 50%。

平等医疗之抗生素试验

一项在马拉维（Malawi）农村地区（代表着撒哈拉以南的非洲）进行的随机试验在 2 767 位年龄在 6 个月到 5 岁之间的儿童身上试验了两种不同的抗生素和与它们相匹配的安慰剂（见图 14-9）。研究发现，服用抗生素可明显降低死亡率，然而，在治疗过程中的死亡人数仍然非常多。[40, 41] 另外一项试验是对马拉维的 317 对双胞胎（只有一对双胞胎患有急性营养不良）进行了研究，对他们的肠道微生物组检测的结果表明，细菌种群的不平衡可以通过强化的花生酱配方帮助其恢复肠道功能。[37] 这个发现意味着淀粉含量超高的马拉维传统饮食结构亟须改变。将患有夸希奥科病的儿童体内的肠道微生物移植到（通过粪便样本）小白鼠身上后，用浓缩的花生酱喂食小白鼠，它们原本偏轻的体重即可得到复原。这两项引人注目的研究证明了饮食、微生物组和存在严重急性营养不良的宿主之间的关系，以及采用饮食和抗菌药物来进行干预的有效方式。

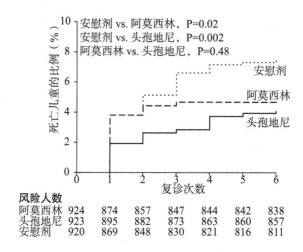

图 14-9　治疗急性营养不良的抗生素随机试验

资料来源：I.Trehan，"Antibiotics as Part of the Management of Severe Acute Malnutrition"，*New England Journal of Medicine368*（2013）：425-435.

从另一种意义上说，这些发现首先确定了潜伏的罪魁祸首，也可以说是完成了解决问题的第一步。未来，价格低廉的床旁测序工具（见图14-5至图14-8）能够精确、迅速地确定患者肠道细菌的种类和失衡情况，并确定出其特定所需的益生菌。[42, 43]

未来可以做到通过网络在线派送疫苗，与之对应，一项或许更令人惊奇的移动技术应用将会到来。文特尔（Venter）和他的同事已经验证了快速开发与致病菌株相符的合成流感疫苗的可能性（见图14-10），至少在理论上，这种代码能够以电子化的方式实时传播到地球上的任何位置作为重大流行病的反应系统。[44] 当然，流感病毒只是其中一个可采取类似策略对付的大量微生物的代表。这无疑是近期合成生物学发展中最令人兴奋的机遇之一，这是一种数字化和生物信息融合的途径，可以改善医疗现状。

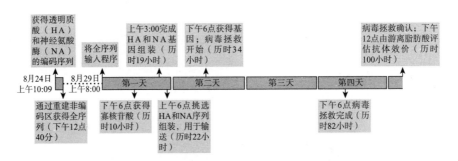

图 14-10　基因测序在控制流感病毒中的应用

注：流感病毒株可被快速测序并生产出疫苗，准备通过互联网进行派送。
资料来源：P.R. Dormitzer et al, "Synthetic Generation of Influenza Vaccine Viruses for Quick Response Pandemic," *Science Translational Medicine5*, no. 185（2013）：1-13.（经同意，允许转载）

非传染性疾病

在发展中国家，患非传染性疾病的人数不断增加，仅癌症这一类疾病，就比艾滋病、肺结核和疟疾造成的死亡人数总和还要多。每年有 1 400 万人被诊断出患有癌症：其中57%来自于低收入和中等收入国家，大约占到全世界癌症致死人群的70%（占到可避免的死亡人数的80%）。[45]乳腺癌是此类癌症的代表，它现在显然已成为全球性疾病：未来十年内预计将新发2 000万病例，一半以上将发生在低收入和中等收入国家。[46]发展中国家缺乏肿瘤学专家以及各种专业医护人员，同时帮助有效诊断和治疗癌症的治疗中心和基础设施也相当匮乏。令人欣喜的是，与针对传染病的纸基分析法类似的创新正在出现。[47-49]麻省理工的工程师们已经开发出一种快速、低成本的尿检方式，基于纳米粒子与肿瘤蛋白的相互作用来进行检测。[50]

公众人物、作家桑吉塔·巴蒂亚（Sangeeta Bhatia）认为："对于发展中国家，我们认为采用纸基检测的方法无疑是令人振奋的，在农村可对未经处理的样品进行分析，而不需要任何特殊设备。读出数据也相当方便，他们甚至还可以在手机上将图像发送给远程护理者。"[50]患者将接受纳米粒子注射，并用涂有抗体（用于检测与异常肿瘤蛋白结合的纳米粒子）的试纸条进行尿检。一旦经过临床验证便可用于实践，那么这种检测方法就会像家用验孕产品那样发挥巨大的作用。[47]研究人员甚至还在加速研究将纳米颗粒制剂植入皮下，希望开发出一种长期的、非一次性的测量工具。

目前，还发现了另外一种检测癌症的创新方法：采用智能手机、太阳光和少量的DNA样本，利用电流、引物以及精密电子来加热和冷却样本。有别于传统的聚合酶链反应方式，康奈尔大学研发的这项技术只需通过透镜和光盘吸收太阳光，从而驱动聚合酶链反应。[49]纸基装置除了在癌症检测领域的应用以外，还被用于进行肝功能测试，每次测试的成本为10美分，而传统的方式为4美元。将血样滴在嵌有疏水隔离的纸张上流动，然后通过手机摄像头，对测试结果进行分析和传送。[51]

在涉及传感器、成像和全组学方面的书籍中，早先被记载的数字化GIS方案已经被发展中国家全面应用于非传染性疾病的患者身上。但这项技术所需要的不仅仅是移动通信信号，因此涌现出了大量的众筹项目，例如The Sensor

Project 获得传感器[52]、Imaging the World 项目获得成像设备[53]，这些对于医疗 GIS 的运作来说都是必需品。手持式高分辨率的超声成像设备已经被证实可以降低围产儿的死亡率，这是一个多么骄人的案例。只需要给接生护士团队配备一个超声成像设备，进行短短一天的关于妊娠 5 大成像危险因素，如胎盘前置和胎儿臀位识别等培训，就可以使加纳和印度农村地区的胎儿死亡事件减少超过 70%。在非洲和印度的偏远地区，新生儿的健康问题已经可以通过手机设备，采用多种方法得到解决，比如根据胎龄定期给孕妇发送信息；提醒妇女出现孕期并发症的迹象；提供相应基础设施帮助进行分娩。[54] 一般来说，约有 10% 的孕妇可能患有子痫前期，这会大大增加孕期并发症的风险，通过低成本的智能手机设备来测量血液中的氧气，即可进行早期检测。[55]The Sensor Project 项目正在通过众筹的方式来为印度、巴基斯坦、尼日利亚和莫桑比克等地的 8 万名女性提供这种传感器。[52]

功能强大的微型体检设备

节能技术的主题与智能手机连接起来，便是发展中国家实现数字化医疗的核心。许多工具，包括 50 美元的内窥镜，可以对耳朵、鼻子和喉咙做全面检查，并且已经在中国台湾的农村山区进行过现场试验。[56]斯坦福大学开发的智能手机眼科工具只需 90 美元，即可完成传统的装有 2 万 ~3 万美元无裂隙灯标准设备才能进行的检查，包括对结膜、镜片、角膜、虹膜等的检查。[57]这项工具被称为"眼睛手机"，其中一位研究人员还把它叫作"眼睛的 Instagram"。[57, 58]澳大利亚国立大学则使用 3D 打印机制造出 1 个只需要一美分的微型显微镜头，当它安装在智能手机上时，就可具有与价值 300 美元的皮肤显微镜等同的功能。[59a]哈佛大学的工程师们发明了一种"全球移动电子化学探测器"，其制造成本大约为 25 美元，并配有一块 3.7 伏的锂电池，可以使用数月甚至数年，其可用来测定如葡萄糖、钠等最常规的化学物质。

这种手持设备依靠智能手机和云端之间的连接来对样品进行实时的现场分析。[59b, 59c] 麻省理工学院的媒体实验室设计了一款叫作"Eye Netra"的装置，价值 2 美元并可重复使用，将其连接至智能手机即可折射进入眼睛的光线，已帮助发展中国家成千上万的人恢复视力。

然而，即使是这些已经相对低廉的价格，也可能会被认为是价格过高的，因为每一项新开发的工具都是这样的，从生命体征监测到基因组测序，必须考虑如何将成本降到最低，才能将在全球范围内改善医疗现状的机会最大化。

医疗专业人士的匮乏

单单依靠成本极其低廉的技术是不够的：还迫切需要足够的医疗专业人士。这已经成为一个突出的全球问题，如图 14-11 展示的，暗色区域代表了在 2011 年那些严重缺乏医生、护士和助产士等专业医护工作者的地方。

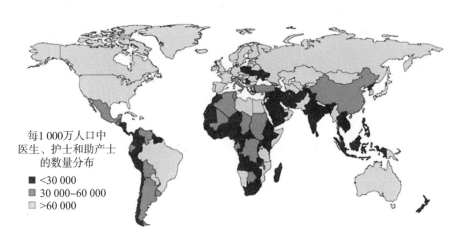

每 1 000 万人口中医生、护士和助产士的数量分布

■ <30 000
■ 30 000~60 000
□ >60 000

图 14-11　医生、护士和助产士数量的分布情况

资料来源：N. Crisp, L. Chen, "Global Supply of Health Professionals," *New England Journal of Medicine* 370（2014）: 950-957.

前面已经提到过医疗资源的错配导致的在医疗专业人士最少的地区慢性病的疾病负担最重（根据 DALY 测算）这一情况。据世界卫生组织估计，全球医生和护士的缺口已远超过 400 万。[60] 医疗专业人员的匮乏推动了创新。例如，莫桑比克的护士开始进行新增的剖宫产手术培训，也被称为"手术技术"（técnicos do cirurgia）项目，已取得与临床医生相当的操作效果。[60] 总体而言，发展中国家的社区卫生工作者和辅助专职人员的数量以及信心都有了大幅提升。远程医疗逐渐成为极具吸引力的策略，并已获得初步进展。[61] 远程医疗公司 VSee 已经建立了一套远程医疗领域的工具包，并配有多个医疗设备来支持远程在线诊断。

未来洞察 Future Insights ···

电子医疗诊断软件和虚拟医生项目可以在美国和中国将农村的患者与医生、专家建立联系。项目在赞比亚首次推出后，逐步扩展到了更多的发展中国家和地区。[62] 这些开拓性的尝试只是医患连接的开始，但愿有一天，通过这些努力能够有效应对医疗专业人才队伍不足的难题。

···

世界的扁平会增加还是减少医疗的不平等

妮可·艾利森（Nicole Ellison）是密歇根大学信息学院的一位副教授，她曾预言："随着全球互联网用户的人数越来越多，人们对医疗、纯净水、教育、食品和人权的可及性方面存在的巨大差距会越来越重视。"[63] 依靠数字化工具来改善世界各地的医疗服务，会产生截然不同的效果。一方面，正如在很多案例中看到的那样，在任何有移动信号的地方，特别是智能手机可以与互联网相连的地方，数字化工具便能够随时随地提供最先进的医疗技术。移动信号这个约束条件强调了数字鸿沟的严重性，同时这不只是美国以外地区的问题。虽然美国政府已投入超过 70 亿美元来扩大美国民众的互联网宽带接入，然而数百万资金仍被搁置一旁。[64] 美国仍有大约 20% 的成年人不通过任何方式使用互联网，包括移动设备。这不仅仅是因为缺乏对计算机的了解和运用能力，同时访问费用较高也是一个重要原因，而且似乎其价格还在不断上升。

被忽视的少数民族人口在无法访问互联网的人群中所占的比例尤其高。有些人可能会对这个数字感到惊讶，在全球前 20 经济体的互联网接受度排名中，美国只排列第七。[65] 简单地靠注入更多资金似乎并不足以解决问题：美国商务部互联网政策的总监约瑟夫·莫里斯（Joseph Morris）将数字鸿沟形容为："一个复杂的多面性的挑战，且没有一个简单万能的解决方案可以应对。"[64] 因此，响应各方面进行深入研究变得相当重要。

尽管宽带使用的大众化和在全球范围内的普及存在重重挑战，但已经有迹象表明，目前的基础设施建设正在为一些我们曾经没有预想到的人群提供帮助。至少在一项研究中显示，超过 70% 从急诊科获得医疗服务的流浪汉拥有了手机，并期望接收到短信和电话。[66] 该项研究的作者总结道："流浪汉们没有稳定住所，无法拥有固定电话、台式电脑、笔记本电脑或无线网络，当他们需要医疗服务时，智能手机能够满足他们对互联网和相关应用的需求。"[66] 有趣的是，这项研究发现，无家可归的人比有稳定住所的人更愿意通过短信和电话获取医疗信息。

毫无疑问，要缩小数字鸿沟这个全球性现象，还需要做更多的工作。几乎每次对移动医疗战略进行验证时，都有越来越多的证据表明需要完善对患者的服务工作。有一项在洪都拉斯共和国的农村开展的研究，研究对象为仅受过 5 年教育、年收入仅约 2 500 美元的糖尿病患者，研究结果显示：短短 6 周基于互联网的电话沟通即可明显改善患者对其体内葡萄糖水平的管理。[67] 在巴西的一个相对贫穷的市区里，100 位患有多种慢性疾病的老年患者利用远程监控的方式，使得他们接受住院治疗的比例明显减少、医疗成本显著降低。[68]

未来洞察 Future Insights ···

　　巴西研究项目的负责人还提出了一个远远超出此次研究范围的观点："目前正值全球城市人口迅速老龄化时期，疾病谱正经历从传染性疾病到慢性疾病转变的过程，我们的研究证明了移动医疗技术带来的巨大潜在益处，可以推进城市医疗的全球化进程。我们不应该只是等待这些创新慢慢流淌到金字塔底部，这项研究表明我们能够而且应该从最需要获得医疗服务的地方开始，将最可及的技术不断传播给他们。"[68]

···

　　无论是农村还是城市、发达国家还是发展中国家，都有越来越多的证据显示，数字化医疗工具可以实现医疗的民主化。这就意味着，除了附加的医疗设备成本在下降，手机的成本也必须下降。事实上，智能手机的成本确实在直线下降，预计在未来几年内，很大一部分手机的成本将低于 50 美元（图 14-12）。[69, 70] 免费 Wi-Fi 已经开始在发展中国家的农村出现，通过类似 Internet.org 计划的举措和其他免费移动服务，将非洲未接入互联网的区域连接起来。[71, 72] 有一个简单的策略似乎在一定程度上有所帮助——回收手机。[73, 74] 丹尼尔·弗莱彻（Daniel Fletcher）是加州大学伯克利分校的一名工程师，他写了一篇题为《为什么你的 iPhone 升级会对穷人有益》的专栏文章。[73] 购买智能手机的富人和穷人之间产生这种奇特的关联性的原因很简单：智能手机的大量功能被重新定义，开始逐步瞄准在发展中国家的应用。

　　7 年前，当我们的手机上开始配置有百万级像素的摄像头时，我在加州大学伯克利分校自己的实验室里与一群学生开展了一项研究，来探索这些相机能否像我们实验室里价值 15 万美元的研究显微镜那样去捕捉人体的细胞图像。我从我妹妹的手中借来一部诺基亚手机，将一组简单的透镜固定在手机上，我们就能够看到血液细胞、疟疾寄生虫和引起结核病的细菌图像。[73] 现在，弗莱彻和他的团队正在运用智能手机的摄像头，在喀麦隆进行寄生虫的监测、在泰国进行视网膜疾病诊断、在印度进行口腔癌的检测。其他团队已经将智能手机改装为手持式超声成像检测设备。

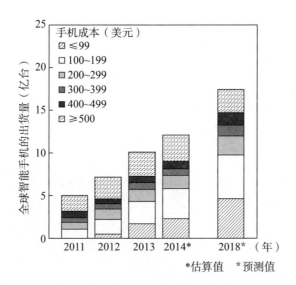

图 14-12　智能手机的成本在持续下降

资料来源：摘编自 "The Rise of the Cheap Smartphone," *The Economist*，April 3，2014，http://www.economist.com/node/21600134.

这些创新只是另一种诠释如何将智能手机医疗带到全球各个角落的案例。盖茨基金会、沃达丰基金会（Vodafone Foundation）、威瑞森基金会（Verizon Foundation）、世界卫生组织还有不胜枚举的其他组织正在尝试实现这个目标。当富人们购买了最新款智能手机时，意味着他们无意中也正在为这份事业出力。

未来洞察 Future Insights ·······································

　　好比是古登堡印刷机，智能手机同样使得人们的文化水平有了显著提高——我们似乎正在经历贫穷国家的"阅读革命"。[75] 智能手机的普及将进一步提高一系列健康教育举措的成效。久而久之，我们会逐渐实现最终目标：将数字化医疗带给所有人，不以抛弃任何一个人为代价。

···

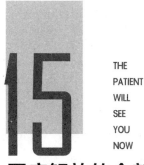

15

THE
PATIENT
WILL
SEE
YOU
NOW

医疗解放的全新模式

铁路并不是由运货马车的车主建造的。

——约瑟夫·熊彼特
奥地利经济学家 [1]

医生和患者之间的关系一定会变得更加平等；健康将实实在在地成为患者的首要任务，医生则是其中的顾问、指引者和协调者。很大一部分医疗实践将转移到互联网上，在线咨询将成为家常便饭。

——理查德·史密斯
《英国医学杂志》（*British Medical Journal*）编辑 [2]

虽然我们只能预见一小段未来，但我们已经发现有太多需要做的事情。

——艾伦·图灵
英国数学家，人工智能之父 [3]

其实，医疗界从未发生过真正的颠覆性变革。1848 年，伊格纳兹·塞麦尔维斯博士发表了一项研究报告，发现医生经常洗手可以明显降低死亡率，这条要求医生洗手的建议冒犯了一些医生，他们认为这项要求没有给出任何科学的解释，因此将其草率驳回。[4] 类似的，在 1990 年，对怀孕期间使用超声检查遭到了强烈反对。在一本一流的专科医学杂志《美国产科与妇科学杂志》上，艾维格曼和他的同事们发表了一篇文章来回应对于超声检查的推崇，他们写道："那些倡导使用超声的作者所提出的伦理依据是：由于患者的自主管理，使得超声扫描的常规使用成为正当的做法。然而，这会导致患者对医生和医疗系统产生不切实际的期望，从而造成不适当的法律责任，并最终可能伤害到患者。"[5] 甚至是何内·雷奈克（Rene Laennec）在 1816 年发明的听诊器，委婉地说，在当时也没有获得医生的认可。新的设备最初被认为会妨碍传统的体格检查，因此遭到了强烈的抵制。直到 1838 年，有公告宣称"听诊法已经经受住了科学界有史以来最猛烈的抨击"，听诊器经过 20 年才被广泛接受。[6] 今天，我们面临着类似的困境，正处于医疗变革的风口浪尖之上，其影响力将远远超出听诊器。

金·古德塞尔（见第 2 章）是我的一名患者，她被称为是"未来患者"，她最近发给我一封电子邮件，谈到医疗正在经历的变化，以及患者和医生开始直面的挑战。她写道："随着患者对信息的可及性变得毫无限制，患者将更加积极地参与医疗，同时获得更好的医疗教育，随之而来的无疑是全新的挑战。"

尽管如此，她已经意识到："这场变革的罗盘航向正对准的是未来医患合作的方式。再次感谢您提供给我这次机会，让我能够参与到这场'智能医疗的协作'过程中。"

这些来自于患者的寥寥数笔诠释了"解放"的精髓，这是民主的终极形态。随着医疗逐步数字化和无线化，我们已从"翻盖手机"的时代发展到了整个医疗模式的"翻盖"。我们已经从迫使患者服从和依赖的权威医疗中解放出来，拥有了相对自由和自主的医疗选择权，[7-18] 以往的传统局面将不复存在。

当医疗从原本多样化的艺术和科学混合模式彻底升级为一门真正的数据科学——覆盖个人 GIS 和预测分析的一门学科，医疗行业就发生了不可逆转的变革。过去患者甚至无法获得他们自己的数据，而今天患者不但可以拥有，还可以自我生成这些数据。[19-24] 过去还存在着严重的医疗服务可及性问题，而今天按需提供医疗服务已经实现。如今，无需医生，患者就能迅速诊断自己的皮肤病变或孩子的耳朵感染。这只是个开始，我们已能看到：智能手机将在实验室检查、体检，甚至是医学成像方面起到核心作用；你将可以拥有类似于重症监护室那样的安全监测服务，这可以降低你的医疗费用、提高家庭医疗的便利性。一台超级计算机能够在数秒内根据你的症状和健康数据，从最新的医学文献库中快速检索大量文章；在你需要进行医疗评估的时候，通过移动设备即时获得有关医生和医院的价格信息和评级，立即"看到"医生。

未来洞察 Future Insights ··

　　我们正在经历的是自公元前 400 年的希波克拉底时代以来，从未被严肃挑战过的家长式医疗管理所遭遇的前所未有的重大变革。如同我们生活中的其他方面一样，当数据变得极其容易携带、精细，大量数据可以自由流动、充分透明，且似乎拥有无限的计算能力来处理这些数据的时候，历史性的改变发生了。回想下谷歌和亚马逊给生活所带来的影响，只是现在随时随地进行搜索和购买已经是老把戏了。数据共享并根据语境来计算数据的能力将带领非医疗界进入一个令人难以想象的高度，比如无人驾驶汽车那般的突破。

同时，医疗界的变革势头也将相当强大。

··

无人驾驶汽车和无人诊疗患者

当我行驶在一辆大卡车后面时，除了卡车什么也看不到，我感到无助是因为我缺乏交通和路况的关键信息。在医疗领域，相似的情况也难以避免。大货车就好比是我们的医生，挡在我们前面，霸占着道路，不经意地遮挡了我们的视线。如果我们拥有个人医疗的 GIS 信息，那么大卡车遮住我们视野的情况将不复存在。原来我们必须在医生办公室这种固化的环境下，才能获得某一时间节点的健康检测数据，而现在，我们可以在真实世界中实时获取我们自己的健康数据。突然间，患者弯道超车，行驶到了大卡车的前方。

当然，这不是避开大卡车的唯一途径，我们也可以直接让谷歌来驾驶这辆大卡车。目前，谷歌无人驾驶汽车采用电力，不再需要刹车、加速器或方向盘。[25-31] 它拥有 360 度全景视野，消除了任何视线盲区，并配有上百个激光和雷达感应器。无人驾驶汽车可以识别行人、自行车，甚至是他们的手势，而且比人类的识别能力更强，拥有比人类驾驶更优的安全记录。一部智能手机即可控制汽车的行驶。我们能够利用这些传感器和计算技术来设计自动驾驶的汽车，那么我们是否准备好了来培养能够自我诊断的患者呢？

我认为，答案是肯定的，未来的患者将更主动。然而，毋庸置疑的是，未来的医疗仍然离不开医生的诊断。很多医学实践将进行重塑，摒弃那些根深蒂固的、被视为极其神圣的必须依赖医生进行的手术。[32-34] 正如你现在可以用智能手机进行心电监测，通过计算机算法得到即时的检查结果分析，这将成为未来更多诊断案例的缩影。不管你是有睡眠呼吸暂停综合征，还是高血压，任何这些症状都可以用简单的定量数据来记录和处理，再迅速反馈给你。如果你对症状的筛查有兴趣，那么直接将这些数据输入你的小型设备，连接到超级计算机，你就能获得一个列表，上面罗列了你最可能罹患的前五种疾病。当然，如果你希望深入查阅，还会向你提供一份详细的引用和参考信息列表。

诊断学的变革已蔓延到实验室诊断领域。1977年在药店首次出现的家用验孕检测仪，被认为是一件轰动的大事。但很快，你甚至都不再需要走很远的路，只须进行一项常规的实验室检查，就能确定你是否有感染，感染源是什么，主要是什么器官功能受到了影响等问题。

另外，患者的自主性并不仅限于诊断环节。临床监测可以成为最新科技大展身手的极佳领域，也相当适合患者的自我管理。对于抑郁症患者，可以进行密切的实时情绪量化评估；对于心脏衰竭患者，可以进行心脏指标参数（如心输出量、心搏量和流体状态）的检测；对于哮喘和慢性肺阻塞患者，可以进行肺功能和呼吸功能监测；对于帕金森氏病患者，可以监测肌肉运动和震颤……几乎所有的慢性疾病都能够实现传感器、实验室和智能手机的监测。一旦采集到数据，就可以实时通过经反复验证过的算法向患者提供连续的反馈信息。

我已经看到"无人诊疗"对最基本的监测应用带来的影响：我的很多高血压患者已经开始自我检测血压值。只要为仪器设置好目标参数，比如收缩压[130]、舒张压[80]，患者就可接手，进行自我监测。患者利用智能手机，进行频繁的血压值测量和读数，通过完美的数据可视化，患者就可自主判断是否有效地控制了血压，以及控制不当的原因。若知晓一个人生活经历的前前后后，可以为确定异常血压值的原因和解决方案提供很大的便利。

当然，医疗自主化的适用范围也是有限的。无人诊疗尚无法覆盖大多数临床治疗，比如外科手术。（我们可以借助机器人来用真空吸尘器清扫房间，协助外科医生，但无法进行心脏搭桥术。）尽管可能数量有限，但我相信，一旦我们完全接受和认可患者产生的数据以及机器基于算法的解读，一些症状的"自主处方"就会获得很大进展（见图15-1，虚线部分）。例如，当父母获得客观证据表明孩子患有脓毒性咽喉炎，同时拥有孩子的过敏史和用药记录时，是否必须让医生来开具抗生素的处方呢？很多医疗领域的政策执迷者认为，"无人诊疗"可能意味着一部分责任将转移到护士、药剂师或其他医务人员身上。

未来洞察 Future Insights

　　患者掌握了大量信息后，将可能真正实现权力的转移，这个巨大的转变将大大减少患者对专业医疗人员的依赖程度，鼓励患者自主进行医疗管理。

　　只有当我们开始治疗时，患者的自主权才被划定界线（图 15-1）。现在我们需要谈论的是医生向患者提供关键的确定疗法的同时，如何与医疗的人文关怀进行结合。确实，这需要建立在医生的不同能力之上——拥有出众的医学知识和基于患者信息的疾病背景判断，同时还需要帮助患者保持健康或使其康复，给予患者同情、鼓励和支持等能力。

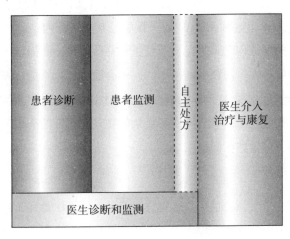

图 15-1　患者自主诊疗模型

注：该模型中患者拥有诊断和监测的主导权。

　　亚伯拉罕·韦尔盖塞（Abraham Verghese）在 2014 年斯坦福大学医学院毕业典礼上，将这些对于医生的能力要求完美地融入了他的演讲："可能你会无法治愈你的患者，但你依然可以抚慰他们，只要单纯地陪伴在床边，你的存在就会让他们感到安心。"[35]16 世纪的帕拉塞尔苏斯（Paracelsus）医生曾经说过一句话（几乎无法再做任何优化）："我宣誓：我会爱我的患者，每一个人、所有人，比我自己的身体受到威胁时还要珍爱。"[35] 无论是算法、超级计算机、计算机的化身，还是机器人，都不可能做到对患者进行人文关怀。任何一台计算机都无法通过医疗的图灵测试①，库兹韦尔的"技术奇点"②观点仍将更胜一筹。

身体的全新智慧

说到"身体智慧"，有些人总是会联想到：婴儿天生能够自行选择饮食以满足适当的营养需求[36]，或是怀孕的妇女所念想的食物一般都是身体迫切所需的营养物质；[37] 但其实，这个术语最早是由沃尔特·坎农在 1932 年出版的《身体智慧》一书中提出的。[38] 坎农是哈佛大学著名的生理学家和医学研究员，他首次提出了"自稳态"（homeostasis）的概念：我们的身体会自主进行严密的调节，以维持血糖、电解质、pH 值、体温及其他成分的稳定状态。这些成分均通过人体内的反馈回路来进行自动校正和均衡维持，例如身体会通过出汗或颤抖来使体温维持在一段精密的范围内；也会通过让人感觉口渴或使小肠吸收尿液中的水分来确保身体含有足够的水分。坎农甚至还引入了"社会自稳态"的概念，来解释人类机体与环境之间复杂的相互作用。这些突破性的想法重塑了我们对人体生理学的认知。

如今，每一个个体都可以通过医疗数据来获得直接的反馈，因此"人体自稳态"将进入一个全新的维度。这就意味着，人体开始要基于外部机制，而非内在机制的反馈回路来维持稳定状态。还是拿血压作为例子，我们的身体经常

---

① 图灵测试（Turing test）由计算机科学和密码学的先驱阿兰·麦席森·图灵在 1950 年首次提出。测试内容为：若电脑能在 5 分钟内回答由人类测试者提出的一系列问题，且超过 30% 的回答让测试者误认为是人类所答，则电脑通过图灵测试。——译者注

② "技术奇点"是一个根据技术发展史总结出的观点：技术发展将在很短的时间内，发生极大的接近于无限的进步。库兹韦尔认为：基因、纳米等技术将帮助人类建立一个"外脑"，"外脑"拥有计算机快速计算、海量存储等优点，而人类原有的大脑将在艺术创造、面对未知事物等方面继续发挥优势，人类的大脑与新诞生的"外脑"无缝连接，从而诞生超越人类的"强人工智能"，更多内容可见库兹韦尔的著作《人工智能的未来》；而图灵测试是指单纯依靠计算机实现人工智能。——译者注

无法将血压值控制在一个理想的范围内。然而现在，信息可以被连续地反馈给个人，个人可采取正确的措施来进行管理，可以通过测定自身的盐敏性、饮食对血压值的作用，或是量化减肥、锻炼和睡眠等来对血压产生影响；若有必要，还可以制定合适的药物和剂量方案。这些过程不仅仅关乎个人的传感器、实验室或图像数据，而且还涉及同行之间的数据共享，通过数据传输来为个人提供更多的反馈。尽管这些并不属于坎农最初提出的"自稳态"理论的范畴，然而，并不难想象通过这样一种过去医生无法提供的全新途径，来推动关键身体指标的稳定平衡。与很多身体的其他功能所不同的是，这种基于外部的调节系统其实并不是自动的。这一过程涉及个人的积极参与，且需要依赖计算机来处理个人数据，通过算法推导出可实施的建议。在掌握了以往无法获得的数据后，这些额外的反馈结果将有可能对坎农所提出的"身体的内在智慧"，起到补充和提高的作用。

身体数据的所有权

在整本书中，我一直强调个人数据所有权的重要性。显然，在数据驱动的经济体中，一个人数据的价值已经得到了显著提升。你只需要稍微想想亚马逊、Facebook 和 Twitter 的估值，就能明白如今个人数据的价值，甚至都不用提及即将涌现的个人健康和医疗数据。为了突出数据所有权对于个人的重要性，让我们来谈谈珍妮弗·琳恩·莫罗内（Jennifer Lyn Morone）的例子。[39]

创新时刻 Innovation Time

患者所有权意识的觉醒

珍妮弗创建了一个个人数据管理的软件平台，并注册了一家公司（JLM），来明确个人数据的所有权和控制权。利用她日常穿戴的多用传感器设备（见图 15-2）和我的数据库（简称 DOME）软件，即可通过平台来对她的"生物、物理和心理服务"数据进行包装和销售。尽管这可能是一次单病例随机对照试验，但它确实反映出人们对数据价值和数据所有权重要性的全新理解。

财产所有权是解放的核心。毫无疑问，这是一个不证自明的真理：每个人都有权拥有自己所有的医疗数据。这与专利知识产权无关，而是关乎患者身体的所有权。目前我们还没有认清这一事实。但是，这就好比患者参与的价值被认可的过程是如此唐突，我们一定会到达一个拐点，即惊喜地看到人们在为自己力争所有权。未来，我们必须摒弃家长式医疗，让数据变得极其便携，并开发创新技术来引导患者生成自己的数据，并且为数据共享搭建数字化的基础设施。

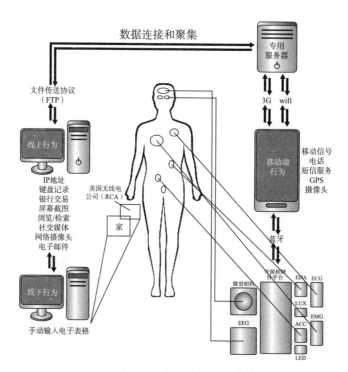

图 15-2 DOME 存储和管理医疗数据示意图

注：EEG= 脑电图，EDA= 皮肤电反应，LUX= 勒克斯（照度单位），ACC= 加速器，LED= 发光二极管，ECG= 心电图，EMG= 肌电图。

资料来源：摘编自 Jennifer Lyn Morone, Inc.[2014-8-12].http://jenniferlynmorone.com/.

所有权的问题并不是一个看似简单的概念，它并不是 0 或 1 的存在。你可能认为你拥有自己的手机数据，但是像 Verizon 或 AT&T 之类的运营商却可以控制你的账户权限、你的数据存储，甚至还能控制哪些第三方可以获取你的信息（比如国家安全局）。在卡瑞尔医学研究所（Coriell Institute for Medical Research），我们已经看到了一个关于基因数据所有权的优质模型：个人的基因组数据被存储在他们自己的电脑里，并且必须经过所有者的批准后，提供商才能对数据进行选择性访问。然而，仅仅获得数据的所有权本身，是远远不够的，它还必须被保护。未经本人同意，个人的数据是不能被使用、出售或传播的。然而，通过应用程序来提示（强迫）你点击"我同意"的过程并不满足这个要求。上文已经提及过，若可以确保个人身份会被隐藏，大多数人愿意将他们的数据用于研究。像珍妮弗·琳恩·莫罗内一样，一些人甚至可能会很乐意实名出售自己的数据。

个人数据和手机盗窃事件的同步剧增，带来了很多隐患，我们迫切需要全新的方法来最大限度地保障个人的医疗信息安全。最大限度地减少电子盗窃漏洞的责任延伸到受害者个人。所幸的是，保护个人数据所有权的新方法已经在开发。[40, 41] 最终，每个人不仅能拥有自己的数据，且数据在个人云盘或是系统中均受到保护，由数据的所有者来授权访问。这无疑是一次颠覆。

重塑雇用关系

过时的美国医疗制度是基于雇主建立起来的，在工业国家中独一无二，同时还被《平价医疗法案》基本采纳。[42] 要追求真正意义的解放，我们必须终结这种雇员依赖雇主的医疗保障模式，这是最近由最高法院的一项决定（Burwell vs. Hobby Lobby，认为雇主愿意提供哪些医疗保障，比如是否会为避孕提供报销）再次引爆的观点。[43] 虽然我们还是应该继续力争解放这种依赖雇主的保障方式，但似乎在一段时间内，我们仍然无法摆脱这个不合理、低效、过时的平台。[43, 44] 然而，至少有一部分可以先被解决，那就是企业的健康方案。具有

50 名以上员工的公司中，超过一半都拥有自己的健康方案，每个雇员的平均成本为 600 美元，这是一个每年超过 60 亿美元的大项支出。[45-47] 健康方案的目标是降低医疗支出、减少旷工率、持续改善生活方式，以及提高生产率。但这些方案大体上都是不成功的；事实上，当人们用投资回报率来评估它时，这些方案显然都是失败的。[48-50] 这些健康方案通常会提供高血压和胆固醇检查、健康风险评估，以及禁烟、减肥和健康教育等。若雇员达到特定目标，一些方案还会给予经济激励。通常情况下，这些健康方案大多都会要求雇员进行年度体检，然而，体检只能提供有关健康信息的一些皮毛，甚至在某些时候，这些健康方案可能会使事情变得更糟糕。[51-54]

现在员工将掌握自己的数据，健康方案可以重新开展吗？可以获得成功吗？[53, 55-58] 虽然没有人会理直气壮地质疑生活方式对于健康的重要性，但坚持改变行为确实是一件非常困难的事。以前我们没有可获取个人独有的具体数据的工具，也没有相关的医疗信息全貌。而现在，我们能够获得这些数据，通过数据来使一些有益的行为（比如运动）变得非常有趣且游戏化，从而使其更受欢迎并可调动员工积极性。[59] 我曾经参与过一些企业组织的以改善生活方式为目的的团体比赛，[60a] 很难相信这些比赛活动竟然对维持健康没有什么效果。

英国石油公司（British Petroleum）和欧特克（Autodesk）均为它们的员工配备了穿戴式传感器，开始跟踪员工们的运动和睡眠的状况。[60b] 已拥有 1 000 多名员工的云咨询服务提供商 Appirio，声称使用可穿戴式的活动跟踪传感器可以为企业的医疗费用支出节省 5%。[60c] 随着越来越多的医疗传感器进入商业应用，这些类似的健康方案可以大展身手。最后，仍然需要告诫的是，员工享有数据的所有权，必须由个人来决定是否共享这些数据，在所有者不知情或不同意的情况下，个人信息将不可作任何其他用途。这些方案可能更适合被称为是雇员健康方案，而非雇主健康方案，它们代表的是信息持有者和生产者的利益。

卸下壁垒

人们从传统医疗的桎梏中解放出来，必须依靠数据的解放，这一切已初露端倪。飞利浦的合资企业就是一个案例，飞利浦是一家领先的医疗传感器提供商，Salesforce 是一家云计算领域的优秀代表机构，两者共同为软件开发商、供应商、医疗设备生产商和保险公司打造了一个"开放云计算医疗平台"。[61, 62] 开放医疗是建立在"一人之力"基础上的。如果你没看过 *"Power of One"* 这个一分钟的视频，同时又期待感受那些影响世界的人们给你的激励，那么它值得一看。当个人的数据和信息可以惠及所有人，并成为平台的一部分时，也就展现了"解放"的另一个层次。我更想把它称为"逆流行病学"。今天的流行病学采用了自上而下的分析方法，基于人群来研究健康和疾病的模式、原因和影响。由于这种方法学是从大样本的角度来分析数据，并没有指向特定的个体，因此它的本质是以"平均"为导向的。相反，"逆流行病学"是基于个人对 GIS 信息前所未有的掌握能力，自下而上进行的一种研究方法。它承载着众多的力量，我们现在可以大胆地承认，"平均"的时代已经结束，我们已经可以更精准地把握驱动健康或产生疾病的因素。

然而，迄今为止，我们花了太多的精力在数据采集方面，使大数据"越来越大"，却忽视了最终目的是深层分析和学习。今天，在这些数据中，经过分析的数据只占了不到 5%。现在是时候开始将数据囤积往知识转化方面发展。[63] 我们处于医疗的一个特殊时期，跨学科工作不仅需要数据的开放和积累，同时还要求最大限度地发挥数据的价值。

未来洞察 Future Insights ···

彻底打破学术界、生命科学、信息技术之间的界线，正是跨界深入发展所必须的。用"举全村之力"来描述这场协作简直太保守。一旦实现医疗无边界的融合前进，我们将获得的是群体的全部智慧。

···

解放之路

媒介大师马歇尔·麦克卢汉是我最崇拜的兼具智慧和理想的英雄之一，你会发现他的观点在此书中已被广泛引用。早在 1962 年，在他出版的《古登堡星汉璀璨：印刷文明的诞生》一书中，[64] 就印刷术产生的影响和随后的大众传播形式，他提出了颇多深刻的见解。

在书中他提出了几个与人类艺术和知识的储存记录载体相关的超前概念："地球村"和"冲浪"。那时候距离网络出现还有几十年时间，他就已经预见电气时代快速并自由移动文件的能力。他认为，信息的移动并不关乎技术本身，而是由书籍和印刷材料重塑的民族和文化决定的。麦克卢汉认识到大众媒体会带来前所未有的影响力，深谙没有印刷术就不会有媒体，不会有他所知的世界，不会有今天进一步的演变。

同样地，没有智能手机，以及支持它的整个数字化基础设施，就无法实现医疗的民主化。一旦在线三录仪①成为可能，就会诞生戏剧性的文明发展。《星际迷航》所展示的 23 世纪，"老骨头"伦纳德·麦科伊博士（Dr. Leonard McCoy）利用一种手持设备的三种输入记录功能来迅速诊断疾病，"三录"分别是地理、气象和生物。（如图 15-3）[65-67] 2015 年，正值《星际迷航》50 周年之际，高通公司向现代最好的三录仪产品团队颁发 1 000 万美元的 X 奖项。[68] 然而，有所不同的是：该设备并不仅仅可以为伦纳德博士或医生使用，而且是一个完全可以由患者来操作的设备。

---

① "三录仪"即手持科学分析仪；在《星际迷航》电影中，通过这种仪器扫描并收集某一区域的地理、物理及生物信息。——译者注

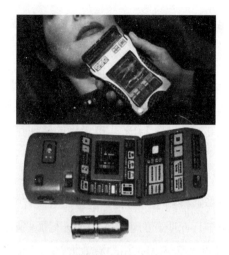

图 15-3 装有可拆卸式扫描仪的三录仪

资料来源：（上图）io9，[2014-8-12].http://io9.com/meet-the-teams-who-are-building-the-worlds-first-medic-1543000639（下图）Starbase 484，[2014-8-12].http://sb484.kersare.net/nova/index.php/wiki/view/page/24.

从专制医疗到半自主医疗

我们确信，医疗的解放是我们力所能及的事情之一。实现人类数字化，必须要求技术的创新；技术也确实正在迅速发展。比起技术的应用以及民主医疗的实现，技术创新相对容易。因此，我认为"自主医疗星汉璀璨"（iMedicine Galaxy）将是一种全新的模式，它可以汇集必要的共生力量，从而实现医疗转型。让我们简单回顾一下，哪些是我们需要的力量。

大雇主

最大规模的公司通常拥有几十万名员工，每年医疗保健的支出达数十亿美元。与其让这些公司离开美国，通过减轻课税负担来支付员工的医疗费用（如雅培和美敦力），或是与申请破产（如通用汽车）相比，不如提供一个更吸引人的方案：带头冲锋，反抗制度。如果这些公司能够在他们的员工中推行民主化医疗，那么一定能省下一部分就诊、住院、实验室检查、影像检查及其他诊断项目的相关医疗费用。

　　未来，在大多数情况下，必要的影像检查只需要通过移动技术，即可完成一部分体格检查，几乎全都免费，那么这些公司还需要为精细的超声检查支付平均 800~1 000 美元的费用吗？未来，患者将能够使用远程监测，那么患者还需要留在医院支付平均每天 4 500 美元的费用吗？未来，免费的实验室检查可以在患者家中进行，或者至少筛查是免费的，患者还需要支付至少 3 500 美元的费用在医院进行睡眠检测吗？为什么这些雇主没有强制员工执行"明智的选择"倡议中数百条中肯而明确的建议，拒绝进行那些显然不必要的检查和程序？[69] 这些都是可以供大雇主们采用的有效方法，可以很大程度上降低医疗成本，同时加速自下而上的医疗模式的形成。相比与这些大雇主们合作的保险公司，如联合健康集团、维朋（Wellpoint）、安泰保险金融集团等，他们其实可以对员工的健康管理产生更大的影响力，然而目前没有一家大公司尝试这样做。一旦出现先行者，敢于挑战现状，敢于突破这种毫无根据的"定量配给"支付方式，情况定会有所改变。

消费者

　　即使消费者们对于"共付"的医疗费用支付模式感到负担重重、失望至极，但是，调动消费群体的积极性依然是件相当困难的事。消费者需要的是他们的个人数据、更好的参与医疗、更互动的医患交流，但他们现在却成为每年无数不必要检查和医疗程序的受害者。可惜的是，目前还没有一件热门事件或一位公众人物可以以绝对的影响力将公众凝聚在一起，但这并不意味着它不会发生。一项大型国际调查对包括美国在内的 14 个国家的成年智能手机用户进行了调查，结果显示，80% 的消费者希望通过移动设备与医生进行交流，近 70% 的受访者比起去医生诊室，更喜欢通过移动设备获得医嘱。[70, 71]

　　社交网络已经成熟，已诞生多个革命性的颠覆项目。2014 年，苹果公司推出了全新的软件方案，包括"Health"和"Healthkit"一系列应用程序，打出了"你比想象中更强大"的口号。[72a] 苹果的这项举措无疑是正确的，医疗就好像是一个沉睡的巨人等待着爆发。当你看到为了获得新药的批准，患有肌肉萎缩症孩子的父母们撰写监管指导文件，成为推动审批成功的中坚力量时，[72b] 在社交媒体和"冰桶挑战"的鼓励下，当你看到肌萎缩侧索硬化症协会筹集资金剧增的辉煌成就时，你会感受到来自消费者群体的力量。[72c]

政府

为了推动《平价医疗法案》的通过，国家已投入了大量政治资本，医疗保障制度的准入情况确实获得了一定改善，但对于真正实现美国医疗的民主化仍然没有什么帮助。美国国家医疗保障中心（简称 CMS）的方式已经过时，他们通过 14 万条编码来描述必要的医疗服务，其中甚至还包括了火鸡造成的 9 种不同伤害。经估算，每年的医保诈骗额可高达 2 720 亿美元，于是唯一喜欢美国医疗制度的人成了这个国家的盗贼。若这笔骗保金额中的一小部分能够被追踪到，那就有机会腾出 400 亿美元的投入来推动电子病历的互操作应用，其中也包括每个人的 GIS 信息。类似的，这笔钱还可以为 CMS 报销服务，对专门的信息系统进行彻底完善，建立起一个简化合理的系统来更好地培养患者的自主性，而非过度压制患者的赋权。当一个简单的药物相互作用的基因检测成本只有几分钱的时候，CMS 还需要为此报销 300 美元吗？为什么 CMS 不像其他发达国家那样，对药物、器械和诊断的价格与提供方进行谈判？如果你去问卫生政策的研究员们或是律师们"这是为什么"，他们一定会告诉你"这就是法律"，那么就是时候该修改法律了吧？

维护患者对数据的所有权也需要修改相应的法律。就《消费者隐私权法案》而言，白宫连续发布了白皮书，但除此之外并没有任何后续行动。患者所有权的维护必须通过新的立法才有可能实现。美国联邦贸易委员会（Federal Trade Commission）应当承担职权，严禁未经个人同意便售卖个人医疗数据的行为。[73] 如果我们不能对每个人的医疗数据提供绝对的隐私和安全保障，或是政府一味地默许黑客攻击医疗系统，那么医疗解放之路的开端将遥遥无期。为了实现医疗解

放这一重要目标，应当深入研究一些相关的全新技术，如量子密码。[74a]

FDA 虽然口头上鼓励创新，但实际上，FDA 并没有为了促进个人对自我健康管理发挥更重要的作用而改变其监管和审批程序。这就是为什么你的智能手机并没有展现它全部的智慧，[74b]因为它始终处于模棱两可的监管环境中。[74c]认可和鼓励创新的过程中，如果没有明显的改变，还只是快速审阅、条件性批准，或是上市后才进行严密的电子监视，那么通往全新的医疗模式将会有一段艰难又漫长的路程。

当然，缺乏优化的报销和监管程序意味着医疗民主化将无法在美国实现，但这些更低成本更先进的技术或许会在世界上的其他地方萌芽生根，或许这些地方事实上也没有任何特殊的激励机制和时机来扶持非线性的、突跃式的创新。很多医疗设备已经验证了这一现状，包括现代手持式超声听诊器。对世界各国的政府而言，最深远的机会就是支持和推动大规模在线开放医疗（MOOM）——个人信息脱敏的 GIS 全球数据库可以帮助全人类都获得与自己相匹配的最好的治疗方案及效果。

医生和医学界

由于医学界一贯以来都不太愿意接受变化，从技术创新到临床采纳平均需要 17 年时间，这一数字就足以证明这点，因此我们需要理念上的改变。那些刚走出医学院或是刚结束住院医生培训的完全没有数字化背景的医生反而容易接受这场颠覆性的变革，但全世界各地成千上万的医生们却不这样想。我们没有时间去等待新一代的医生和专业人员来完成这次蜕变。文化观念上的改变是非常困难的，但由于自主医疗银河系中的其他驱动因素的存在，这就有可能实现，尤其是一想到让人绝望的医疗领域金融危机。积极致力于教育和培训执业医师，培养他们使用新工具的能力，不仅可以更多地给患者赋权，同时也是对医生自己的赋权。在诊疗过程中，让医生摒弃电子病历或书写记录的巨大负担，全力对自然语言进行语音处理才会真正地解放医生。医生和医疗专业人员逐渐认识到真实成本、减少不必要的检查和程序、[75a]采用细致的电子通信沟通，包括邮件、共享笔记和所有数据等，但已太迟。如果需要财政措施进行激励，那么这些都相当值得投资。

数据科学家

政府和顽固的医生是主要的潜在障碍，而医疗领域发展的最大瓶颈无疑是数据的处理。有这么一个悖论：数据的获取和整合并不缺乏，最缺乏的是能够写算法、从噪声中分离信号、充分挖掘计算机潜力进行深度学习的人才。在各行各业都面临着应接不暇的数据挑战的世界里，尽管这些专业人才的数量还不多，但就医疗行业的规模和重要性而言，这个领域一直未能吸引到应有的人才数量。讽刺的是，如今数据科学家已经被称为"大祭司"。[75b]

自主医疗星汉璀璨

患者、企业、雇主、医生、政府、数据科学家，各大势力就好像是多颗恒星，靠引力共存在一个星系里，每一颗恒星的运动都会影响其他星球。在这本书里，我希望传达的理念是：我们正在孕育一个全新的星系（如图 15-4）。

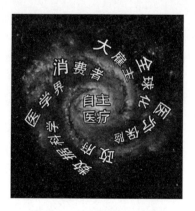

图 15-4　自主医疗星汉璀璨

注：摘编自涡状星系（螺旋星系 M51，NGC 5194），图像由美国国家航空航天局（NASA）和欧洲航天局（ESA）采用哈勃太空望远镜进行拍摄。

未来洞察 Future Insights ···

    正如印刷术是核心天体，围绕它螺旋式地产生了现代文明，智能手机和自主医疗同样也会推动类似的变革。在未来，人们借助移动信号，都将拥有平等的机会去享受医疗服务；医疗不再是家长专制式的管理模式；医疗的革新和复兴之势将深深扎根。在那个时候，我们将离开登斯莫尔（Desmore）所断言的时代："医学并不是科学，而是建立在试错之上的经验主义。"从此医学将成为一门真正的全新数据科学，每个人都能够在医疗过程中发号施令、作出抉择。

···

    与其他模式一样，特别是追求医疗解放的全新模式，定将不乏反对者。他们会认为新模式没有基础、不成熟、不可能实现，甚至是荒谬的。然而，帮助实现医疗解放的技术正在快速发展；我们当下已经拥有曾经设想在 23 世纪才能达到的能力。我认为医疗的解放定将发生，只是时间问题。几个世纪以来，医疗的银河始终围绕着医生旋转。只要其中任何一股力量开始竭尽全力去改变，那么变化定将发生。也许安吉丽娜·朱莉可以扭转局势，改变医疗天体的运行轨道。甚至，那个人就是你。

致谢

　　一旦医疗数字化开始站稳脚跟，很明显，医疗民主化将会是下一阶段的发展主力。我们花了大量时间和精力去研究和撰写这本书，努力去捕捉这一进程的发展，并对它未来的走向进行预测，在此我由衷地向为本书作出贡献的朋友们表示诚挚的谢意。

　　首先需要感谢的是我的编辑也是基础书局（Basic Books）科学类图书的编辑总监托马斯·凯莱赫（Thomas-TJ-Kelleher）。在《颠覆医疗》和此书中，能两次都与他合作是我莫大的荣幸。凯莱赫先生尤为擅长帮助我提炼核心观点，他提出的深刻独到的批评使我深有启发。其次，我想要感谢的是我的家人们：我的妻子苏珊、我的两个孩子萨拉和埃文，感谢他们的宽容——为了完成这本书的撰写，我很长一段时间在家庭中都处于"冬眠"状态。我还想感谢斯克利普斯研究所的同事们。其中米歇尔·米勒（Michelle Miller）帮助我对总计 1 250 篇参考文献和 80 张图表（原先共有超过 120 张图表，后来根据需要缩减到了 80 张）进行出版前的校对；史蒂文·斯坦胡布尔（Steven Steinhubl）帮助我审阅手稿并给予极有价值的反馈意见和精神支持；珍妮特·海托华（Janet Hightower）也参与了此书的图片编辑工作。

我们的斯克里普斯转化科学研究所由全美医学研究院授权批准成立，研究所里的每一位同事对未来医疗的发展和如何提高人类健康水平进行着不断的创新思考。我的版权代理人卡金卡·马斯顿（KatinkaMaston）是网络电子出版公司布罗克曼公司（Brockman Inc.）的董事长，一路以来，他都对此书的出版提供了很多有用的资源与帮助。

在此，我还需要阐明我个人可能存在的偏见以及可能产生的潜在的利益冲突。首先，我个人偏向认为信息技术将会完全颠覆和改善当前的医疗行业。在全书中，我也试着通过对一些关键问题的详细阐述来弱化这种偏见，例如个人隐私的保护问题、安全问题、人文关怀问题，以及严谨验证的必要性等问题。你们可能会看到我的技术乐天主义的态度，也希望大家能看到一些平衡点。我作为多家公司的顾问，帮助他们制定数字化医疗的发展战略；其中涉及消费者的公司有 AT&T、谷歌、沃尔格林连锁药店，涉及数字传感器的公司有 Dexcom（我是其董事会成员）、Sotera Wireless、Quanttus 和 Perminova。同时，我还与一些基因组学公司有合作，包括 Illumina、Edico Genome、Genapsys 和 Cypher，我帮助他们将基因测序技术融入到医疗服务中去。需要特别提起的是，Cypher 基因组公司是由 3 名 STSI 的同事和我共同创办的，我们致力于为全基因组测序提供自动的解释技术。在 STSI，我们有幸获得高通基金会（Qualcomm Foundation）的资助来支持我们对数字化医疗和基因组医疗的进一步研究。与这些面向消费者的公司、生物科学公司、信息技术公司等不同公司一起工作，加深了我对医疗民主化将面临的机遇和挑战的理解。在此书中我对这些公司或产品的推广，不会获得任何利益，并且我也为避免此类现象的发生作出了百分之百的努力。尽管如此，我还是认为读者有必要了解我和这些公司之间的关系。

我想对每一位读完此书的读者和那些为医疗事业民主化作出积极贡献的人们表达诚挚的感谢。为了完成这项伟大的事业，我们将举全宇宙之力去实现它，而不仅仅是联合小团体之力。当这一切实现时，全人类都将拥有更好的健康，还有什么比这个目标更重要、更深远的呢？

扫码关注"庐客汇"，
回复"未来医疗参考文献"
即可查询文中数字对应的注释。

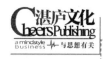

湛庐，与思想有关……

如何阅读商业图书

商业图书与其他类型的图书，由于阅读目的和方式的不同，因此有其特定的阅读原则和阅读方法，先从一本书开始尝试，再熟练应用。

阅读原则1 二八原则

对商业图书来说，80%的精华价值可能仅占20%的页码。要根据自己的阅读能力，进行阅读时间的分配。

阅读原则2 集中优势精力原则

在一个特定的时间段内，集中突破20%的精华内容。也可以在一个时间段内，集中攻克一个主题的阅读。

阅读原则3 递进原则

高效率的阅读并不一定要按照页码顺序展开，可以挑选自己感兴趣的部分阅读，再从兴趣点扩展到其他部分。阅读商业图书切忌贪多，从一个小主题开始，先培养自己的阅读能力，了解文字风格、观点阐述以及案例描述的方法，目的在于对方法的掌握，这才是最重要的。

阅读原则4 好为人师原则

在朋友圈中主导、控制话题，引导话题向自己设计的方向去发展，可以让读书收获更加扎实、实用、有效。

阅读方法与阅读习惯的养成

（1）回想。阅读商业图书常常不会一口气读完，第二次拿起书时，至少用15分钟回想上次阅读的内容，不要翻看，实在想不起来再翻看。严格训练自己，一定要回想，坚持50次，会逐渐养成习惯。

（2）做笔记。不要试图让笔记具有很强的逻辑性和系统性，不需要有深刻的见解和思想，只要是文字，就是对大脑的锻炼。在空白处多写多画，随笔、符号、涂色、书签、便签、折页，甚至拆书都可以。

（3）读后感和PPT。坚持写读后感可以大幅度提高阅读能力，做PPT可以提高逻辑分析能力。从写读后感开始，写上5篇以后，再尝试做PPT。连续做上5个PPT，再重复写三次读后感。如此坚持，阅读能力将会大幅度提高。

（4）思想的超越。要养成上述阅读习惯，通常需要6个月的严格训练，至少完成4本书的阅读。你会慢慢发现，自己的思想开始跳脱出来，开始有了超越作者的感觉。比拟作者、超越作者、试图凌驾于作者之上思考问题，是阅读能力提高的必然结果。

好的方法其实很简单，难就难在执行。需要毅力、执著、长期的坚持，从而养成习惯。用心学习，就会得到心的改变、思想的改变。阅读，与思想有关。

[特别感谢：营销及销售行为专家 孙路弘 智慧支持！]

彡 我们出版的所有图书，封底和前勒口都有"湛庐文化"的标志

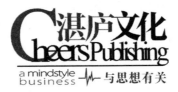

并归于两个品牌

彡 找"小红帽"

　　为了便于读者在浩如烟海的书架陈列中清楚地找到湛庐，我们在每本图书的封面左上角，以及书脊上部 47mm 处，以红色作为标记——称之为"**小红帽**"。同时，封面左上角标记"**湛庐文化 Slogan**"，书脊上标记"**湛庐文化 Logo**"，且下方标注图书所属品牌。

　　湛庐文化主力打造两个品牌：**财富汇**，致力于为商界人士提供国内外优秀的经济管理类图书；**心视界**，旨在通过心理学大师、心灵导师的专业指导为读者提供改善生活和心境的通路。

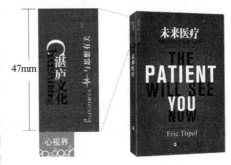

彡 阅读的最大成本

　　读者在选购图书的时候，往往把成本支出的焦点放在书价上，其实不然。

时间才是读者付出的最大阅读成本。

阅读的时间成本=选择花费的时间+阅读花费的时间+误读浪费的时间

　　湛庐希望成为一个"与思想有关"的组织，成为中国与世界思想交汇的聚集地。通过我们的工作和努力，潜移默化地改变中国人、商业组织的思维方式，与世界先进的理念接轨，帮助国内的企业和经理人，融入世界，这是我们的使命和价值。

　　我们知道，这项工作就像跑马拉松，是极其漫长和艰苦的。但是我们有决心和毅力去不断推动，在朝着我们目标前进的道路上，所有人都是同行者和推动者。希望更多的专家、学者、读者一起来加入我们的队伍，在当下改变未来。

湛庐文化获奖书目

《大数据时代》
国家图书馆"第九届文津奖"十本获奖图书之一
CCTV"2013中国好书"25本获奖图书之一
《光明日报》2013年度《光明书榜》入选图书
《第一财经日报》2013年第一财经金融价值榜"推荐财经图书奖"
2013年度和讯华文财经图书大奖
2013亚马逊年度图书排行榜经济管理类图书榜首
《中国企业家》年度好书经管类TOP10
《创业家》"5年来最值得创业者读的10本书"
《商学院》"2013经理人阅读趣味年报·科技和社会发展趋势类最受关注图书"
《中国新闻出版报》2013年度好书20本之一
2013百道网·中国好书榜·财经类TOP100榜首
2013蓝狮子·腾讯文学十大最佳商业图书和最受欢迎的数字阅读出版物
2013京东经管图书年度畅销榜上榜图书，综合排名第一，经济类榜榜首

《牛奶可乐经济学》
国家图书馆"第四届文津奖"十本获奖图书之一
搜狐、《第一财经日报》2008年十本最佳商业图书

《影响力》（经典版）
《商学院》"2013经理人阅读趣味年报·心理学和行为科学类最受关注图书"
2013亚马逊年度图书分类榜心理励志图书第八名
《财富》鼎力推荐的75本商业必读书之一

《人人时代》（原名《未来是湿的》）
CCTV《子午书简》·《中国图书商报》2009年度最值得一读的30本好书之"年度最佳财经图书"
《第一财经周刊》·蓝狮子读书会·新浪网2009年度十佳商业图书TOP5

《认知盈余》
《商学院》"2013经理人阅读趣味年报·科技和社会发展趋势类最受关注图书"
2011年度和讯华文财经图书大奖

《大而不倒》
《金融时报》·高盛2010年度最佳商业图书入选作品
美国《外交政策》杂志评选的全球思想家正在阅读的20本书之一
蓝狮子·新浪2010年度十大最佳商业图书，《智囊悦读》2010年度十大最具价值经管图书

《第一大亨》
普利策传记奖，美国国家图书奖
2013中国好书榜·财经类TOP100

《真实的幸福》
《第一财经周刊》2014年度商业图书TOP10
《职场》2010年度最具阅读价值的10本职场书籍

《星际穿越》
2015年全国优秀科普作品三等奖

《翻转课堂的可汗学院》
《中国教师报》2014年度"影响教师的100本书"TOP10
《第一财经周刊》2014年度商业图书TOP10

湛庐文化获奖书目

《爱哭鬼小隼》
国家图书馆"第九届文津奖"十本获奖图书之一
《新京报》2013年度童书
《中国教育报》2013年度教师推荐的10大童书
新阅读研究所"2013年度最佳童书"

《群体性孤独》
国家图书馆"第十届文津奖"十本获奖图书之一
2014"腾讯网·啖书局"TMT十大最佳图书

《用心教养》
国家新闻出版广电总局2014年度"大众喜爱的50种图书"生活与科普类TOP6

《正能量》
《新智囊》2012年经管类十大图书，京东2012好书榜年度新书

《正义之心》
《第一财经周刊》2014年度商业图书TOP10

《神话的力量》
《心理月刊》2011年度最佳图书奖

《当音乐停止之后》
《中欧商业评论》2014年度经管好书榜·经济金融类

《富足》
《哈佛商业评论》2015年最值得读的八本好书
2014"腾讯网·啖书局"TMT十大最佳图书

《稀缺》
《第一财经周刊》2014年度商业图书TOP10
《中欧商业评论》2014年度经管好书榜·企业管理类

《大爆炸式创新》
《中欧商业评论》2014年度经管好书榜·企业管理类

《技术的本质》
2014"腾讯网·啖书局"TMT十大最佳图书

《社交网络改变世界》
新华网、中国出版传媒2013年度中国影响力图书

《孵化Twitter》
2013年11月亚马逊（美国）月度最佳图书
《第一财经周刊》2014年度商业图书TOP10

《谁是谷歌想要的人才？》
《出版商务周报》2013年度风云图书·励志类上榜书籍

《卡普新生儿安抚法》（最快乐的宝宝1·0~1岁）
2013新浪"养育有道"年度论坛养育类图书推荐奖

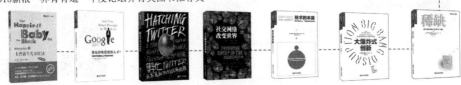

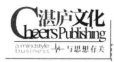

延伸阅读

《最好的告别》

◎ 亚马逊年度好书,《纽约时报》畅销书,《展望》杂志年度"全球思想家"阿图医生划时代之作。

◎ 全美最优秀的医生作家挑战禁忌题材,讲述死亡和医药的局限,也有关自主、尊严、快乐地活到终点。

◎ 2014《经济学人》年度好书,《华盛顿邮报》十大好书,英国《卫报》年度最佳心理学书,美国医生必读书。

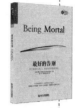

扫码直达本书购买链接

《医生的修炼》

◎ 亚马逊年度十大好书,超过100个国家和地区引进出版。

◎《展望》杂志年度"全球十大思想家"、麦克阿瑟奖获得者葛文德医生成名作。

扫码直达本书购买链接

《医生的精进》

◎ 最好的医学散文,美国国家图书奖决选作品,《纽约时报》畅销书。

◎《展望》杂志年度"全球十大思想家"、麦克阿瑟奖获得者葛文德医生智慧之作。

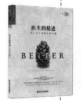

扫码直达本书购买链接

《创新者的处方》

◎ 哈佛大学商学院教授、颠覆式创新之父克莱顿·克里斯坦森十年磨剑之作。

◎ 美国国家科学院医学研究所所长、美国卫生与公众服务部部长、纽约市市长联袂推荐。

◎ 把握美国医疗保健业命脉,创新技术行业、医疗、健康、保险、制药从业者必读。

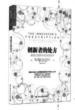

扫码直达本书购买链接

图书在版编目（CIP）数据

未来医疗 /（美）托普著；郑杰译 . —杭州：浙江人民出版社，
2016.5

ISBN 978-7-213-07262-8

Ⅰ.①未… Ⅱ.①托… ②郑… Ⅲ.①数字技术–影响–医学–通俗读
物 Ⅳ.① R-39

中国版本图书馆 CIP 数据核字（2016）第 077176 号

浙 江 省 版 权 局
著作权合同登记章
图字 :11-2015-61 号

上架指导：医学科技 / 数字技术

未来医疗

作　　者：［美］埃里克·托普　著
译　　者：郑杰　译
出版发行：浙江人民出版社（杭州体育场路347号　邮编　310006）
　　　　　市场部电话：（0571）85061682　85176516
集团网址：浙江出版联合集团　http://www.zjcb.com
责任编辑：金　纪
责任校对：张志疆　王欢燕
印　　刷：北京鹏润伟业印刷有限公司
开　　本：720 mm × 965 mm 1/16　　　印　　张：22.25
字　　数：33 万　　　　　　　　　　　插　　页：4
版　　次：2016 年 5 月第 1 版　　　　 印　　次：2016 年 11 月第 4 次印刷
书　　号：ISBN 978-7-213-07262-8
定　　价：69.90 元